Schattauer

AF639006

WISSEN & LEBEN

herausgegeben von Wulf Bertram

Wulf Bertram, Dipl.-Psych. Dr. med, geb. in Soest/Westfalen, Studium der Psychologie, Medizin und Soziologie in Hamburg. Zunächst Klinischer Psychologe im Universitätskrankenhaus Hamburg Eppendorf, nach Staatsexamen und Promotion in Medizin Assistenzarzt in einem Sozialpsychiatrischen Dienst in der Provinz Arezzo/Toskana, danach psychiatrische Ausbildung in Kaufbeuren/Allgäu. 1986 wechselte er als Lektor für medizinische Lehrbücher ins Verlagswesen und wurde 1988 wissenschaftlicher Leiter des Schattauer Verlags, 1992 dessen verlegerischer Geschäftsführer. Aus seiner Überzeugung heraus, dass Lernen Spaß machen muss und solides Wissen auch unterhaltsam vermittelt werden kann, konzipierte er 2009 die Taschenbuchreihe »Wissen & Leben«, in der mittlerweile mehr als 50 Bände erschienen sind. Bertram hat eine Ausbildung in Gesprächs- und Verhaltenstherapie sowie in Psychodynamischer Psychotherapie und arbeitet als Psychotherapeut in eigener Praxis.
Für seine »wissenschaftlich fundierte Verlagstätigkeit«, mit der er im Sinne des Stiftungsgedankens einen Beitrag zu einer humaneren Medizin geleistet hat, in der der Mensch in seiner Ganzheitlichkeit im Mittelpunkt steht, wurde Bertram 2018 der renommierte Schweizer Wissenschaftspreis der Margrit-Egnér-Stiftung verliehen.

Andrea Jungaberle

Yoga, Tee, LSD

Bewusstseinsveränderung
in Wissenschaft und Alltag

Schattauer

Dr. Andrea Jungaberle
Boxhagener Str. 82
10245 Berlin
andrea.jungaberle@mind-foundation.org

Schattauer
www.schattauer.de
J. G. Cotta'sche Buchhandlung Nachfolger GmbH
Rotebühlstraße 77, 70178 Stuttgart
Fragen zur Produktsicherheit: produktsicherheit@klett-cotta.de

Basierend auf einer Audible Original Produktion
Cover: Bettina Herrmann, Stuttgart
Auf Grundlage einer Illustration von upstruct Harzer & Trautmann GbR
Gesetzt von Eberl & Koesel Studio, Kempten
Gedruckt und gebunden von Friedrich Pustet GmbH & Co. KG, Regensburg
Konzeptarbeit: Ann-Kathrin Schwarz
Lektorat: Volker Drüke
Lektorat Hörbuch: Susanne Röltgen
Projektmanagement: Dr. Nadja Urbani
ISBN 978-3-608-40139-4
E-Book ISBN 978-3-608-11889-6
PDF-E-Book ISBN 978-3-608-20574-9

1. Nachdruck, 2025

Bibliografische Information der Deutschen Nationalbibliothek
Die Deutsche Nationalbibliothek verzeichnet diese Publikation in der Deutschen Nationalbibliografie; detaillierte bibliografische Daten sind im Internet über http://dnb.d-nb.de abrufbar.

Inhalt

1 Let's Talk About Drugs, Baby 7

2 It Ain't Me Babe – und was hat das alles mit dir zu tun? .. 20

3 Skandal im Sperrbezirk – legale und illegale Bewusstseinsveränderung 35

4 Money For Nothing – von Gurus, Möchtegern-Experten und dreisten Abzockern 51

5 Walking On The Moon – Erleben in psychedelischen Erfahrungen 66

6 No Milk Today – nicht-pharmakologische Techniken, um das Bewusstsein zu erweitern 84

7 Light My Fire – Alkohol, Nikotin und Koffein 120

8 Black Hole Sun – Antidepressiva und Antipsychotika 149

9 The Drugs Don't Work – Opiate, Beruhigungsmittel, Ketamin, Stimulantien und Cannabis 164

10 The End Of The World As We Know It – Psychedelika und Entaktogene 207

11 Losing My Religion – das Problem der kulturellen Aneignung und die gesellschaftliche Verantwortung 239

12 Major Tom To Ground Control – Integration und bewusster Substanzgebrauch ... 253

13 I Just Died In Your Arms Tonight – Tripsitting, Notfälle und psychische Störungen ... 269

14 Wind Of Change – Magic Mushrooms auf Rezept ... 288

ANHANG

Danksagung ... 305
Literatur ... 306
Anmerkungen ... 317
Sachverzeichnis ... 321

1 Let's Talk About Drugs, Baby

Warum befasse ich mich eigentlich mit Bewusstseinserweiterung? Als Anästhesistin und Notärztin bin ich hauptberuflich eher Expertin für den kunstvollen Bewusstseinsverlust. Als Narkoseärztin begleite ich jeden Tag die Übergänge zwischen Bewusstseinszuständen. Und da gibt es nicht nur ein »An und Aus«, wie bei einem Lichtschalter. Die wahre Kunst des Anästhesisten ist es, den Patienten ein Gefühl der Sicherheit zu vermitteln, während sie durch die Schichten ihres Bewusstseins in die Narkose gleiten.[1] Wenn man am Kopfende eines Patienten steht, die Beatmungsmaske in der Hand, kommt man schnell zu der Frage: Was das denn eigentlich ist – das Bewusstsein? Und: Ist das, was da ist, etwas Stabiles und weitgehend Unveränderliches?

Mich begleitet diese Frage allerdings schon sehr viel länger, als ich Narkosen mache. Angefangen hat alles mit einem Kinderyogabuch aus den 1970er-Jahren. Als 10-Jährige blätterte ich durch die Seiten mit quietschbunten Mandalas und versuchte, im rotgestreiften Frottee-Pyjama auf meinem Hochbett die gezeigten Übungen nachzuturnen. Ein Foto hatte es mir besonders angetan: die Darstellung eines indischen Asketen mit Lendentuch, langen Dreadlocks und weißer Lehmbemalung auf der

1 Im Text wird häufig das »generische Maskulinum« verwendet. Dies soll alle geschlechtlichen Formen implizieren, nicht nur die weibliche und männliche Form, sondern auch Menschen mit anderen geschlechtlichen Identitäten.

Stirn. Die Augen geschlossen, saß er in tiefer Konzentration im Schneidersitz auf einer Strohmatte, die mageren Schultern kerzengrade, die nackten Füße staubbedeckt.

Der Ausdruck im Gesicht dieses Sadhus faszinierte mich. Stundenlang saß ich vor dem Bild und versuchte zu ergründen, wo sich dieser Mann innerlich befand, was er wohl fühlte und wie er die Welt erlebte. Denn so viel war mir schon damals klar: Mit dem, was *ich* dachte, erlebte und fühlte, konnte das nur wenig zu tun haben.

Auch wenn ich es zu diesem Zeitpunkt so noch nicht hätte ausdrücken können – mit einem Mal verstand ich, dass sich mein Ich-Gefühl nicht auf das anderer Menschen übertragen ließ, »Sein« also nicht für alle Menschen das Gleiche bedeutet. Diese Erkenntnis bewirkte einen Entwicklungssprung, der in etwa mit dem Moment vergleichbar ist, in dem ein Kind zum ersten Mal begreift, dass die Mutter nicht aufhört zu existieren, wenn sie den Raum verlässt.

Und da musste doch noch mehr dran sein? Meine Neugier war geweckt, und sie ließ mich seither nicht mehr los. Vieles habe ich dadurch lernen dürfen. Das ist der Grund, warum ich diese Neugier weitergeben möchte. Hier geht es um die Dinge, die uns im Kern ausmachen, die sehr persönlich und nahe am Wesentlichen sind. Das, worüber oft nicht mal Menschen, die sich nahestehen, miteinander sprechen – um das Ich.

Wie Sie, liebe Leserin, lieber Leser – denn sonst würden Sie diese Zeilen vermutlich nicht lesen –, hat mich die Frage nach dem Bewusstsein und seiner Veränderlichkeit seit meinen ersten Erfahrungen damit also nicht mehr losgelassen. Das Betrachten des meditierenden Inders brachte mich auf die Spur zu all den Entwicklungen, die mich heute zur Autorin dieses Buchs machen.

Von meiner Mutter lernte ich etwa mit zwölf Jahren die Grundlagen des Autogenen Trainings, einer weit verbreiteten

Technik, die über die Entspannung des Körpers zu einer ganzheitlichen Entspannung führen soll und mit fokussierter Körperwahrnehmung und Autosuggestion arbeitet. Meine Mutter hatte wohl eher nicht den Plan, mich früh auf den Umgang mit veränderten Bewusstseinszuständen im Wechselspiel zwischen Körper und Geist vorzubereiten – ihr ging es vielmehr darum, ihre zeitweise hibbelige Erstgeborene zu beruhigen –, aber das Autogene Training war meine erste Übung im Umgang mit meinem eigenen Bewusstseinszustand. Ich lernte in gewissem Maße, mein Bewusstsein willentlich zu steuern.

Kurz darauf wagte ich mich noch weiter vor – diesmal mit der Einnahme einer psychoaktiven Substanz: Ich hatte in einem Magazin gelesen, dass »die Hippies« manchmal größere Mengen Muskatnuss eingenommen hätten, um high zu werden, wenn ihnen das Haschisch ausgegangen war. Und da Muskatnuss in meinem beschaulichen Heimatdörfchen im Westerwald viel leichter zu bekommen war als irgendwelche Cannabisprodukte, würgte ich am folgenden Abend im Angesicht meiner Roxette-Poster zwei Esslöffel gemahlenen Muskat herunter.

Von der psychoaktiven Wirkung habe ich nichts mitbekommen, ich muss vorher eingeschlafen sein. Dafür bekam ich am Folgetag die erste Migräne meines Lebens – Mission Bewusstseinsveränderung erfolgreich absolviert, wenn auch etwas anders als erwartet. Dass Migränen einen veränderten Bewusstseinszustand hervorrufen können, werden übrigens viele Menschen bestätigen können, die darunter leiden – und ich meine nicht nur die berühmten optischen Veränderungen durch die Aura vor dem großen Kopfschmerz, sondern eben auch das »Klebrigwerden« der Gedanken, die einem in der Migräne manchmal zäh wie Sirup durchs Hirn tröpfeln.

Noch als Teenager machte ich auch erste Erfahrungen mit Mantren und Meditation – zunächst im ökumenischen Jugendzentrum des Klosters Taizé in Frankreich, das in den 1990ern mit seiner Lagerfeuerromantik und der gelebten Internationalität für viele junge Menschen ein beliebter Anlaufpunkt war.

Außerdem hatte ich das Glück, in der Schule an philosophische Texte herangeführt zu werden. Das erste zarte Begreifen der Hegel'schen Dialektik bedeutete für mich damals einen ähnlichen Lustgewinn wie eine Tafel Nougatschokolade – ich wünsche anderen 15-Jährigen ähnlichen Spaß am komplexen Denken, wie ich ihn damals kennenlernen durfte. Als ich die Gedanken anderer zu Geist und Bewusstsein zu lesen bekam, wurde mir klar, dass ich mit meiner Sehnsucht, das alles begreifen zu wollen, nicht alleine war, im Gegenteil, ich schien mich in sehr guter Gesellschaft zu befinden.

Nachdem ich zunächst ein Studium der Kommunikationswissenschaft begonnen hatte, wurde mir schnell klar, dass ich als Gegenpol zu meinen Ausflügen in die Elfenbeintürme der Geisteswissenschaften etwas Greifbares brauchte. Ich beschloss, umzusatteln und Medizin zu studieren – wie schon meine Mutter und meine Patentante. Die Mischung aus Wissen, Entscheidungsfreudigkeit und Empathie, die ich als Ärztin brauchen würde, hatte mich lange fasziniert und zugleich abgeschreckt. Zu groß war mir die Verantwortung vorgekommen, und ich wusste nicht, ob ich diszipliniert genug war, um mir so viel Wissen anzueignen. Heute bin ich sehr froh, mich der Herausforderung gestellt zu haben – noch einmal würde ich diesen Lernmarathon jedoch nicht hinlegen wollen.

In den langen Jahren des Medizinstudiums beschäftigte ich mich als Ausgleich zur Paukerei des Fachwissens um Anatomie, Neurologie und Psychologie mit Yoga und Meditation, und das veränderte meine Sicht auf mich selbst und andere sehr. Noch fand ich keine Antworten auf all meine Fragen, aber ich konnte sie zunehmend präziser stellen, und mir wurde klarer, wonach ich eigentlich suchte.

Neben dem Erlernen des reinen medizinischen Wissens wollte ich mich im Studium mit dem »Menschen als Ganzem« beschäftigen. Dabei kam ich mit dem Institut für medizinische Psychologie in meiner Studienstadt Heidelberg in Kontakt, wo es im Gegensatz zur restlichen Fakultät, an der ein streng naturwissenschaftlicher Wind wehte, auch um Themen der humanistischen Medizin ging. Zum Spektrum des Instituts gehörten u. a. Psychoonkologie (also der gute Umgang mit Krebserkrankungen), Musiktherapie und die Kinderwunschbegleitung von Paaren. Und ich begegnete dort einigen der wenigen Menschen, die es wagten, sich in der kompletten Anti-Stimmung der frühen 2000er-Jahre mit Themen rund um die psychedelische Erfahrung zu beschäftigen – also mit den Erfahrungen im veränderten Bewusstseinszustand, die vor allem durch die Einnahme von besonderen psychoaktiven Substanzen wie LSD und Psilocybin (dem Wirkstoff der berühmten Zauberpilze) hervorgerufen werden können. Nach aktuellem Wissenstand entfalten sie eine teilweise beeindruckende Heilwirkung, wenn man sie entsprechend therapeutisch eingebunden einsetzt. Noch in den 1980er-Jahren hatte es nach der großen Welle der Psychedelika-Forschung Mitte des Jahrhunderts weiterhin vereinzelt erfolgreiche wissenschaftliche Untersuchungen zu diesen Themen gegeben. Im Jahr 2005 wurde das Thema in den gängigen Lehrbüchern der Psychiatrie mit keinem Wort mehr erwähnt.

Unter der Schirmherrschaft eines Professors, der viele der LSD-Forscher der 1960er-Jahre persönlich gekannt hatte, beschäftigten sich also in Heidelberg eine Handvoll Wissenschaftler und Doktoranden mit der Geschichte der psychedelischen Therapie und den in Europa zu dem Zeitpunkt gerade in Mode kommenden Ayahuasca-Zeremonien. Hinter diesem etwas sperrigen Wort steckt ein stark psychoaktives Gebräu aus dem Amazonas. Hier von Tee zu sprechen wäre ungefähr so angemessen, wie Käsefondue als eine leichte Zwischenmahlzeit zu bezeichnen.

Ich weiß: Vielen rollen sich bei dem Gedanken an Therapie mit Drogen – bildlich gesprochen – die Zehennägel hoch. Für sie ist das Ganze vor allem sehr gefährlicher Quatsch. Das ist sie aber mitnichten: Zur Psychotherapie unter Zuhilfenahme von psychoaktiven Substanzen gibt es gerade an über 30 Universitäten eine weltweit vielbeachtete Forschung – auch wenn die offizielle Marktzulassung einiger Substanzen zu genau diesem Zweck erst in ein paar Jahren erwartet wird. Deutschland hinkte da bis vor kurzem noch mächtig hinterher.

Mir waren diese Themen rund um die therapeutische Arbeit mit psychoaktiven Drogen zunächst auch sehr unverständlich und fremd. Weil ich mich mit dem damaligen Arbeitsgruppenleiter aber gut verstand, gab er mir eine Arbeit, über die ich mich an das Thema herantasten konnte: die Übersetzung von Artikeln der Szenegrößen Stan Grof und Rick Doblin in einem Buch mit dem Titel *Therapie mit psychoaktiven Substanzen*[1]. Später durfte ich außerdem als Zaungast an einer Konferenz zum Thema Ayahuasca-Gebrauch teilnehmen. Der bunt gemischte Haufen aus Wissenschaftlern, echten und selbst ernannten Experten und Schamanen faszinierte mich, gleichzeitig fand ich ihn etwas befremdlich. Ihre teilweise an Fanatismus grenzende absolute Überzeugung von der Wirksamkeit ihrer Methoden weckte meine Skepsis – eine gesunde Grundhaltung, die mir auch heute immer wieder hilft, Behauptungen und Erklärungsmodelle in diesem Bereich kritisch anzuschauen und zu überprüfen.

Mittlerweile bin ich 40 Jahre alt, seit zwölf Jahren als Ärztin tätig und lebe in Berlin. Ich habe in den Bereichen Psychosomatik, Unfallchirurgie, Anästhesie, Intensivmedizin und Notfallmedizin gearbeitet, was mich heute zu einer klinischen Allrounderin macht, die in ihren Patienten nicht nur die »Lungenentzündung von Bett 3« sieht, sondern den ganzen Menschen. Bis 2019 habe ich vor allem als Notärztin und Intensivmedizinerin an einem Krankenhaus am Berliner Stadtrand gearbeitet und mittlerweile mit einem gemischten Team aus Anästhesisten, Psychiatern und Psychotherapeuten eine Privatpraxis in Friedrichshain aufgebaut, in der wir vollkommen legal Therapien in veränderten Bewusstseinszuständen, z. B. mit Ketamin, anbieten. Zusätzlich bin ich ausgebildete Yogalehrerin und befasse ich mich seit nunmehr knapp 15 Jahren als Forscherin und Seminarleiterin mit Themen rund um Harm Reduction, also die Vermeidung von Risiken im Bereich der Drogenkonsums, Trance-Induktion und die Erforschung des therapeutischen Potenzials von psychoaktiven Substanzen. Für mich war die eigene Erfahrung mit dem veränderten Bewusstsein nicht genug. Ich wollte mehr wissen – und das Wissen mit anderen weiterentwickeln und nutzbar machen.

Der Weg von der beschriebenen anfänglichen Befremdung durch das Thema hat mich über eine intensive Beschäftigung mit den Potenzialen, Möglichkeiten und Risiken der Anwendung von Psychedelika dahin geführt, dass ich gemeinsam mit meinem Mann im Jahre 2016 eine unabhängige Wissenschaftsorganisation zur Förderung der psychedelischen Forschung gegründet habe. Die MIND Foundation[2] besteht mittlerweile aus einem ca. 20-köpfigen Kernteam und etwa 700 ehrenamtlichen Mitgliedern, die sich teilweise sehr aktiv in verschiedenen Projekten aus dem Bereich Medizin, Psychologie, Philosophie und Neurowissenschaften engagieren. Im September 2021 haben wir in Berlin unsere zweite internationale Konferenz mit über 1300 Teilnehmern aus 25 Ländern sowie zahlreichen Zuschauern im Livestream abgehalten. Im Jahr 2021 hat am Zentrum für Seelische Gesundheit und an der Charité in Berlin die erste deutsche Studie zur Psilocybin-Therapie bei Depression[3] begonnen, ein Projekt, in dem MIND Kooperationspartner ist. Wir wollen damit helfen, eine neue Form der Therapie für die große Gruppe der chronisch-depressiven Patienten in Deutschland einzuführen und so dazu beitragen, dass in der Behandlungsweise einiger der am weitesten verbreiteten psychischen Erkrankungen umgedacht wird. Weg von einer jahrelangen Gabe von Antidepressiva – hin zu intensiven, kürzeren Therapien, die anhaltende Linderung der Symptome ohne tägliche Pilleneinnahme versprechen.

In 15 Jahren vom Kellerkind in die gute Stube der wissenschaftlichen Forschung – die Entwicklung des Rufes der psychedelischen Forschung ist wirklich rasant. Und das ist gut so.

Ich bin nicht einfach nur von den Themen rund um Bewusstseinsveränderung mit und ohne Einnahme von chemischen Verbindungen fasziniert. Ich halte es auch für dringend notwendig, dass Tabus fallen und in der Gesellschaft offen über alle Aspekte und Effekte von psychoaktiven Substanzen gesprochen wird – von lehrreichen und heilsamen Einsichten und tiefen Gefühlen der Verbundenheit mit allem, über banale Kicks bis hin zu den Gefahren für Geist und Körper, die die Einnahme von Drogen mit sich bringen kann. Als Notärztin und Drogenforscherin weiß ich, dass der Gebrauch von Stoffen, die das Bewusstsein verändern, schlicht und ergreifend eine weit verbreitete gesellschaftliche Realität ist. Diese totzuschweigen und in die Illegalität zu drücken ist brandgefährlich, führt zu Unfällen und kann lebensgefährlich sein. Viele der knapp 1400 Drogentoten im Jahr 2019[4] in Deutschland wären nicht gestorben, wenn offener und klarer mit diesem Thema umgegangen worden wäre.

Deutschlandweit wurde z. B. 2017 vom Tod einer jungen Amerikanerin berichtet, die nach Einnahme zweier Pillen unbekannten Inhalts in einem der berühmtesten Clubs Berlin an Überhitzung und Nierenversagen starb.[5] Dieser sinnlose Tod hätte verhindert werden können, wenn schon damals das jetzt neu eingeführte Drug Checking verfügbar gewesen wäre. Das ist das Verfahren, mit dem Ecstasy-Pillen oder andere Partydrogen vor Ort analysiert werden können und das übrigens in der Schweiz und den Niederlanden längst großflächig etabliert ist. Berlin hingegen hat diese Möglichkeit erst 2020 eingeführt – als einziges Bundesland in Deutschland.[6]

Den Begriff »Drogen« ist übrigens zweifelhaft. Er ist unklar, mit Vorurteilen belastet und wird von vielen Menschen unkritisch als gleichbedeutend mit »verbotene Wirkstoffe« oder »Rauschgift« benutzt. Für den Rest dieses Buchs werde ich den deutlich neutraleren Begriff »psychoaktive Substanzen« verwenden. Und wo es angemessen ist, verwende ich den Begriff »Psychedelika« – für die Klasse von Substanzen, die in besonderer Art und Weise auf das Bewusstsein wirken.

Ich werde mir in diesem Buch Zeit nehmen, um über verschiedene Methoden und Techniken rund das veränderte Bewusstsein zu sprechen. Es wird dabei natürlich um psychoaktive Substanzen gehen. Aber ich möchte auch Praktiken vorstellen, die funktionieren, ohne dass irgendwelche Moleküle auf die Hirnchemie einwirken. Davon gibt es übrigens durchaus einige. Falls Sie nun wissen möchten, ob ich eigene Erfahrungen mit psychoaktiven Substanzen einbringe, so ist die Antwort ein klares Ja. Ich reise gerne, und in vielen Ländern gibt es Möglichkeiten, in legalem Rahmen psychedelische Erfahrungen mit psychoaktiven Substanzen zu machen, etwa mit psychoaktiven Trüffeln in den Niederlanden oder mit Ayahuasca in einigen südamerikanischen Ländern.

Aber ich müsste gar nicht weit wegfahren, um mein Bewusstsein zu verändern, denn die nicht-pharmakologischen Zugangswege zu veränderten Wachbewusstseinszuständen sind auch in unseren Breiten frei zugänglich: Yoga und Meditation, holotropes Atmen und Trance-Dance, aber auch tiefe Flow-Zustände bei körperlicher Arbeit und Sport. Denn, wie mir jemand im Rahmen des Holotropic Breathwork[7] einmal sagte: »Heftig Atmen ist nicht illegal.« Und wie diese Selbsterfahrungstechnik, bei der intensivierter Atem und emotional anregende Musik verbunden werden, geht und wie sie sich anfühlt, wird ebenfalls Thema in diesem Buch sein.

Sich durch veränderte Wachbewusstseinszustände selbst besser kennenzulernen und neu zu erleben ist kein Vorrecht weniger Dauermeditierer, Profihippies oder spirituell Hochbegabter. Man braucht keine Vorkenntnisse oder Superkräfte. Alle Menschen besitzen mehr oder weniger stark ausgeprägt die Fähigkeit, mit ihren inneren Räumen und Prozessen in Kontakt zu treten. Es fehlt den allermeisten nur an Anleitung und Hilfe beim Erlernen des Umgangs mit diesen erweiterten Innenräumen. Die Hinwendung zu Achtsamkeitstechniken, Yoga und Meditation kann eine Menge bewirken. Man sollte sich nicht davon abschrecken lassen, wenn es jemand schneller hinbekommt als man selbst, und sich die Zeit geben, die nötig ist, um mit diesen Themen in Kontakt zu kommen. Genau wie manche in der ersten Yogastunde durch den Sonnengruß fliegen, als hätten sie nie etwas anderes getan, während andere bei jeder Bewegung ihre Gliedmaßen durchzählen müssen, gibt es auch Menschen, die leichter Zugang zu veränderten Bewusstseinsräumen haben. Sie haben schlicht Glück. Ihnen bleibt ein Teil des mühsamen Einübens erspart, mit dem sich die anderen an Zustände von innerer Verbundenheit und Erkenntnisgewinn heranarbeiten müssen. Das heißt aber nicht, dass sie die Einzigen sind, denen diese Wege offenstehen – Yoga und Meditation sind Übungen, keine Talentwettbewerbe.

Wichtig ist, zu erkennen, dass Bewusstsein keine ominöse, unbeeinflussbare Struktur ist, auf die der Einzelne nicht einwirken kann. Jeder hat die Möglichkeit, an seinem Bewusstsein zu arbeiten, bestimmte Aspekte zu stärken und andere Aspekte in den Hintergrund treten zu lassen.

Ich möchte etwas genauer erklären, wie ich das meine. Dazu nutzen wir jetzt schon mal eine Technik des veränderten Bewusstseins: eine geführte Imagination. Also los.

Stell dir bitte vor, du stehst an einem Gartentor. Vor dir liegt der Garten deines Bewusstseins. Du öffnest das Gattertürchen im Jägerzaun und betrittst dein Innenleben. Sicher erkennst du viel Vertrautes. Die sorgfältig von Unkraut freigehaltenen Wege des logischen Denkens. Die von einer Vielzahl Gemüsepflanzen strotzenden Beete voller im Laufe deines Lebens erworbenen Wissens. Die bunten Blumenrabatten der Themen und Erfahrungen, die dich bewegen und ausmachen.

So weit der Anteil deines Bewusstseins-Gartens, der dir bestens vertraut ist. Hier hältst du dich täglich auf, pflückst vielleicht die Früchte der Erinnerungsbäume und bewegst dich auf sicheren und vertrauten Pfaden. Wenn es mal ungemütlich wird, weil schlechte Stimmung in Form eines Hagelschauers hereinbricht, hast du dir vielleicht einen Unterstand eingerichtet, weil du es satthattest, immer nass zu werden. Tolle Sache!

Aber hinter all den bekannten Arealen deines Gartens gibt es noch mehr. Vielleicht hast du diese Tatsache bisher so geschickt verdrängt, dass du überrascht bist, was du zu sehen bekommst, wenn du den Blick hebst.

Was du bisher vielleicht nur aus dem Augenwinkel als diffuse grüne Masse wahrgenommen hast, sind, genauer betrachtet, unbekannte Büsche, struppig, aber mit exotischen Blüten. Das Gras ist hüfthoch und von Malvenranken und Mohn durchzogen. Überall zirpt und brummt es, die Anzahl von Insekten und Kleintieren, die da zu Hause sind, lässt dich staunen. Es gibt Brennnesseln und Brombeergestrüpp. Steht da ein altes Klettergerüst? Und wer hat den Spaten da hinten vergessen? Fasziniert trittst du ein paar Schritte näher, kommst an die Grenze deines gepflegten Kleingartens und fährst mit der Hand durch einige Grasbüschel, die bei der Berührung leise rascheln. Ein Vogel krächzt ungehalten und fliegt aus der Wiese in die Sicherheit eines der alten, knorrigen Bäume, die noch ein Stück weiter weg stehen. Das alles ist dir bisher noch nie aufgefallen, weil du ihm keinen Blick geschenkt hast. Und wo endet der Garten eigentlich? Ist das da hinten ein Zaun oder nur das nächste Gebüsch?

Fragen über Fragen – und so viel zu entdecken.

Genau an diesem Punkt stehen die meisten von uns, wenn sie beginnen, sich mit ihrem Bewusstsein näher zu beschäftigen. Wenn man anfängt, sich mit dem eigenen Innenleben jenseits des Alltagsüblichen zu befassen, ist das nicht unbedingt immer nur interessant und angenehm. Viele der Aspekte des eigenen Selbst, des eigenen Bewusstseins, können auch irritierend und fordernd sein. Manchmal auch überfordernd. Da hilft es sehr, eine Übersicht zu bekommen, was denn überhaupt so alles möglich ist und welche Techniken einen wohin führen können.

Wir werden uns also intensiv mit den Werkzeugen vertraut machen, die du nutzen lernen kannst, um über das dir so bekannte Areal im Vordergrund deines Bewusstseins hinaus mit den unbekannteren, wilderen Anteilen in Kontakt zu kommen. Wir bewegen uns dabei durch ganz verschiedene Areale im Zusammenhang mit vielen Aspekten deines Bewusstseins – von der Neurobiologie und Pharmakologie hin zu den feineren, eher geistig-spirituellen Anteilen. Mir geht es darum, Menschen einen Zugang zu ihren inneren Anteilen und Bewusstseinsaspekten zu ermöglichen, ohne von dogmatischen Vorgaben von außen beschränkt zu werden. Neben der Informationsvermittlung zu den Grundlagen der Funktionsweise des Nervensystems, von Arzneimittelwirkungen und psychologischen Grundmechanismen möchte ich zu einem Grundverständnis für die klar benennbaren und eher schwer erfassbaren Vorgänge deines Geistes beitragen. Mit dieser Grundausstattung sollte jede und jeder in der Lage sein, gute und sinnvolle Entscheidungen treffen zu können, ob sie ihr Bewusstsein in Zukunft als etwas gezielt Gestaltbares handhaben möchten – und, falls ja: wie sie das schaffen.

Ich freue mich, dich auf dieser Reise zu begleiten und für dich auch komplexe wissenschaftliche Konzepte mithilfe von Bildern, Anekdoten und Impulsen zu erschließen.

Manche Dinge werden sofort klar und logisch erscheinen, anderes kommt einem vielleicht auf den ersten Blick fremd vor. Aber keine Sorge, mit der Zeit werden dir viele Dinge immer bekannter und gewohnter vorkommen.

Und jetzt: Willkommen in deinem Bewusstsein.

2 It Ain't Me Babe – und was hat das alles mit dir zu tun?

Verändertes Wachbewusstsein – wenn ich den Begriff einfach so in den Raum werfe, löse ich in der Regel die verschiedensten Reaktionen aus: Einige nicken wissend oder gar mit einem kleinen Grinsen, andere können sich schlicht nichts darunter vorstellen.

So viel sei gesagt: Auch, wenn viele denken, dass das alles doch nun definitiv nichts mit ihnen zu tun hat – wir alle erleben immer wieder Momente des veränderten Wachbewusstseins, auch wenn wir es nicht unbedingt so nennen.

Und dafür gibt es sehr viele Beispiele, die wir alle kennen: Erinnere dich mal an die letzte Situation, in der du mit voller Aufmerksamkeit Musik gehört hast. Also nicht nebenbei, sondern mit der Entscheidung, eben jetzt Musik zu hören. Sei es bei einem Konzert in einer vollen Halle oder daheim auf der Couch, die Füße hochgelegt und vielleicht ein Glas Wein in der Hand. Fast jeder von uns hat »seine« Musik – die, die einen wegbeamt und in andere Welten entführt, bei der Gefühle, Erinnerungen oder innere Bilder hochkommen. Bei mir ist das z. B. Nils Frahm, ein Pianist, der viel mit elektronischer Verzerrung und Loops arbeitet. Bei vielen seiner Stücke habe ich das Gefühl, dass er sie nur geschrieben hat, um Leute zu verspulen und innerlich auf die Reise zu schicken. Bei anderen sind es ganz andere Musikstile oder Stimmungen: Ein laut wummerndes Beispiel ist Psy-Trance, ein Musikstil, der die Trance schon im Namen trägt und speziell für Tanz-Trance-Erfahrungen in großen Gruppen entwickelt wurde. Aber auch Bach, die Red Hot Chili Peppers oder Norah Jones haben das Potenzial, solche Zustände hervorzurufen. Oft gekoppelt an Erinnerungen oder konkrete Situationen.

Aber was meint der Begriff »verändertes Wachbewusstsein« denn nun genau? Wir versuchen mal eine Annäherung von verschiedenen Seiten:

Fangen wir ruhig mit der wissenschaftlichen Definition an und arbeiten uns dann in weniger trockene Gefilde vor. Also: Ein verändertes Wachbewusstsein (engl.: »altered state of consciousness«) ist definiert als ein Bewusstseinszustand, der sich »signifikant von einem normalen Wachbewusstseinszustand unterscheidet«. Dieser Versuch einer Definition wurde in 1960er-Jahren von Arnold Ludwig, einem amerikanischen Psychiater, eingeführt. Aber schon 60 Jahre zuvor wurde der Begriff vereinzelt benutzt – damals vor allem im Zusammenhang mit der Hypnose. Und wenn er auch gerade in diesem Zusammenhang erstmal ganz schick und brauchbar anmutet, bringt er uns doch potenziell in einige Schwierigkeiten, wenn wir versuchen, ihn auf alltagsnähere veränderte Wachbewusstseinszustände anzuwenden, landen wir ganz schnell in einer Sackgasse. Was bedeutet in diesem Zusammenhang »signifikant«? Die Erkennbarkeit von außen ist kein gutes Kriterium. Natürlich sehe ich, wenn jemand total bekifft ist. Aber die große, stille Bewusstseinsleere bei tiefer Meditation oder die Gefühlsregungen durch intensive Musik stehen den Leuten nicht auf die Stirn geschrieben. Sie sind manchmal nicht mal zu erahnen. Dazu kommt, dass das, was für Lisa »normal« ist, vielleicht für Tom schon einen veränderten Bewusstseinszustand darstellt: Es gibt also Unterschiede zwischen Individuen. Darüber hinaus gibt es aber auch kulturelle Unterschiede. Wer schon mal eine arabische Großfamilie beim Trauern beobachtet hat, weiß vermutlich, wovon ich spreche. Als Notärztin habe ich da schon mal eine Dame mittleren Alters ins Krankenhaus bringen müssen, die im hochausdrucksvollen, emotional-schmerzlichen Überschwang glatt einen Schlaganfall erlitten hatte. Die drei anderen hyperventilierenden Damen im überfüllten Wohnzimmer verblieben mit Papiertüten zum Reinatmen vor Ort. Hier ein Spoileralarm: Auf die Hyperventilation werden wir in den kommenden Kapiteln noch einmal zurückkommen.

Weitere Beispiele für kulturell unterschiedliche Bezugsrahmen für normales und verändertes Bewusstsein sind etwa das Konzept der Präsenz der Ahnen als ganz normaler Alltagsbestandteil in vielen asiatischen Kulturen. Die sind halt einfach da. Und nicht als abstraktes theologisches Konzept, sondern als ganz reale Präsenzen, die durch den Alltag begleiten und auch mit Essensgaben auf dem Hausaltar versorgt werden müssen. Wenn dir deine WG-Partnerin erzählen würde, dass sie ihrer toten Oma jeden Abend Eierlikör und Kekse hinstellt, würdest du vermutlich tendenziell an ihrer geistigen Gesundheit zweifeln. Aber genau das ist der Punkt: »Normal« ist keine feste Größe, sondern variiert zwischen einzelnen Menschen, kulturellen Hintergründen und auch über die Lebensspanne hinweg. Wenn die eben angesprochene Oma zu Lebzeiten dement war, war ihr »normal« dann sicher auch ein anderes als in den 60er-Jahren.

Ein weiterer Punkt: Nicht nur was »normal« ist, ist Auffassungssache. Auch wie man mit »nicht normalen Bewusstseinszuständen« umgeht, ist global unterschiedlich. Wenn jemand vor einem Baum steht und diesen abwechselnd umarmt und wüst brüllend beschimpft, würden wir das als wahrscheinlich gefährlich und schwer geistesgestört wahrnehmen und überlegen, ob es notwendig ist, den Rettungsdienst zu rufen. In Kamerun, wo ich genau dieses Verhalten bei einem Mann in einer kleinen Siedlung beobachtet habe, führte das bei den Dorfbewohnern nur zu einem Achselzucken und der gechillten Aussage: »That's Billy, he's mad«. Das Konzept, dass manche Leute halt »mad« sind und in diesem Zustand im Dorfleben mitlaufen, war als komplett normal kulturell abgespeichert. Aber auch der Tatsache geschuldet, dass es gerade in vielen afrikanischen Ländern keinerlei Zugang zu Psychiatrien und entsprechenden Medikamenten gibt. Da bleibt die Psychose eben unbehandelt und muss von der Dorfgemeinschaft irgendwie mitgetragen werden.

Normal ist also auch, womit wir im Alltag vertraut geworden sind.

Außerdem gibt es noch den Aspekt, dass manche Bewusstseinsveränderungen einfach passieren, andere aber bewusst oder halbbewusst herbeigeführt werden – sei es durch bestimmte Bewusstseinstechniken, wie die eben schon genannte Meditation, oder eben Substanzen, die auf die Hirnchemie wirken und dadurch am Bewusstsein schrauben. Eben psychoaktive Substanzen. Schauen wir uns die mal genauer an:

Dass man nach einer Flasche Rotwein innerlich an einem anderen Ort ist als vor dem intensivierten Konsum eines vergorenen Traubenquetschproduktes, ist für die meisten von uns ein Allgemeinplatz. Und doch würden viele von uns die Veränderung ihres Bewusstseinszustands nicht unbedingt als den ersten Grund nennen, warum man den Korkenzieher rausgeholt hat. Mögliche Antworten wären vielleicht: Geschmack, Gewohnheit, Entspannung, Geselligkeit oder der Wunsch danach, soziale Hemmungen abzubauen. Zumindest die drei letzten Gründe zielen aber schon auf die gezielte Manipulation des eigenen Bewusstseins ab. Auch wenn wir nicht daran gewöhnt sind, es so klar zu benennen. Bei anderen Substanzen scheint der Zusammenhang jedoch glasklar: Vieles dessen, was im Alltag unter dem Begriff »Drogen« subsumiert wird, dient klar dazu, sich in einen anderen Orbit zu schießen. Das »Wohin« kann sich dabei sehr unterscheiden: Zwischen dem flauschig-diffusen Wohlbefinden auf Opiaten wie Heroin, der brutalen Aufgedrehtheit durch Amphetamine wie Speed und den wabernden Visionslandschaften unter LSD liegen Welten. Aber was macht mein 9-jähriger Sohn eigentlich, wenn er nach der Schule erstmal einen Riegel Schokolade schnorren kommt? Letztlich nichts anderes, als sich mit einem zuckerbedingten Dopamin-Kick in einen anderen Bewusstseinszustand von Wohlbefinden und Ruhe zu befördern. Er hat sogar die Einsichtsfähigkeit, das genauso zu benennen: »Ich will was Süßes, weil ich mich dann besser fühle.« Hut ab, so viel checken viele Erwachsene nicht, was ihre Motive und Bedürfnisse angeht.

Solche kleinen Alltagskicks verpassen wir uns ja letztlich alle ständig: Nicht umsonst sind die Kaffeemaschine und die Gummibärchenschale fester Bestandteil des Büroinventars. Morgens hoch mit Espresso und Honigbrötchen, abends runter mit Bier oder Rotwein. Und das ist ja auch komplett okay – allerdings sollte uns klar sein, dass gerade unsere Alltagsmodulatoren Zucker, Alkohol und Nikotin ganz schön üble Nebenwirkungen mit sich bringen können, wenn man (was leicht passiert) die Kontrolle über den Konsum verliert: Diabetes, Leberschäden und Lungenerkrankungen entstehen nicht schnell, sondern schleichend und über viele Jahre. Deswegen ist es so wichtig zu verstehen, warum wir uns Substanzen als dauerhafte Krücken zur Verbesserung unseres Befindens zugelegt haben: Zigaretten als Stresshemmer, Pralinen als Mittel gegen schwierige Gefühle.

Also zurück. Jeder von uns erlebt jeden Tag Veränderungen seines Bewusstseinszustandes. Das passiert sowohl bewusst als auch unbewusst. Die bewussten Beeinflussungen unseres inneren Zustands nennt man Modulationen. Aber beileibe nicht jede dieser Modulationen führt zu einem *signifikant* veränderten Bewusstseinszustand. Andrea auf Kaffee ist im Normalfall im gleichen Bewusstseinsraum wie Andrea ohne Kaffee. Nur halt eben etwas wacher.

Und was hat dann mein Espresso mit dem Thema dieses Buchs zu tun? Nun ja, in meinem Erleben viel. Denn wenn uns gar nicht bewusst ist, dass unser Bewusstsein etwas Veränderliches ist, wir jeden Tag Mini-Manipulationen an unserem Bewusstsein vornehmen, ist der Schritt zu den »echten« veränderten Bewusstseinszuständen sehr weit. Bei extremen Zuständen ist die Lage meistens klar – eine Panikattacke oder einen Vollrausch erkennt eigentlich jeder. Aber gerade weil »signifikant« in diesem Zusammenhang oft ein so schwieriger Begriff ist, lohnt sich eine Auseinandersetzung mit den fließenden Übergängen und Tricks, die wir uns alle angeeignet haben. Und da jeder sein eigenes Repertoire: Für den einen ist es die Dreiviertelstunde auf dem Laufband mit Hardrock auf den Ohren, um aus akuten Stresszuständen auszubrechen. Für den nächsten stellt ein besonders gutes Essen das Wohlgefühl wieder her, nachdem man eine unangenehme zwischenmenschliche Begegnung hatte. Der absolute Klassiker wäre z. B. intensiver Versöhnungssex, der so viele streitende Paare aus der emotionalen Entfremdung wieder in ein Nähegefühl bringt.

Halten wir also fest: »Normal« ist gar nicht so einfach abzugrenzen. Es gibt Unterschiede zwischen einzelnen Menschen, kulturellen Gruppen – und selbst in verschiedenen Erfahrungen ein und des desselben Menschen. Aber: Jeder Mensch erfährt immer wieder Veränderungen seines Bewusstseinszustandes. Manche bewusster als andere, manche häufiger oder intensiver als andere. Manche Menschen suchen gezielt nach solchen Veränderungen, anderen passieren sie mehr oder weniger einfach so. Und auch die, die sie suchen, kontrollieren sie oft nicht oder nur teilweise. Da gibt es übrigens auch klare Übungseffekte, wie z. B. Menschen, die viel meditieren oder regelmäßig bewusstseinsverändernde Substanzen konsumieren, bestätigen werden.

Veränderung ist erst einmal ein neutraler Begriff. Dinge verändern sich zum Besseren oder zum Schlechteren, werden intensiver oder weniger intensiv. Deswegen sollten wir nun auf unserem Weg hin zu wünschenswerten veränderten Bewusstseinszuständen gemeinsam einen Schritt weitergehen und zwei Begriffe ins Spiel bringen: den der »Bewusstseinserweiterung« und den der »psychedelischen Erfahrung«. Diese Begriffe liegen nahe beieinander und werden oft auch im Austausch verwendet. Beide haben eines gemeinsam: Anders als etwa das Partizip »verändert«, das in diesem Zusammenhang vor allem »irgendwie relevant anders« bedeutet und z. B. auch eine Narkose einschließen könnte, sind sowohl »erweitert« als auch »psychedelisch« mit einer Steigerung an Wahrnehmung verbunden. Es geht um die Transzendenz des im Alltag Zugänglichen. Das bezieht sich nicht nur auf optische Phänomene, wie wir sie z. B. als psychedelische Muster aus den Filmen über die Hippiezeit kennen, sondern auf ein Mehr an Gefühlen, körperlichen Empfindungen, Verbindung von bestimmten Sinnesqualitäten (wie z. B. Töne sehen oder Farben schmecken), starken traumartigen Bildern und intensiven oder ungewöhnlichen Gedanken und Einsichten. Das kann angenehm sein, ist es oft auch – muss es aber nicht. Im Rahmen einer psychedelischen Erfahrung zu verstehen, was der in einem selbst begründete Mechanismus hinter dem ständigen Scheitern von romantischen Beziehungen ist, kann sehr erhellend und hilfreich, aber auch massiv belastend und schmerzhaft sein. Aber genau solche Erkenntnisprozesse, auf die wir im Normalbewusstsein keinen Zugriff haben, machen den Wert und die Faszination solcher Erfahrungen für viele Menschen aus, die solche Bewusstseinsräume nutzen wollen, um sich selbst besser kennenzulernen. Was nicht heißt, dass das die Intention jedes Berliner Partygängers wäre, der im Rahmen eines Clubwochenendes eine Pappe Acid einwirft. Aber es ist eben eine Spielart der Auseinandersetzung mit dieser Art der Bewusstseinsmanipulation.

»Aha, Acid! Kenn ich: LSD! Drogen!!!«, mögen viele jetzt vielleicht denken. Ja, es geht auch darum. Aber eben nicht nur. »Psychedelisch« setzt sich aus den altgriechischen Wurzeln für »das Innere« oder »die Seele« und »offenbaren« zusammen. Und *darum* geht es. Das Herantasten an das, was da in einem verborgen liegt. Und solche innere Archäologie braucht Werkzeuge – Techniken des Selbst. Ob die nun auf Molekülen basieren und direkt an der Hirnchemie herumschrauben, wie das psychedelische Substanzen in besonders intensiver Weise tun, oder über nicht-pharmakologische Mechanismen wirken, wie die Techniken, die auf Bewegung, Musik oder Atmung beruhen, ist letztlich nicht zentral wichtig für Intensität oder Bedeutsamkeit der Erfahrung. Die meisten Erfahrungen dieses Kalibers werden jedoch auf irgendeinem Weg herbeigeführt und aktiv hervorgerufen. Eher selten kommt es auch zu spontanen Erlebnissen von erweitertem Bewusstsein, das dann jedoch meistens in besonders begünstigendem oder ungewöhnlichem Umfeld, z.B. bei starken Erfahrungen von der Kraft und Größe der Natur bei Wanderungen oder in – schon mit dieser Intention gestalteten – sakralen Bauten wie alten Kirchen oder Tempeln in Südostasien. So wie es besonders musikalische Menschen oder solche mit ausgeprägtem handwerklichen Geschick gibt, gibt es eben auch Menschen mit einer besonderen Begabung für besondere Bewusstseinszustände. Man könnte von besonders psychedelischen Menschen sprechen.

Aber genau wie ein Talent für Kunsthandwerk noch keinen Meisterbildhauer macht, reicht auch ein besonderes Gespür für das Hervorbringen innerer Welten nicht unbedingt aus, um sich besonders wertvolle psychedelische Zustände zu erschließen. Also zurück zu den Werkzeugen. Und das ist wichtig: Es gibt in unserem westlichen Kulturraum heute viel zu wenig Tradition der Lehre des Umgangs mit dem eigenen Bewusstsein.

Für fast alles gibt es heute Kurse und Onlineanleitungen. Aber wenn es um den sinnvollen Umgang mit dem eigenen Bewusstsein geht, gibt es zwar Input aus bestimmten Traditionen wie dem Buddhismus, aber auch viel Geschwafel von zumeist selbsternannten Heilsbringern.

Eine undogmatische und offene Herangehensweise ist selten und leider schwer zu finden. Wir als Team der MIND Foundation haben genau aus diesem Grunde mit unserer MIND Academy eine Plattform geschaffen, die es sich zur Aufgabe gemacht hat, sowohl digital als auch vor Ort in Berlin hochwertige Angebote zu erweiterten Bewusstseinszuständen zugänglich zu machen. Wir bieten Vorträge, Seminare und eine Ausbildung für Therapeuten an, die Patienten im Umgang mit Erfahrungen in diesem Bereich unterstützen wollen. Neben den Theorien zu Wirksamkeit und den Methoden der Erfahrung steht dabei das Thema der Integration der psychedelischen Erfahrung im Mittelpunkt unserer Aufmerksamkeit. Fragen wie: »Was kann ich aus meinen psychedelischen Erfahrungen lernen?« oder: »Was sind die Konsequenzen meiner neuen Einsichten für mein Leben?« sind aus unserer Sicht hoch spannend und relevant.

Neu ist das alles natürlich nicht.

Methoden zur Beeinflussung des Bewusstseins gibt es schon sehr lange in der Menschheitsgeschichte, sie sind beileibe keine Erfindung irgendwelcher Hippies. Schon in Höhlenmalereien sind verdächtig oft Pilze abgebildet, während die Darstellungen von Möhren oder Sellerie komplett fehlen. Die Handtrommel ist vermutlich eines der ältesten Instrumente, die der Mensch geschaffen hat, und ihr monotoner Klang begleitet auch heute noch in vielen Kulturen den klassischen Weg in andere Bewusstseinswelten. All die Methoden der Bewusstseinsveränderung erinnern an Michel Foucaults Begriff »Techniken des Selbst«.

Der Aspekt des aktiv zu Gestaltenden, des Erlernbaren kommt da gut zum Tragen.

Also zurück zu den Werkzeugen: Ich werde in den Kapiteln 6 bis 10 ausführlich auf viele einzelne Methoden und Wege eingehen, die man sich zunutze machen kann, um psychedelische Zustände in sein Leben zu bringen. Aber mir ist klar, dass viele Leser immer noch keine Vorstellung davon haben, was ich mit psychedelisch eigentlich meine. So richtig erfassen, was diese Art der Bewusstseinsveränderung ausmacht, kann man leider oft erst, wenn man mal selbst in die Nähe einer solchen Erfahrung gekommen ist. Das ist auch der Grund, warum so viele der Menschen, die sich selbst in diesem Bereich als Experten wahrnehmen, gar nicht versuchen, mit »Unerfahrenen« darüber in Austausch zu kommen. Es ist ziemlich anspruchsvoll, jemandem, der nur schwarz-weiß sehen kann, das Konzept »Farbe« zu erklären. Und so fühlt es sich in etwa an, wenn man versucht, einem Menschen, der noch nie in irgendeiner Form einen psychedelischen Zustand erlebt hat, zu erklären, wie das denn nun ist. Für den »Farbenseher« ist es schwierig, seine Wahrnehmung von »Blaugrün« in Worte zu übersetzen – und für den, der nur Schwarz, Weiß und Grau gewohnt ist, klingen diese versuchten Beschreibungen der Farbe der Nordsee wahrscheinlich komplett absurd. Wenn es aber beiden Seiten gelingt, sich auf die Übersetzung der eigenen gedanklichen Konzepte in die Sprache des jeweils anderen einzulassen, können beide davon profitieren: Der Farbenblinde bekommt eine (vielleicht auch diffuse) Vorstellung von den Farben, die in der Welt zweifellos existieren. Und der Farbensehende schärft seine Fähigkeit im Umgang mit diesen Phänomenen. Man könnte auch sagen, dass derjenige, der erfahren hat, dass es jenseits der Schwarz-weiß-Welt noch andere Sphären zu erleben gibt, eine gewisse Verantwortung hat, dies für diejenigen zu übersetzen, die diese Erfahrung nicht oder eben noch nicht gemacht haben. Andererseits hat der Technicolor-Fan auch nicht das Recht, seine Wahrnehmung über die der Nicht-bunt-Seher zu stellen. Überspitzt gesagt, darf jeder mit seiner inneren Farbpalette glücklich werden. An diesem Beispiel wird klar: Die eigene Erfahrung ist nicht der Maßstab aller Dinge. Meine Ich-Erzähler-Perspektive auf die Welt ist eben nur meine. Niemand sieht, riecht, schmeckt, fühlt, atmet in exakt der gleichen Weise, wie ich es tue. Deswegen ist es so wichtig, für solche sehr subjektiven Wahrnehmungen objektivierbare und von mir abgelöste Beschreibungen zu finden. Schon bei der Beschreibung eines Geschmacks tun wir uns da oft schwer. »Schmeckt irgendwie nach Hühnchen« ist ja schon ein Klassiker der kulinarischen Reiseberichte und wird dort dann auch für alles – vom Schlangenragout bis zum gegrillten Papagei – angewendet. Wie viel schwerer ist es also, wenn es sich um Vorgänge in unserem Bewusstsein handelt!

Da hilft dann wirklich nur noch der Wechsel in sogenannte Dritte-Person-Perspektiven: beschreibend und mit dem Versuch auf einen gemeinsamen Nenner zu kommen, der es möglich macht, sich klar miteinander auszutauschen. In diesem Sinne werde ich versuchen, dass, was die psychedelische Erfahrung ausmacht, so objektiv wie möglich zu beschreiben, ohne das Ganze blutleer und langweilig wirken zu lassen. Denn das sind solche Erfahrungen mit Sicherheit nicht. Eine Einführung in diese Erfahrungswelten kann nur gelingen, wenn wir uns vorher gemeinsam eine innere Landkarte solcher Erfahrungen zurechtgelegt haben. Aber genau wie die Landkarte nicht das abgebildete Territorium ist, sind Beschreibungen der Erfahrung nicht die Erfahrung, sondern nur zweidimensionale Darstellungen dessen, was man erleben kann. Wir unternehmen einen Versuch, »psychedelisch« verständlich zu machen.

Psychedelische Zustände können alle Achsen der Wahrnehmung und des Erlebens betreffen, z.B. Zeit und Raum, Musik, Gefühle, Beziehungsqualitäten, optische Wahrnehmung mit geschlossenen und offenen Augen, Klänge, Konsistenz und Geschmack von Lebensmitteln. Als nächste Stufe kommt dazu, dass nicht eine dieser Veränderungen isoliert auftritt, sondern sich aus der Überlagerung vieler solcher Verschiebungen von Erlebnisqualitäten eine Gesamterfahrung ergibt – die sich außerdem je nach Werkzeug, das ich nutze, um die Erfahrung zu machen, Person, die die Erfahrung macht, und dann noch bei jeder einzelnen Gelegenheit unterscheidet. Und doch stellt jeder, der solche Erfahrungsräume aufsucht, fest, dass sich irgendwann ein sehr persönliches Muster herauskristallisiert: individuell immer noch sehr variabel, aber eben typisch. Bestimmte optische Muster, Körperwahrnehmungen, Abläufe werden vertrauter und werden zu einer Art inneren Landschaft, in der man sich zu bewegen lernt. Wie schon angedeutet: Man kann diese Art des inneren Reisens lernen.

Was einem bei den ersten Erfahrungen im veränderten Wachbewusstsein noch als in keiner Weise steuerbar erschienen sein mag, wird mit Übung und Zeit klarer und vertrauter. Es fühlt sich dann nicht mehr an, als wäre man unter einen Güterzug geraten, der einen mitschleppt. Mit der Zeit wird die eigene Erfahrung modulierbarer, was nicht mit »totaler Kontrolle« meint – wer diese zu erreichen versucht, hat gute Chancen, eine wirklich miese Zeit zu erleben. Es ist so ähnlich wie beim Klarträumen: Wenn ich erfasse, dass ich träume, kann ich auf die Inhalte Einfluss nehmen. Und das oft sehr weitgehend: Fliegen, tauchen, Baum werden ... aber wenn ich es überdrehe, falle ich aus dem Erleben und wache auf.

Jede psychedelische Erfahrung ist ein Mosaik aus den Veränderungen der verschiedenen veränderten Wahrnehmungsebenen und kaleidoskopartig jedes Mal, also wirklich jedes Mal, komplett anders. Dies als Einstieg in das Thema Psychedelik. Wir kommen in den nächsten Kapiteln noch viel ausführlicher auf die einzelnen Techniken und Erlebnisräume zurück.

Einen Aspekt, den wir gerade elegant umschifft haben, ist die Frage nach den Übergängen vom veränderten Wachbewusstsein hin zu pathologischen Zuständen wie der Psychose. Diese Übergänge sind fließend. Wie schon angesprochen ist das, was für den einen Menschen schon ein veränderter Bewusstseinszustand ist, für den anderen noch normales Wachbewusstsein. Wenn wir an den extremen äußeren Rand des veränderten Wachbewusstseins gehen, wiederholt sich dieses Muster. Was für Tom noch eine psychedelische Erfahrung ist, ist für Lisa vielleicht schon ein momentaner psychotischer Zustand. Was den Unterschied ausmacht? Vereinfacht gesagt, weiß man im veränderten Wachbewusstsein normalerweise und zu den meisten Zeitpunkten, dass man gerade eine ungewöhnliche Bewusstseinserfahrung macht, hat also sozusagen noch eine Sicherungsleine in der Alltagsrealität. Im psychotischen Erleben ist diese Sicherungsleine gekappt, der Betroffenen treibt mehr oder weniger ohne fixen Orientierungspunkt in seinem veränderten Erleben. Gerade im Zusammenhang mit hohen Dosen psychedelischer Substanzen kann ein solches psychotisches oder psychosenahes Erleben zeitlich begrenzt auftreten – zumeist endet der Spuk jedoch, wenn die Wirkung der Substanz auf die Hirnchemie verflogen ist. Aber manchmal bleibt dieses Driften im veränderten Bewusstsein über den Einfluss der psychoaktiven Substanz hinaus erhalten und verselbstständigt sich – es entsteht eine Psychose. Ich schreibe bewusst nicht »Drogenpsychose«, weil bis heute nicht ganz klar ist, ob die Einnahme von psychoaktiven Substanzen der wirkliche Grund für die Entwicklung einer solchen Psychose ist.

Jemand, in dessen Neurobiologie keine Grundtendenz zum Psychotischen angelegt ist, bekommt in der Regel nach Einnahme von Psychedelika auch keine Psychose. Aber es gibt bestimmte Faktoren, die die Entwicklung einer solchen Erkrankung mit vorherbestimmen. Einer ist die familiäre Prädisposition, also die genetisch mitgegebene Veranlagung zu psychischen Erkrankungen mit psychotischer Symptomatik, wie die Schizophrenie. Weitere Faktoren, die die Entstehung einer drogenassoziierten Psychose beeinflussen können, sind noch nicht ausgereifte neuronale Netze (also jugendliches Alter), begleitende Vorerkrankungen, wie Depression oder bipolare Störung, sowie vorhergegangene Episoden psychotischen oder psychosenahen Erlebens. Zum Teil versuchen gerade junge Menschen mit psychischen Vorbelastungen sich selbst mit psychoaktiven Substanzen zu behandeln. Diese sogenannte Selbstmedikation wird als akzeptable Alternative dazu empfunden, im offiziellen Medizinsystem die Hilfe eines Psychiaters oder Psychotherapeuten zu suchen. Manchmal passiert das komplett unbewusst, in anderen Fällen wird die Einnahme von psychoaktiven Substanzen als der »noblere Weg« der Selbstbehandlung überhöht – der Verweis auf die alte Weisheit der indigenen Völker und das Salbeibündel zum Räuchern sind dann meistens nicht weit weg. Tatsache ist, dass beim Gebrauch psychoaktiver Subtanzen und eben auch Psychedelika Psychosen auftreten können. Allein in meinem Bekanntenkreis habe ich im vergangenen Jahr fünf Fälle miterlebt, die ärztliche Behandlung, antipsychotische Medikation und teilweise monatelange Aufenthalte in psychiatrischen Kliniken benötigt haben. Andererseits probieren laut *Global Drug Survey*[8], der größten Onlineumfrage zu Drogen, mehr als ein Prozent der Gesamtbevölkerung in Europa einmal in ihrem Leben eine psychedelische Substanz – in den USA sind es sogar noch mehr. Das wären allein in Deutschland mehr als 800 000 Menschen, die schon einmal oder mehrfach Kontakt mit Psychedelika hatten. Aber unsere Psychiatrien sind spannenderweise nicht voll mit Menschen, die »auf Droge« psychotisch geworden sind. Da braucht es also eine gewisse Klarheit im Umgang: Ja, Drogen können psychische Erkrankungen auslösen – sie tun es auch. Aber eben nicht häufig. Und von hier aus ist die Überleitung ins nächste Kapitel einfach: Es geht nämlich um legale und illegale Drogen und die Gründe, warum Menschen solche Erfahrungen suchen.

3 Skandal im Sperrbezirk – legale und illegale Bewusstseinsveränderung

»Cannabis ist verboten, weil es eine illegale Droge ist.« Dieses Zitat der ehemaligen Bundesdrogenbeauftragten, Marlene Mortler, macht mit einem Schlag klar, was in der deutschen Drogenpolitik seit Jahrzehnten schiefläuft. Politische Entscheidungen zum Umgang mit psychoaktiven Substanzen werden nicht an Fakten zu Suchtrisiko, Nebenwirkungen und Gesundheitsfolgen orientiert – und schon gar nicht an möglichem Mehrwert für die körperliche und seelische Gesundheit. Was legal oder illegal ist, wird aufgrund von oft relativ unreflektierten Moralreflexen festgelegt, die Forschung mit den als illegal eingestuften Substanzen als gefährlich, weil verboten, verhindert – um sich dann darauf zu berufen, dass man die Substanzen nicht freigeben kann, weil man zu wenig über Risiken und Wirkungsprofil weiß. Dabei haben einige der »beliebtesten« auf dem Schwarzmarkt gehandelten Substanzen ohnehin schon eine klare Rolle in der Medizin: Ketamin ist das wichtigste Narkosemittel bei Schwerverletzen in der Notfallmedizin und spielt zunehmend eine Rolle in der Therapie von schweren Depressionen. Kokain wird in der Augenheilkunde als lokales Betäubungsmittel eingesetzt. Opiate gehören zum täglichen Handwerkszeug jedes Narkosearztes und Schmerztherapeuten. Die Kosten für medizinisches Cannabis müssen mittlerweile unter bestimmten Voraussetzungen sogar von der Krankenkasse übernommen werden. Kiffen auf Rezept ist auch in Deutschland längst Realität. Es geht noch weiter: Amphetamine werden in den USA ganz selbstverständlich neben Ritalin zur Therapie von ADHS verwendet, und GHB, das sogenannte Liquid Ecstasy, findet sich unter dem Namen Somsanit auf vielen Intensivstationen und dient dort dazu, den Tag-Nacht-Rhythmus von Patienten wiederherzustellen. Dem gegenüber steht die irrsinnig hohe Zahl der Alkohol- und Nikotinabhängigen. An den Spätfolgen von Alkohol- und Tabakkonsum starben in Deutschland im Jahr 2019 zusammengenommen 195 000 Menschen.[9] Und da sind die Verkehrsunfälle unter Alkohol noch nicht mal mitgerechnet. Laut Bundesgesundheitsministerium starben im Jahr 2019 1398 Menschen durch illegale Drogen.[10] Das sind 0,7 Prozent der Toten durch Alkohol und Tabak.

Die übliche Argumentation, die davon ausgeht, dass das, was legal ist, zugleich ungefährlich ist (oder, noch besser: was legal ist, ist keine Droge), läuft also absolut ins Leere. Von dem Gedanken, dass legale Substanzen wie Alkohol keine Drogen wären, sollten wir uns verabschieden. Alkohol, Tabak und Kaffee genießen bei uns einen Sonderstatus, der sich schlicht durch unsere jahrhundertelange Gewöhnung an diese Substanzen erklären lässt. Und der bierseligen »Das-war-halt-schon-immer-so«-Fraktion sei gesagt: Kaffeetrinken war in Preußen unter Friedrich dem Großen zeitweise verboten. Und auch hier ging es nicht um den Verbraucherschutz, sondern darum, dass die damals schon etablierten Kaffeehäuser als Treffpunkte für Aufrührer und freie Denker galten. Gegenbeispiele gibt es natürlich auch: Das versilberte Morphinistenbesteck zur Injektion von Morphin war bis ins 20. Jahrhundert hinein schickes Accessoire vieler Künstler und Bohemiens – und der Konsum von Morphin, quasi dem Vorläufer des heute üblicheren Heroins, war bis zum ersten Opiumgesetz der Weimarer Republik im Jahr 1929 vollkommen legal und daher unkontrolliert durch den Staat. Heute unvorstellbar. Ich finde diese historische Perspektive wichtig, um sich klarzumachen, dass jede Einschätzung, die wir treffen, durch die Zeit und den Kulturraum mitbeeinflusst wird, in dem wir nun mal gerade leben. In Saudi-Arabien wird man auch heutzutage für einen Underberg ausgepeitscht. (Nicht gerade verlockende Urlaubsaussichten.) Auf den Besitz großer Mengen Alkohol und anderer Drogen steht sogar die Todesstrafe. Das klingt vielleicht islamisch geprägt und überzogen und absurd, aber es gibt auch Beispiele aus dem westlichen Kulturraum:

In den USA sind ein Fünftel aller Gefängnisinsassen wegen Drogendelikten inhaftiert und werden oft behandelt wie Schwerverbrecher. Wenn es dumm läuft, geht man nach wie vor in einigen amerikanischen Bundesstaaten für Kiffen im Park in den Knast, auch dann, wenn das Drogenvergehen komplett friedlich verübt wurde, denn nur 16 Prozent der Marihuanadelikte haben in irgendeiner Weise mit der Anwendung von Waffen zu tun. Im Umgang mit Cannabis gibt es von Bundesstaat zu Bundesstaat große Unterschiede. Während man in Kansas schon wegen des Besitzes geringer Mengen Cannabis für ein halbes Jahr in den Knast kommt, haben Weed-Tastings in Kalifornien, wo der Verkauf von Marihuana seit 2018 legal ist, mittlerweile ähnlichen Zulauf wie Weinproben im Rheingau. Das soll einer verstehen.

Damit streifen wir übrigens einen sehr spannenden Themenkomplex, wenn es um Drogen geht: die Angemessenheit und Verhältnismäßigkeit der verhängten Strafen für den Besitz und Handel von illegalen psychoaktiven Substanzen. Auch hier in Deutschland ist man als überführter Kiffer mit ziemlicher Sicherheit seinen Führerschein los – Fahren nach ein paar Bierchen wird aber weiterhin als Kavaliersdelikt behandelt und gilt bis zu einer gewissen Promillezahl nur als Ordnungswidrigkeit.

Meiner Auffassung nach müssen wir uns da als Gesellschaft weiterentwickeln: hin zu einer wissens- und vernunftbasierten

Drogenpolitik, in der der politische Grabenkampf der Starkbieranstecher gegen die Dreadlock-Tütendreher keinen Platz hat.

Schauen wir uns doch mal als Beispiel für das, was uns als Gesellschaft verloren geht, wenn wir die Beforschung und den Einsatz psychoaktiver Substanzen kategorisch ausschließen, MDMA an. Für die, denen diese vier Buchstaben in dieser Kombination nichts sagen, ein paar erklärende Worte schon an dieser Stelle. Das Kapitel zu den Molekülen als Werkzeuge der Bewusstseinserweiterung folgt später.

MDMA steht für 3,4-Methylendioxy-N-Methylamphetamin. Neu ist es übrigens nicht, es wurde bereits 1914 von der Firma Merck produziert (aber nie vermarktet) und dann in den 70er-Jahren vom amerikanischen Pharmakologen Alexander Shulgin wiederentdeckt, nachdem es von einigen Pharmakologen für den Eigengebrauch aus der Mottenkiste der Geschichte geholt worden war. Die Anwendungsgeschichte von MDMA begann dort, wo sie der Weg der Forschung hoffentlich in Zukunft wieder hinführen wird: als Hilfsmittel in der Psychotherapie.[11] Lange bevor die Rave-Szene MDMA als Ecstasy oder Molly für sich entdeckte, wurde sie aufgrund ihrer Fähigkeit, emotionale Öffnung und Vertrauen herzustellen, benutzt, um die Einsicht von Patienten in ihre Problematiken zu verbessern und das Verhältnis zwischen Patient und Therapeut zu stärken. Nachdem es zu einer massenhaften Nutzung in der Partyszene kam, wurde MDMA im Jahr 1986 von der amerikanischen Drogenaufsichtsbehörde verboten und trotz ihres geringen Suchtpotenzials in die höchste Gefahrenklasse einsortiert. Viele andere Länder übernahmen diese Einstufung weitgehend unhinterfragt. So auch Deutschland. Paradoxerweise hat MDMA in den USA heute aber auch den sogenannten Breakthrough-Status der dortigen Arzneimittelbehörde.[12] Dieser soll es besonders erfolgsversprechenden neuen Therapien ermöglichen, schnell in den Markt zu kommen. Die derzeitige Erprobung von MDMA als

Medikament[13] bezieht sich auf die Zulassung als Hilfsmittel in der Therapie von Posttraumatischen Belastungsstörungen, einem Krankheitsbild, zu dem es bisher nur sehr wenige erfolgreiche Therapieansätze gibt. Aber wie wirkt MDMA denn da nun? Aus diesen Therapiestudien kann ich hier leider niemanden direkt zu Wort kommen lassen, aber ich kann die Beschreibung einer Freundin weitergeben, die mir von ihren eigenen Erfahrungen wie folgt berichtet hat:

»Ich habe das zu Hause mit zwei Freunden genommen, in einer ganz entspannten Atmosphäre. So mit Kerzen und ruhiger Musik. Als das MDMA zu wirken begann, war es, als ob in mir ein ganz neuer Raum aufgegangen wäre. Ich wusste vorher nicht, dass ich in der Lage war, so viel zu fühlen, so viel von dem zu verstehen, was mich innerlich bewegt. Die Intensität von Freude und Liebe für meine Familie und Freunde, aber auch die Tiefe meiner Trauer und meiner Verletzungen war plötzlich viel klarer und näher zu spüren. Die Themen kamen einfach in mir hoch. Erinnerungen an schwierige Erfahrungen aus der Kindheit, Wut und Trauer über meine letzte Beziehung, aber auch Glück und Dankbarkeit für die Dinge, die in meinem Leben gut gelaufen waren. Das Faszinierende war, dass mir die schwierigen Themen in dem Moment gar keine Angst machten. Ich musste vor meinen Verletzungen und meiner Scham nicht davonlaufen. Ich konnte mir alles genau anschauen, ohne das Gefühl zu haben, abhauen zu müssen. Ich konnte mich selbst in meinem Lebens-Schlammassel sitzen sehen und mich dabei liebhaben. Das habe ich vorher noch nie erlebt.«

Sie hat mir erzählt, dass es ihr so schien, als ob sie an diesem Abend mithilfe des MDMA mehr von sich verstanden hätte als in den zwei Jahren Psychotherapie vorher. Obwohl die vermutlich eine gute Grundlage waren, so tief mit sich selbst in Kontakt zu kommen. Das hier war wohlgemerkt eine Erfahrung, die meine Freundin ohne Hilfe eines Therapeuten gemacht hat.

Gerade wenn man die aktuelle Forschung in dem Bereich betrachtet, scheint es so zu sein, dass mit professioneller Hilfe noch viel mehr möglich ist. Manch einer mag nun denken: »Es ist doch eindeutig bekannt, dass Ecstasy gefährlich ist. Man liest schließlich immer wieder von toten Clubgängern und Teenies, die nach dem Pillenschlucken im Krankenhaus landen.« Ja, das stimmt.

MDMA greift in den Neurotransmitterhaushalt ein. Insbesondere die Serotoninfreisetzung und -verfügbarkeit werden massiv beeinflusst. Die Effekte sind eine Erhöhung der Herzfrequenz, des Blutdrucks und der Körpertemperatur sowie verstärktes Schwitzen. Es ist halt ein Mitglied der Amphetamin-Familie. Daneben werden auch andere Prozesse im menschlichen Körper beeinflusst, so konzentriert die Niere den Urin schlechter, was zu Austrocknung führen kann, wenn nicht genug Flüssigkeit aufgenommen wird. Im schlimmsten Fall kann es zu massiver Überhitzung, Kreislaufkollaps und Herzversagen kommen. »Genau deshalb gehört es ja verboten!«, höre ich einige sagen. Aber Hand aufs Herz: Kein wirksames Medikament hat nicht auch Nebenwirkungen. Kein Mensch käme auf die Idee, Blutdrucksenker zu verbieten, weil man davon theoretisch auch ins Herz-Kreislauf-Versagen kommen kann. Aber eben normalerweise nur, wenn Menschen ohne entsprechende medizinische Vorbildung und ohne Wissen um Risiken mit den Medikamenten umgehen. Und genau das ist ja meistens bei den sogenannten Partydrogen der Fall. Dazu kommt, dass die Substanzen auf dem Schwarzmarkt gehandelt werden, weshalb meist vollkommen unklar ist, wie viel wovon wo drin ist. Das variiert dann zum Teil von einer Pille zur nächsten sehr stark – sei es, dass ganz andere Wirkstoffe enthalten sind, sei es, dass die Dosis gefährlich schwankt.

> Wir befinden uns letztlich weltweit in einer wilden Studie zur Arzneimittelsicherheit: Dafür, dass jedes Wochenende zigtausende Ecstasy-Pillen geschluckt werden, gibt es erstaunlich wenige Notfälle und Todesfälle in diesem Bereich. Es scheint also trotz des bestehenden Nebenwirkungsprofils recht gut verträglich zu sein.

Zu dieser Schlussfolgerung kam auch der einstige Drogenbeauftragte der britischen Regierung, David Nutt, schon vor 15 Jahren. Er verglich die Risikoprofile verschiedener legaler und illegaler psychoaktiver Substanzen hinsichtlich ihres Potenzials für die Eigengefährdung des Konsumenten mit dem durch die Substanzen entstehenden Schaden für die Allgemeinheit.[14,15] Um das etwas verständlicher zu machen, hier ein Beispiel dazu: Alkohol ist durch seine Eigenschaften als Zellgift an vielen Organen akut und chronisch toxisch. Das reicht von einer Beeinträchtigung der Bildung von roten Blutkörperchen über eine massive Schädigung der Leberzellen bis hin zu bleibenden Schäden am zentralen Nervensystem – mit der Entwicklung von Gangstörungen und einer alkoholbedingten Demenz. Da liegt die hohe Schädlichkeit für den einzelnen Konsumenten. Alkohol verursacht aber auch hohe Schäden an der Allgemeinheit: sei es durch Schlägereien und Unfälle im Suff, zerstörte Beziehungen und Familien oder auch durch Ausfälle der produktiven Beteiligung der Alkoholkranken am Berufs- und Sozialleben. In meiner Zeit als Assistenzärztin der Unfallchirurgie habe ich abends nach 22 Uhr größtenteils Alkohol-Folgeverletzungen behandelt. Seien es die Platzwunden und Rippenfrakturen nach Stürzen unter Alkoholeinwirkung, gebrochene Mittelhandknochen nach Schlägereien oder eben Unfallopfer, die einem uneinsichtigen Alkoholkonsumenten vor den Kotflügel geraten waren. Mich hat in der Notaufnahme mal ein älterer Herr wüst bepöbelt, der sich beim besoffenen Fingerhakeln den Mittelfinger ausgerenkt hatte. Als wir dann ein paar Wochen später feststellten, dass sein Enkel mit meinem Sohn in eine Kindergartengruppe ging, war ihm das recht peinlich.

Aber zurück zu David Nutt, wie gesagt, seines Zeichens damals Drogenbeauftragter des vereinigten Königreichs: Im Rahmen dieser Erhebung verglich Nutt auch das statistische Risiko des Gebrauchs der üblichen Freizeitdrogen mit denen anderer Freizeitaktivitäten. Er kam zu dem Schluss, dass die Einnahme von MDMA weniger riskant sei, als ein Pferd zu reiten. Und sagte dies auch in der Öffentlichkeit. Wissenschaftlich ist diese Position glasklar und eindeutig begründbar. Seinen Posten als Regierungsberater hat er trotzdem verloren. Dafür leitet er bis heute am Imperial College in London eine der weltweit wichtigsten Arbeitsgruppen zur Beforschung von Psilocybin, LSD und DMT.

Bei manchen mag die Frage aufkommen, ob ich als Ärztin mich so positiv zu illegalen Drogen äußern sollte. Ich äußere mich nicht übermäßig positiv. Ich verweise immer wieder auf Risiken, Gefahren und mögliche Fehlerquellen. Aber neben der auf Bauchgefühl begründeten, nicht auf Fakten basierenden Art des Umgangs mit dem Thema, die wir alle aus den Medien und der Politik gewohnt sind, sieht jede differenzierte Art des Umgangs eben schnell so strahlend positiv aus wie Zahnpasta-Werbung. Doch Werbung für den Konsum psychoaktiver Substanzen mache ich hier ganz eindeutig nicht. Ich stelle dar, informiere und helfe dabei, eine eigene Grundhaltung zu dem Thema zu entwickeln – und wer vorhaben sollte, solche Substanzen zu sich zu nehmen, bekommt in diesem Buch hoffentlich die Wissensgrundlage für gute und sichere Entscheidungen mit auf den Weg. Zu Risiken und Nebenwirkungen fragen Sie Ihren Arzt oder Apotheker – der Dealer an der Ecke hat da leider nix zu melden.

Im vorigen Kapitel erwähnte ich, dass es Hinweise darauf gibt, dass Menschen schon in der Steinzeit psychoaktive Pilze gegessen und Trommel-Trancen durchgeführt haben und dass alle Kulturkreise ihre Methoden haben, meditative oder ekstatische Bewusstseinszustände herbeizuführen. Aber es ist noch nicht mal ein rein menschliches Verhalten, das zu tun. Es gibt im Tierreich viele Beispiele für vorsätzlichen Rausch bei Tieren:[16] von torkelnden Elefanten[17] und Wildschweinen, Vögeln, die nach dem Genuss vergorener Früchte aus den Bäumen kippen[18], und aufgedrehten Katzen im Katzenminze-High.[19] Katzen scheinen übrigens ziemliche Drogenfans zu sein: Neben Katzenminze steht auch Baldrian zum Schnuppern bei vielen Katzen ganz hoch im Kurs. Noch mehr Beispiele? In Lappland gibt es Rentiere mit einer besonderen Vorliebe für Fliegenpilze, und in Australien haben viele Mohnbauern, die Schlafmohn für die Pharmaindustrie anbauen, ein echtes Problem mit marodierenden Narco-Kangaroos. Und nicht mal auf Landbewohner beschränkt sich die Lust an der Berauschung: Es gibt Berichte über junge Delfine, die in Gruppen gezielt Kugelfische aufsuchen und ihn wie einen Gruppenjoint herumgehen lassen. Jeder Delfin stupst ihn mal an und holt sich so eine kleine Dosis Kugelfischgift ab. In größeren Mengen lähmt das Zeug bekannterweise die Atemmuskulatur und führt zum Tode, aber in Minimengen scheint es die Delfine »zum Chillen« einzuladen. Spannend, dass es diese Form des Freizeitgebrauchs von Kugelfischgift nur bei Gruppen von jugendlichen Delfinen gibt – männlichen Jugendlichen wohlgemerkt.

Wenn dieses Verhalten also schon bei Tieren beobachtet werden kann, dann ist es nicht so unwahrscheinlich, dass berauschende Techniken und Substanzen auch schon Wegbegleiter durch die komplette Menschheitsgeschichte sind. Auch unsere Vorfahren haben schon vergorenes Obst gefunden, irgendwann Honigmet, Bier und Wein hergestellt. Mittlerweile gehört der Job des Sommeliers, auf Deutsch ganz platt: »Weinkellner«, zu den nicht unbedingt systemrelevanten, aber hoch etablierten

Berufsbildern. Experte für besonders kultivierten Rausch sozusagen. In den USA hat sich neben dem Sommelier und dem Bartender jetzt übrigens das Berufsbild des Budtenders, also des Experten für die Ausgabe von Cannabisblüten, ergeben. Da wäre ich nicht im Vollrausch draufgekommen.

Es ist also klar, dass das Bedürfnis nach Bewusstseinsveränderung uns evolutionär schon sehr lange begleitet. Daher ist es sehr unwahrscheinlich, dass es menschheitsgeschichtlich keinen Sinn erfüllt. Irgendeinen Nutzen scheint es für uns Menschen definitiv zu haben, sich von Zeit zu Zeit aus dem Korsett des Alltagsbewusstseins zu befreien. Viele der bahnbrechendsten Ideen der letzten 60 Jahre sind anscheinend nach dem Genuss von Psychedelika entstanden. Steve Jobs, der Begründer und visionäre Denker von Apple, sagte in mehreren Interviews, dass er Anfang der 70er-Jahre mehrfach LSD konsumiert habe und während dieser Erfahrungen einige seiner wesentlichen Ideen und Konzepte entstanden seien. Die Auswirkung von psychedelischen Substanzen auf die Kreativität ist geradezu eine urbane Legende. Es hat vor dem Verbot von LSD im Jahr 1970 sogar Studien gegeben, die eine gesteigerte Fähigkeit zur kreativen Problemlösung unter der Wirkung der Substanz bestätigten.[20]

Aber gehen wir die Motive für die Suche nach veränderten Bewusstseinszuständen noch einmal etwas strukturierter an: Wahrscheinlich ist es hilfreich, im Grundsatz zwischen zwei Zielpunkten der Bewusstseinserweiterung zu unterscheiden. Den Begriff der »Ekstase«, also wörtlich des »Außer-sich-Stehens«, habe ich schon einige Male benutzt. Jetzt kommt das Gegenstück dazu: die »Enstase«, also das »In-sich-Stehen«. Ich schreibe ganz bewusst von Gegenstück, und nicht von Gegenteil: Die beiden Aspekte sind meiner Auffassung nach keine Gegenspieler, sondern vielmehr zwei Seiten der gleichen Medaille. Oder eben die beiden Fixpunkte, zwischen denen sich das ganze

Spannungsfeld der Erfahrung im erweiterten Bewusstsein aufspannt. Genau wie zwei Pfeiler nötig sind, um einen Brückenbogen zu spannen, braucht es für ein tragendes Erleben beide Anteile.

Zunächst ein paar Beispiele für enstatische Praktiken: Einer der sehr offensichtlichen Klassiker in diesem Bereich ist die Leeremeditation, wie sie im Buddhismus praktiziert wird. Es geht darum, sowohl körperlich als auch geistig in eine tiefe Ruhe zu kommen und das Denken beobachtend loszulassen. Diese Art der Praxis ist sehr anspruchsvoll und fordert in ihrer sehr enstatischen Natur ein hohes Maß an Disziplin. Die Annahme, dass doch schließlich alle Formen von Meditation sehr ins Ruhige, Enstatische führen, ist übrigens ein Trugschluss. Neben den dynamischen Meditationen einiger neuerer spiritueller Bewegungen gibt es auch in vielen älteren Traditionen Meditationsformen, die sich wiederholende Bewegungsmuster zur Vertiefung der Meditationspraxis nutzen. Wir können uns also die Beziehung zwischen Enstase und Ekstase wie die Null- und Hundert-Prozent-Werte eines Schiebereglers vorstellen. Alle Techniken des veränderten Bewusstseins dienen letztlich dazu, den Regler in die eine oder andere Richtung des Spektrums zu verschieben. Von da, wo ich gerade bin, entweder weiter Richtung Enstase oder eben Richtung Ekstase. Und um diese einfach binäre Entscheidung herum lassen sich alle anderen Motive der Bewusstseinsveränderung gruppieren.

Springen wir doch einfach mal kurz durch ein paar Techniken und versuchen zuzuordnen, in welche Richtung des Kontinuums sie den Bewusstseinszustand verschieben. Dabei geht es nicht ständig um Quantensprünge, und manchmal wirkt eine Substanz oder Technik auch mal je nach Umständen und Dosis in die eine oder andere Richtung: Ein Espresso macht etwas wacher und konzentrierter. Wirkt also Richtung Enstase.

Aber was ist jetzt mit fünf Espressi? Da geht es dann doch

schon eher in die Unruhe und damit ein paar Trippelschritte in Richtung der Ekstase, oder?

Natürlich ist dieses »Verschieben des Enstase-Ekstase-Reglers« selten eine alleinstehende Motivation. Meistens wollen wir einen anderen Bewusstseinszustand erreichen, der eben an einer anderen Stelle des Spektrums liegt. Das Regler-Schieben ist dann eher das »Wie« als das »Warum«.

Meiner Auffassung nach ist es von zentraler Bedeutung, Ekstase und Enstase ins Gleichgewicht zu bringen. Jeder von uns hat einen persönlichen Neutralpunkt zwischen Ruhe und Bewegung. Manche Menschen halten sich permanent an dieser inneren Mitte auf und suchen weder den Weg in mehr Ruhe und Kontemplation noch den in die Unruhe und Bewegung. Wenn wir uns aus der neutralen Haltung entfernen, haben wir meist eine bevorzugte Bewegungsrichtung: der Clubgänger eher hin zu Ekstase, der Meditierer eher in die Enstase. Damit verschieben wir aber künstlich unsere innere Mitte und verhindern, die Zustände an den Extremen des Spektrums wirklich ausschöpfen zu können. Wer hoch fliegt, sollte sich eben auch Wurzeln zulegen, und wer tief wurzelt, braucht komplementär dazu eben auch Flügel. Wenn das nicht gegeben ist, bleibt das Erleben unvollständig, flach und kann sogar ungesund werden. Man kann sich auch in die Psychose meditieren.

Ich habe versucht, die verschiedenen Grundmotivationen für die Suche nach einer Erfahrung im erweiterten Bewusstsein differenziert darzustellen, empfinde dies ziemlich anspruchsvoll, da wir Menschen uns meistens nicht in Einzelmotivationen bewegen. Klassischerweise werden unsere Handlungen von Gemengelagen an Motivationen und Gefühlen bestimmt. Dazu kommen Gewohnheiten und unbewusste Faktoren, wie erlerntes Vermeiden bestimmter Situationen, die wir in der Vergangenheit als unangenehm erlebt haben, und die Erfahrung, dass wir natürlich nur auf die Methoden zugreifen können, die wir kennen und zu denen wir Zugang haben. Ein weiterer Punkt: Manche Methoden führen bei unterschiedlichen Menschen zu verschiedenen Zuständen, und manche Zustände können über verschiedene Wege erreicht werden. Tiefe Entspannung kann z. B. sowohl durch ekstatisches Tanzen als auch durch stille Meditation erreicht werden. Manchmal ist auch der schnelle Wechsel zwischen beiden Extremen das, was das veränderte Bewusstsein begünstigt – so wie echtes Loslassen der Muskulatur oft erst auf eine Phase hoher Spannung folgen kann. Dann wird der eine Zustand zur Vorbedingung des anderen.

Gehen wir mal die Grundmotivationen, einen veränderten Bewusstseinszustand erleben zu wollen, durch: Sinnsuche und Erkenntnisgewinn, Vermeidung und Dämpfung unangenehmer Zustände, Hedonismus, Spiritualität und Religion, Realitätsflucht, Sex, Problemlösung, Kreativität und Gruppenzusammenhalt. Ich erhebe keinen Anspruch auf Vollständigkeit, aber ich denke, dass dies als Arbeitsgrundlage erst einmal ganz gut taugt.

Wenn ich daraus Grüppchen an Motivationen zusammenfassen und dann Oberbegriffe finden sollte, wäre mein erster Vorschlag folgender:

- Wohlgefühl: Hedonismus, die Vermeidung und Dämpfung unangenehmer Zustände, zum Teil auch Realitätsflucht
- Begegnung: Gruppenzusammenhalt, zwischenmenschlicher Kontakt und als sehr persönliche Form der Begegnung
- Entwicklung: neue Ideen, Problemlösungen und Kreativität
- Sinn und Transzendenz: Sinnsuche und Erkenntnis, Spiritualität und Religion

Die Art und Weise, wie ich diese Liste zusammengestellt habe, lädt dazu ein, hier eine Querverbindung zu einer der etabliertesten Arten zu ziehen, sich mit Motivationen zu beschäftigen, der Bedürfnishierarchie nach Abraham Maslow.[21] Maslow war ein US-amerikanischer Psychologe, der sich als einer der Begründer der sogenannten »Positiven Psychologie« im Gegensatz zu vielen seiner Kollegen nicht vor allem mit den Defiziten und Pathologien beschäftigte, sondern den Schwerpunkt seiner Betrachtung auf die positiven Aspekte des Menschseins und das menschliche Entwicklungspotenzial legte.

Seiner Bedürfnispyramide sind viele sicher schon mal in irgendeinem Zusammenhang begegnet. Sie beginnt ganz klassisch bei überlebensnotwendigen Grundbedürfnissen wie Nahrung und Wärme, umfasst Sicherheitsbedürfnisse wie Schutz und Geborgenheit, soziale Bedürfnisse wie Liebe und Zugehörigkeit, das Bedürfnis nach Anerkennung und Selbstverwirklichung und schließlich das Bedürfnis nach Transzendenz. Letzteres ist Maslow übrigens auch erst später eingefallen, gegen Ende seines Lebens wurde er deutlich spiritueller und zu einem der Begründer einer in den 60er-Jahren des letzten Jahrhunderts neu entstehenden Denkschule: der transpersonalen Psychologie[22] – man könnte hier auch von einer Psychologie des veränderten Bewusstseins sprechen. (Was das heißen soll, greifen wir in einem späteren Kapitel noch einmal auf.) Die Verbindung zu den bereits herausgearbeiteten Grundbedürfnissen ist sehr naheliegend: Angefangen vom Bedürfnis danach, sich sicher und gut zu fühlen, über das Bedürfnis nach Begegnung hin zur Suche nach neuen Perspektiven und schließlich zu Sinn und Spiritualität, bilden die veränderten Bewusstseinszustände das gesamte Spektrum der Motivationspyramide nach Maslow ab. Ausgenommen sind hier die körperlichen Grundbedürfnisse – wobei der Schlaf mit den Traum- und hypnagogen Übergangsphasen zum Teil schon sehr nahe an unserer Definition des veränderten Bewusstseins ist.

Hätten Sie gedacht, dass die möglichen Motive für die Suche nach veränderten Bewusstseinszuständen und eben auch für die Einnahme von psychoaktiven Substanzen so vielseitig und komplex sind? Das widerspricht ja komplett den so oft getroffenen Aussagen, dass Kiffer und andere Drogen-User einfach nur »drauf« sein wollen – für fast jedes Streben im Menschen gibt es eine korrelierende Motivation zur Suche nach veränderten Bewusstseinszuständen. Spannend ist, dass es eine ziemlich universelle Form der Reaktion unseres Systems gibt, mit bedrohlicher Nichterfüllung der wichtigsten Bedürfnisse, wie körperlicher Bedrohung oder auch dem momentanen Unvermögen, sich emotional zu schützen, umzugehen: Das Phänomen der Dissoziation ist ein Schutzmechanismus unserer Psyche, sich unerträglichen und nicht vermeidbaren Situationen zu entziehen. Kennzeichen ist eine Entkopplung normalerweise verbundener geistiger Funktionen, wie Wahrnehmung und Erinnerung – das Bewusstsein geht sozusagen auf »Standby«, um das Ich vor überwältigend schwierigen Erfahrungen zu schützen. Praktisch das genaue Gegenteil des Zustands des bewussten Seins im Moment, das die Zielmarke der Meditation darstellt. Dissoziation ist übrigens kein Phänomen, das sich nur bei total traumatisierten Menschen, wie Flüchtlingen aus Bürgerkriegsgebieten, findet. Statistisch zeigen 2–4 Prozent der Allgemeinbevölkerung wenigstens einmal im Leben dissoziative Symptome.[23] Viele auch, ohne dies bewusst zu erleben. Denn die typische Abkopplung von Erleben und Erinnerung bewirkt ja gerade, dass Menschen sich an diese Phasen schlecht oder gar nicht erinnern können. Oft stammen diese Verhaltensmuster aus der Kindheit und nehmen im Laufe des Lebens ab. Aber es ist ein bisschen wie mit dem Fahrradfahren: Wer einmal gelernt hat, auf Belastung mit Dissoziation zu reagieren, wird dies tendenziell bei neuen traumatischen Impulsen eher wieder erleben als ein Mensch, der sich diesen Weg der Selbstregulation nie erschlossen hat.

Aber von diesen Gedanken über Dissoziation und Entkopplung vom Im-Moment-Sein noch einmal ein Blick zurück auf das

Spannungsfeld zwischen Ekstase und Enstase: Der gemeinsame Nenner dieses Begriffspaars ist vermutlich schlicht und ergreifend die Intensität im Erleben des Moments. Viele Menschen, die veränderte Bewusstseinszustände suchen, suchen neben den einzelnen Erfahrungen eben auch generell eine erhöhte Intensität des Empfindens für sich selbst als Person, ihre Gefühle, ihre Umwelt und ihre Mitmenschen. Dabei ist es wichtig, einschätzen zu lernen, wie viel Intensität für den Einzelnen noch sinnvoll und positiv ist. Genau wie beim Eindrehen einer Schraube nach festgezogen abgebrochen kommt, kommt nach intensiv eben definitiv auch unerträglich.

4 Money For Nothing – von Gurus, Möchtegern-Experten und dreisten Abzockern

Zurück zu den Schlussfolgerungen der letzten Kapitel: Bewusstseinsveränderung ist etwas, das wir alle permanent mehr oder weniger geplant erleben und anwenden, um die Art, wie wir uns fühlen, wie wir denken, in der Welt sind, zu beeinflussen. Über diese kleinen Alltagsmanipulationen hinaus gibt es eine ganze Reihe an Methoden, um in komplett andere Bewusstseinswelten vorzudringen. Diese Methoden sind zum Teil schon sehr lange als Techniken des Selbst Teil unserer Kulturgeschichte als Menschen. Aber gerade in Europa ist das Wissen um diese Methoden im Mittelalter zunächst in den Feuern der Inquisition in Rauch aufgegangen. Und gegeben hat es sie davor definitiv. Eine kleine Geschichte dazu: Warum reiten Hexen in den klassischen Darstellungen auf Besen? Naja, eigentlich ritten sie wohl vor allem auf dem Besenstiel. Und das auch nur insofern, als wohl viele kräuterkundige Frauen Holzstäbe benutzten, um sogenannte Flugsalben auf die Haut aufzubringen, z. B. auf Handflächen, Fußsohlen, oder auf dem Besenstiel sitzend auch auf die Schleimhäute des weiblichen Intimbereichs. Haben Sie schon mal von diesen Hexensalben gehört? Ich finde das Thema total interessant. Aber vorneweg noch das eine: Psychedelische Erfahrungen – sowohl freiwillig als auch unfreiwillig – waren wohl in früheren Jahrhunderten in unseren Breiten beileibe nicht unbekannt.

Wenn ich hier von unfreiwilligen Erfahrungen spreche, meine ich nicht das Äquivalent zu modernen K.o.-Tropfen in mittelalterlichen Holzbechern. Das Problem war ein ganz anderes: nasse Sommer und Getreide als Hauptnahrungsmittel der Bevölkerung. Gerade Roggen wurde gerne von Mutterkornpilzen befallen. Dieser enthält eine Vielzahl von giftigen Alkaloiden und war auch der Ausgangsstoff, aus dem ein Schweizer Chemiker, Albert Hofmann, in den 40er-Jahren des letzten Jahrhunderts das berühmteste und berüchtigtste aller modernen Psychedelika entwickelt hat: LSD. Der Mutterkornpilz wächst vor allem in nassen, ernteschwachen Jahren besonders gut und macht den Roggen oder andere Getreide psychoaktiv. Gerade ärmere Menschen mussten im Mittelalter also damit rechnen, dass ihre Stulle zum Frühstück unerwartete Nebenwirkungen haben konnte. Und damit meine ich nicht nur bunte Bilder im Kopf. Die Mutterkornalkaloide haben eine sehr unangenehme Eigenschaft: Sie ziehen Blutgefäße so zusammen, dass Finger und Zehen absterben können, Atemlähmung und Tod sind bei höheren Mengen ebenfalls möglich. Aber genau diese Eigenschaft hatte Albert Hofmann eigentlich erforschen wollen: Er suchte nicht nach dem potentesten Kopfkino aller Zeiten, sondern ein Mittel, mithilfe dessen sich nach der Geburt die blutenden Gebärmuttergefäße zusammenziehen.[24] Mit diesem eleganten Schlenker zurück zum weiblichen Körper kann ich noch einmal bei den geplanten psychedelischen Erfahrungen früherer Jahrhunderte und damit bei den Flugsalben anknüpfen. Die bestanden nämlich laut den zeitgenössischen Autoren u.a. aus Bestandteilen einer anderen Klasse psychoaktiver Pflanzen: den Nachtschattengewächsen. Heute gehören vor allem die aus Süd- und Nordamerika importierten Vertreter dieser Pflanzenfamilie fest zu unserer Speisekarte: Kartoffeln, Tomaten und Auberginen. Andere sind als Zierpflanzen zu uns gekommen, z.B. die Engelstrompete. Aber genau wie diese aufgrund ihrer bewusstseinsverändernden Eigenschaften in traditionellen Gesellschaften in Südamerika und Afrika heute noch für Trance-Rituale verwendet werden, war das wohl auch in Europa mit den hier vorkommenden Nachtschattengewächsen wie Tollkirsche und später auch Stechapfel der Fall. Und was ist laut der Erzählungen derer, die sich diese Substanzen ins Hirn geträufelt haben, eine der häufigsten Trip-Erfahrungen? Das Gefühl zu fliegen. Dieses Erleben, gekoppelt mit den anderen unerklärlichen Erfahrungen, z.B. durch Mutterkornpilze, bahnte den Weg für Geschichten um Zauberei, Flüche und böse Hexen. Denn irgendeine Erklärung musste es ja geben. Das buchstäbliche Verteufeln der Menschen, die dieses Wissen um die Wirkung bestimmter Pflanzen besaßen und diese anwandten, spielte zudem dem bestehenden Machtapparat der mittelalterlichen Gesellschaft in die Hände: Es waren eben zumeist Frauen, die als Kräuterfrauen, Dorfheilerinnen und Hebammen eine mündliche Tradition mit Wurzeln in vorchristlichen Ritualen und Wissen weitergaben. Und damit der rein männlich geprägten Struktur der katholischen Kirche ein Dorn im Auge waren. Die Verfolgungen, die daraus resultierten, waren gnadenlos und die Methoden der Kirche brutal und blutig. Das Perverse daran: Nach der Verwendung dieser Salben hatten die Betroffenen ja selbst das Gefühl, dass sie etwas Übernatürliches erlebt hatten. Und die etablierten Foltermethoden der Hexenjäger taten da sicher das Übrige. Harmlos ist die Verwendung dieser Nachtschattengewächse übrigens nach wie vor nicht: Unter den Auslösern anhaltender Drogenpsychosen liegt die Engelstrompete gerade bei jungen Menschen ganz weit vorne. Auch wenn das Zeug mit den weißen Blüten noch so unschuldig aussieht – Finger weg, das ist absolut keine gute Idee!

Zusammenfassend kann man sagen, dass die Kulturtechniken des Rausches, die in unseren Breiten bis ins Mittelalter hinein als Teile der Natur- und Bauernmedizin überlebt hatten, im christlichen Eifer, alles auszumerzen, was man nicht verstehen und beherrschen konnte, untergegangen sind.

Die wenigen christlichen Mystiker dieser Zeit, wie Meister Eckhardt und Theresa von Avila, stellten mit ihrer Tendenz zur Selbstkasteiung die im Katholizismus akzeptable Variante der Trance-Erfahrung dar – und selbst die wurde misstrauisch beäugt. Ohne tief in religionsphilosophische Themen einsteigen zu wollen, sei gesagt: In den klassischen Spielarten der monotheistischen Religionen spielt die Ekstase, also wortwörtlich: das »Außer-sich-Stehen«, der Überschwang in Ausdruck und Erleben, nur als Randerscheinung eine Rolle – auch wenn alle offenbarenden Texte wie die Bibel und auch der Koran auf der Weitergabe tiefer Erfahrungen beruhten. In dieser Tradition stehen heute noch die Sufis, auch Derwische genannt, mit ihren berühmten Drehtänzen. Später ging es nicht um das Selbsterleben der transzendenten Glaubenserfahrung, sondern um das Befolgen der vorgegebenen Regeln. Wie ein Bekannter gerne sagt: »Transzendente Erfahrung plus Dogma gleich Religion.« Interessant wird es da, wo z. B. in den traditionell schwarzen Kirchen der USA durch die Beimischung von überlieferten Elementen aus afrikanischen Kulturräumen das Christentum wieder »ekstatisiert« wird. Praise the Lord!

Was ist also passiert, als uns die ekstatischen Rituale unserer Kultur wie der Tanz im Wald bei Mondschein verloren gegangen sind?

Um an dieser Stelle einen wichtigen Begriff ins Spiel zu bringen: Uns fehlen heute kulturell verwurzelte Settings für Erfahrungen im veränderten Bewusstsein. »Setting« ist die eine Hälfte des zentralen Begriffspaars der Gestaltung der psychedelischen Erfahrung. Zusammen setzen Set und Setting den inneren und äußeren Rahmen für die Erfahrung im erweiterten Bewusstsein. Das Konzept stammt ursprünglich von Timothy Leary[25], einem Psychologen, der für seine Rolle in der Hippiebewegung der 60er-Jahre berühmt und berüchtigt ist. Er bezog Set und Setting vor allem auf das Halluzinogen LSD, doch die zugrundeliegenden Ideen lassen sich auf alle Erfahrungen im erweiterten Bewusstsein übertragen: »Set« meint die Art und Weise, wie du an eine Erfahrung herantrittst. Deine Gefühlslage, deine körperliche Verfassung, Positionierung in deinem Geflecht persönlicher Beziehungen – dein momentanes In-der-Welt-Sein eben. Das »Setting« sind die äußeren Einflüsse: Wo bist du? In einer Wohnung in Neukölln oder auf einer Hügelkuppe im Bayrischen Wald? Mit wem bist du unterwegs? Mit einem engen Freund, einem erfahrenen Therapeuten oder einer Gruppe von Menschen, die du heute das erste Mal siehst? Welches Werkzeug wählst du für deine Erfahrung? Zwischen einer Trommel-Trance und fünf Gramm getrockneten Pilzen liegen Welten. Fühlst du dich sicher in der Umgebung und mit der Begleitung? Gibt es ein Ritual, dem du folgen kannst und das dir den Weg in und durch die Erfahrung erleichtert? Zusammengenommen bilden die zwei Facetten Set und Setting den Raum, in dem deine Erfahrung ablaufen kann.

Viele indigene Völker haben trotz der durch die Kolonialisierung erfolgten Zerstörung von Wissen und kulturellen Überlieferungen ihre Traditionen des veränderten Bewusstseins zumindest teilweise bewahrt. Manche Rituale haben überlebt, andere sind zur hohlen Form geworden, weil das Wissen um das Warum verloren gegangen ist. Kultur ist immer dynamisch und verändert sich mit ihren Akteuren. In unseren Breiten hat die Aufklärung mit ihrem radikalen Fokus auf Rationalität die Brücken zu diesem traditionellen Wissen weiter abgebrochen, sodass für viele »Westler« Bilder von den Kreistänzen und Gruppenritualen indigener Völker zwar Interesse und Neugier auslösen, aber in ihnen keine Verbindung zu eigenen kulturellen Wurzeln entsteht. Was heute wieder in vielen Menschen aufsteigt, ist die Sehnsucht nach solchen Erfahrungen, denn sie gehören ganz zentral zu unserem Menschsein dazu. Und eben deshalb gibt es auch bei uns wahnsinnig viele Angebote im Bereich des veränderten Bewusstseins. Die Bandbreite an Gestaltungsräumen und Angeboten ist wirklich unglaublich groß. Und da vermutlich die meisten Leserinnen und Leser, wenn überhaupt, dann nur mit einzelnen dieser Settings in Berührung gekommen sind, sollten wir uns gemeinsam einen Überblick verschaffen:

Ich trenne an dieser Stelle übrigens ganz bewusst nicht in durch Moleküle verursachte und durch andere Techniken verursachte Zustände. Diese Trennung wäre m.E. sehr künstlich. Letztlich wird der gleiche Raum des erweiterten Bewusstseins betreten – nur durch unterschiedliche Türen. Und sehr oft ist der erreichte Zustand einem Zusammenwirken verschiedener Elemente zu verdanken: Wer kann schon wirklich sagen, wo die Wirkung eines Cocktails oder einer Nase Ketamin aufhört und die eigene Wirkung der laut spielenden Musik und des Tanzens beginnt? Und dann gibt es ja noch so spannende Phänomene wie das Contact High: dadurch, dass Menschen um einen herum in einen anderen Bewusstseinszustand kommen, selbst high zu werden – vollkommen ohne etwas eingenommen zu haben. Eine sehr spannende und bereichernde Erfahrung übrigens.

Aber zurück zur Spannweite der psychedelischen Erfahrung: Neben dem Betrachten von verwendeten Substanzklassen oder Techniken der Bewusstseinsveränderung ist die Frage nach der Absicht, mit der man eine solche Erfahrung sucht, ein guter Weg, psychedelische Erfahrungen systematisch zu betrachten.

Fangen wir mit dem Hedonismus als Motivation an: sich gut fühlen und Spaß haben, wie das viele Clubgänger bis zur Perfektion entwickelt haben. Zentral sind Wohlgefühl, Leichtigkeit und oft auch die Suche nach dem Kick oder Sehnsucht nach Abenteuer. Tiefere Erkenntnisse aus den veränderten Bewusstseinszuständen sind eher Nebenprodukte – und werden oft als störend erlebt, da sie einen unerwartet treffen können und so wenig zum Motto der Party passen. Aber es ist auch schon vorgekommen, dass Hardcore-Party-People im Rahmen so eines »Bewusstseinsunfalls« auf den Trichter gekommen sind, dass Psychedelika mehr können als bunten Glitter in die Optik zu bringen: für manche der Aha-Effekt, der nötig war, um einen achtsameren Umgang mit dem eigenen Geist zu erlernen.

Im Übergang vom spaßbetonten Gebrauch hin zu einem Umgang mit Substanzen, bei dem die organisierte Suche nach Erkenntnisgewinn im Zentrum ist, stehen die transformativen Festivals wie das berühmte *Burning Man* in Nevada, das *Boom Festival* in Portugal oder auch die *Fusion* in Mecklenburg-Vorpommern. Das sind drei der großen Namen in dieser Kategorie, diese Festivals ziehen Zehntausende Menschen an. Drumherum gibt es noch Dutzende kleinerer Festivals, die nach ähnlichen Grundprinzipien funktionieren: Für einige Tage werden sichere Ort geschaffen und kunstvoll ausgestaltet, in denen – eingerahmt von Musik, Performance und künstlerischer Gestaltung des Festivalgeländes – ein Freiraum entsteht, in dem das ekstatische Erleben von erweitertem Bewusstsein gewollt und bewusst gefördert wird. Ein Abend auf einem solchen Festivalgelände ähnelt dem Eintauchen in eine flirrend-bunte Parallelwelt: mit großer Aufmerksamkeit gestaltete Skulpturen und Lichtinstallationen, Performance-Künstler mit Feuerjonglage und Stelzenläufer in phantastischen Kostümen. Das Ganze eingebettet in die wabernden Klangteppiche der großen Tanzareale mit aufwendiger Beleuchtung und hypnotisierender Musik. Und mittendrin hunderte oder tausende Menschen in veränderten Bewusstseinszuständen, sozusagen ein kollektiver Trip –

mit oder ohne Drogen. Was alle diese transformativen Festivals gemeinsam haben, ist der Versuch, für eine kurze Zeitspanne eine positive Utopie in die Welt zu bringen – und den Teilnehmern Inspirationen und neue Konzepte mit auf ihren Weg zu geben. So stehen Ideen rund um Ökologie, Nachhaltigkeit und ein aufmerksames Miteinander im Fokus dieser Festivals – 45 000 Leute mit Komposttoiletten statt Dixies zu versorgen ist arbeitsaufwendig, hinterlässt aber auch den bleibenden Eindruck, dass so ein umweltfreundliches Vorgehen möglich ist, wenn man nur will. Und das setzt sich in den Angeboten fort. Gewollt ist, dass viele Menschen diese Impulse von Nachhaltigkeit und ökologischem Handeln mit nach Haus nehmen und weiterhin umsetzen. Wo nach dem Heavy-Metal-Festival in Wacken Berge von Müll entsorgt werden müssen, hat die sogenannte Burner-Bewegung, die weltweit Ableger des *Burning Man* organisiert, sich »Leave no Trace« (»Hinterlass keine Spuren«) als eine ihrer wichtigsten Grundregeln gegeben.

Auch wenn viele der Besucher klar nach Räumen suchen, in denen sie ungestört und geschützt psychoaktive Substanzen verwenden können, gibt es daneben eine Vielzahl von Angeboten, die zur inneren Begegnung mit sich selbst und anderen einladen. Da werden Yoga und Massagen in unendlich vielen Spielarten angeboten, Feuerrituale abgehalten und Mantren gechantet, es gibt Kurse im Anlegen von Permakulturgärten und Tipps zum Upcycling alter Möbel und Geräte. Aber unter all diesen Aktivitäten liegt die Sehnsucht nach einer Begegnung mit sich selbst, den Menschen um einen herum und oft auch nach etwas über uns selbst Hinausreichendes. Ich habe mal den Gründer des *Boom Festivals* gefragt, warum er das Festival vor über 20 Jahren gegründet hat. Seine Antwort hat mich bewegt: »Ich wollte einen Ort schaffen, wo die Menschen Gott auf der Tanzfläche begegnen können.« Wenn ich mir die 10 000 tanzenden Menschen unter dem Baldachin der Hauptbühne in Erinnerung rufe, habe ich das Gefühl, dass er seinem Ziel auf jeden Fall nahegekommen ist.

Mit dem Schlenker über das überbordend-ekstatische Erleben kommen wir zu einer weiteren Motivation, solche Erfahrungen zu machen: die große Suche nach dem Sinn. Jenseits von Spiritualität oder gar einem religiösen Grundgedanken bewegt die Frage nach einer allem zugrundeliegenden Sinnhaftigkeit die meisten Menschen zumindest an den kritischen Ecken unseres Lebens. Spätestens dann, wenn wir dem eigenen Tod oder dem uns nahestehender Menschen nahekommen, fragen sich die meisten von uns unweigerlich, ob es jenseits der Materie, des anscheinend Offensichtlichen in der Welt noch etwas anderes gibt. Die Alltagsvariante dieses Suchens führt viele Menschen heute zum Yoga und zur Meditation. Der Versuch, den Geist leer zu machen, zur Ruhe kommen zu lassen, ist eine wichtige Bewegung, um Raum zu schaffen für tiefere Erkenntnisprozesse und besondere Erfahrungen. Diese Art der Wahrnehmung braucht etwas Übung: Genau wie ich ohne musikalische Vorbildung die einzelnen Instrumente eines Orchesters nicht so gut heraushören kann und mir die leisen Feinheiten der Musik schnell entgehen, ist es auch mit Produkten des veränderten Bewusstseins.

Da, wo die Fragen nach dem Sinn führend sind in der Gestaltung eines psychedelischen Raumes, finden sich oft selbstgemachte oder aus anderen Kulturen übernommene Rituale. Diese reichen von dem Räuchern der Teilnehmer einer Selbsterfahrungsgruppe mit Salbei oder Weihrauch, über Kleiderordnung, Vorgaben für das Verhalten während der Erfahrung, die dann oft schon Zeremonie heißt und Regeln zum Umgang miteinander. Die Gruppe wird dann meistens von jemandem begleitet, der sich je nach Kontext als Prozessbegleiter, Therapeut, Schamane oder Heiler versteht und dessen Aufgabe es ist, den Rahmen der Erfahrung – auch Raum oder Feld genannt – zu halten und oft auch steuernd einzugreifen. Wie diese Interventionen aussehen, wie intensiv sie sind und wie selbstbestimmt die Teilnehmer während der Erfahrung im erweiterten Bewusstsein sein können, hängt sehr von der Grundidee und Geisteshaltung ab, in welcher der Erfahrungsraum angeboten wird. Das geht von therapeutischem New Age Freestyle bis hin zur Kopie von indigenen Ritualen aus Süd- und Mittelamerika. Es gibt eine gar nicht so kleine Zahl aus dem Urwald zu uns transplantierter indigener Schamanen und Heiler, die das Bedürfnis nach der authentischen Erfahrung befriedigen sollen, sowie einen regen Tourismus in die Ursprungsregionen vieler dieser Rituale, z.B. ins Amazonasbecken oder den Himalaya.

Noch einen Schritt weiter auf dem Spektrum der Absicht, mit der psychedelische Erfahrungen gesucht und gemacht werden, liegen die eindeutig religiös verbrämten Kontexte, wie sie weiter oben schon angesprochenen worden sind. Dazu gehören die brasilianischen Ayahuasca-Kirchen wie die Santo-Daime-Gemeinschaft oder die Uniao do Vegetal (UDV), die wiederum die religiöse Dogmatisierung der psychedelischen Erfahrung betreiben.

Und dann sind da noch die Psychonauten, also die Menschen, die wie innere Astronauten auf Reise in die unbekannten Gefilde ihres Bewusstseins gehen. Ob solo, im Freundeskreis oder in Gruppen gleichgesinnter Menschen – diese Art des Umgangs findet sich vermutlich fast überall in unserem Kulturkreis. Menschen, die alleine oder mit anderen zusammen jenseits von festgelegten Kontexten und ideologischen Überbauten ihre Erfahrungen mit ihrem eigenen Bewusstsein machen.

Yoga und Qi Gong sind wiederum Techniken, die den Zugang zum veränderten Bewusstsein oft in unseren Alltag einschmuggeln – wo es eher um Fitness oder Entspannung ging, entwickelt die Bewusstseinsveränderung oft erst später ihren eigenen Wert.

Aber wie verbreitet ist es denn nun bei uns, sich in erweiterte Bewusstseinszustände zu begeben? Während manche der eher subtileren Methoden wie die Pranayama-Atemübungen aus dem Hatha-Yoga mittlerweile fest im Mainstream angekommen sind, sind viele der anderen Methoden nur kleinen Kreisen bekannt – und manche Anbieter umgeben sich gerne mit einer Aura des Geheimnisvollen und sind sehr bedacht darauf, klarzumachen, dass sie Träger eines besonderen, zum Teil geheimen Wissens sind. Dem spielt die Tatsache in die Hände, dass wir leider keinerlei Kultur des Umgangs mit solchen Zuständen mehr besitzen. In unserem westlich-europäischen Kulturraum kennen wir Rausch vor allem als dumpfe alkoholische Dröhnung, die wenig Spielraum für Erkenntnisgewinn lässt. Hier geht es vor allem darum, sich lockerer, weniger belastet und oft auch betäubt zu fühlen. Andere Rauschdrogen sind legal in unserem Wertesystem nicht vorgesehen. Und das körperliche Ausagieren im Club bleibt meistens den Jüngeren vorbehalten und wird eher als unreif belächelt.

Wenn ich die in vielen der organsierteren Gruppierungen vorhandene Tendenz zum Geheimbündlerischen und Gurutum kritisiere, möchte ich darin nicht falsch verstanden werden. Ich werte die bestehenden Strukturen und Methoden nicht generell ab. Viele dieser Methoden können individuell sehr hilfreich sein. Und viele Anbieter sind integre Menschen, talentierte Heiler und hochengagierte Therapeuten. Aber gerade die rechtlich schwierige Situation rund um viele der in den Untergrundpsychotherapien und schamanischen Ritualen verwendeten Substanzen, wie z. B. LSD oder Ayahuasca, der schon erwähnte »Tee« aus verschiedenen psychoaktiven Pflanzenteilen mit Ursprung in der Amazonasregion, schafft eine Aura des Schweigens und der Komplizenschaft zwischen Anbietern und Teilnehmern, die es sehr schwierig macht, gegen Fehlverhalten oder alle Formen von Missbrauch vorzugehen. Wo bei offiziellen Psychotherapien die entsprechenden Berufsorganisationen Qualifikationen einfordern und Verhaltensrahmen festlegen, gibt es solche Sicherheitsmaßnahmen in den Untergrundtherapien und Selbsterfahrungskreisen naturgemäß nicht. Die Grenzen der Beziehung zwischen Therapeut und Klient sind normalerweise in einer Berufsordnung klar absteckt und für Überschreitungen sind Sanktionen oder sogar der Entzug der Berufserlaubnis vorgesehen. Anders im therapeutischen oder schamanischen Untergrund: Der Anbieter befindet sich nicht nur durch seine Rolle als Heiler in einer Machtposition, diese wird auch dadurch, dass er den Zugang zu den psychoaktiven Substanzen gewährt oder eben verweigert noch weiter verstärkt. Wer z. B. im Rahmen einer solchen Sitzung Opfer eines sexuellen Übergriffs wird, hat es doppelt schwer, diesen anzuzeigen. Neben all den Dingen rund um Schuld und Scham, die jeden Menschen in dieser Situation davon abhalten können, sich zu melden, kommt in diesem Kontext noch der dazu, dass das Opfer ja auch noch zugeben müsste, eine illegale Substanz konsumiert zu haben. Nicht gerade die beste Voraussetzung, um einen sexuellen Übergriff bei der Polizei anzuzeigen. Nicht, dass das dauernd passieren würde – aber gerade in den immer größer und unübersichtlicher werdenden Ayahuasca-Zirkeln kommt so etwas doch immer mal wieder vor. Da kommt es zum Teil zu schweren, auch kulturell bedingten Missverständnissen zwischen Frauen und Männern. Zudem sind gerade in veränderten Bewusstseinszuständen die Übergänge von Wollen und Nicht-Wollen manchmal schwierig abzustecken – Einwilligung ist dann ein fragiles Konzept. Gerade dann, wenn es vordergründig um Befreiung des Selbst und Zugang zu verborgenen Anteilen der eigenen Person gehen soll.

Auch in der europäisch-therapeutischen Spielart der Therapie mit psychoaktiven Substanzen nehmen es einige der selbsternannten »wahren Psychotherapeuten« nicht allzu genau mit den Grenzen der therapeutischen Beziehung. Hier ein reales Beispiel dazu: Wo »Liebe« als Allheilmittel für alle Probleme propagiert wird und der mittlerweile verstorbene Leiter einer therapeutischen Schule in Gurumanier Listen auslegt, auf denen sich Seminarteilnehmerinnen im Stundentakt für die sexuelle Befreiung durch den Meister eintragen können, bleibt die professionelle Distanz gnadenlos auf der Strecke. Mildere Spielarten der gleichen Problematik sind tiefe persönliche Beziehungen und Freundschaften, die aus solchen therapeutischen Beziehungen erwachsen. Auch hier entstehen Bindungen mit einem klaren Machtgefälle, die oft nur schwer den Übertrag in ein ebenbürtiges Miteinander schaffen.

Noch eine Anmerkung zum Thema finanzielle Interessen und Geld als Motivation vieler Seminarveranstalter im Bereich Psychedelika: In diesem Bereich wird viel Geld umgesetzt. Die Illegalität der Substanzen und vermeintliche Exklusivität à la »Unser Schamane verlässt den Dschungel das allererste Mal! Das dürft ihr euch nicht entgehen lassen!« führt zu teuren Seminargebühren oder exorbitant hohen Stundensätzen für die beteiligten Therapeuten. Und wie immer ist Geld ein wahnsinnig starker Hebel, der normalerweise die Dinge auch verformt, die mit ihm in Kontakt kommen. Wenn ein südamerikanischer Heiler in einer Jurte in Schwaben Rituale abhält, sind die ganz automatisch nicht mehr rein, original und zu 100 Prozent authentisch – so sehr auch das genau die Sehnsucht des Oberstudienrates gewesen sein mag, der für das Wochenende echter Erfahrung einige hundert Euro hingelegt hat. Das vorhin schon angesprochene Setting ist eben immer ein nicht zu unterschätzender Wirkfaktor.

Gerade weil sich Kultur in der Begegnung mit anderen Menschen und Denkweisen so rapide wandelt, ist es so wichtig, dass wir einen eigenen Umgang mit Bewusstseinsveränderung entwickeln. Es geht darum, einen selbstbestimmten und aufgeklärten Umgang mit den eigenen inneren Prozessen zu erlernen, um nicht auf der Suche nach größerer geistiger Freiheit Ideologen und Bauernfängern auf den Leim zu gehen.

Es gibt in diesem Bereich unglaublich viele Menschen, die mit dem großen Feuerwerk locken. Für fast jeden ist die erste tiefe psychedelische Erfahrung ein Moment, der tief unter die Haut geht und ganz zentrale Elemente des Mensch-Seins berührt. Wie genau das aussieht, ist bei jedem Menschen anders – aber für viele ist es eben ein sehr entscheidender Moment. Für mich hat es sich angefühlt, als würden all die einzelnen Mosaiksteinchen, die mich als Mensch ausmachen, plötzlich und zum allerersten Mal wirklich in dem Muster zur Ruhe kommen, in das sie nach ihrer »kosmischen Blaupause« eigentlich gehören. Für einen kurzen Moment war da Balance und Harmonie jenseits der mit Disziplin selbst gesetzten Strukturen. Für einen winzigen Moment, wie in der kleinen Pause zwischen Einatmung und Ausatmung, war da – Ruhe. Echte Ruhe. Und von diesem Augenblick ausgehend, entstand ein Feuerwerk an Erinnerungen, Gefühlen, neuen Verknüpfungen und Geschehnissen. Wunderschön und tief bewegend. An manche der inneren Bilder aus dieser ersten psychedelischen Erfahrung erinnere ich mich bis heute sehr intensiv.

Aber aufgepasst: Man sollte sehr achtsam sein, wen man in diesen Momenten als Begleitung wählt. Ähnlich wie ein aus einem Ei schlüpfendes Küken jedes Wesen in seiner Nähe für seine Mutter hält, kann es auch im Rahmen dieser Erfahrungen zu einer Art von emotionaler Prägung kommen. Wir binden uns oft sehr stark an die Menschen, die uns bei diesen ersten Schritten in neue innere Welten begleiten. Das erfordert große Klarheit und Transparenz auf beiden Seiten. Die meisten von uns kennen jemanden, der sich irgendwie komisch auf seiner Yogalehrerin, seinem Heilpraktiker oder auch Pfarrer abstützt, diese Person als Krücke benutzt, um nicht mit vollem Gewicht auf eigenen Füßen stehen zu müssen. In dem Augenblick, in dem da angebliches Geheimwissen im Spiel ist oder Verschwiegenheit eingefordert wird, steigt die Gefahr, den Therapeuten oder Gruppenleiter zum Guru zu machen, massiv an. Und dies ist sicher auch für denjenigen, der diese Erfahrung anbietet und begleitet, oft eine nur schwer zu händelnde Versuchung. Aber dieses Thema betrifft fast alle Lebensbereiche, die sich ideologisch aufladen lassen. Wenn dabei noch illegale Drogen im Spiel sind, wird es allerdings wirklich kompliziert.

5 Walking On The Moon – Erleben in psychedelischen Erfahrungen

Wir haben in unserem Alltag eine gewisse Anzahl von sprachlichen Konzepten für nichtsprachliche Wahrnehmungen, die von vielen Menschen geteilt werden. Rosenduft oder Vanillegeschmack wären klassische Beispiele für subtile Wahrnehmungen, die allgemein so bekannt sind, dass sie keiner weiterführenden Beschreibung bedürfen. Bei Duftgeranie oder Tonkabohne sieht es vielleicht schon anders aus. Da bemühen wir dann Vergleiche zu den Konzepten, die wir als allgemeingültig empfinden: »So ähnlich wie Rose, aber etwas zitroniger und weniger süß!« Was wir also nutzen, ist eine Annäherung des Unbekannten über das Bekannte – eine Strategie, die uns in jedem Fall weiterbringen kann, aber dem einzigartigen Charakter des »Objektes unserer Begierde« nicht unbedingt gerecht wird, manchmal aber schon sehr nahe dran sein kann.

Das Gleiche passiert, wenn psychedelische Zustände in Filmen dadurch charakterisiert werden, dass Verzerrungen und Farbfilter über das Bild gelegt werden, um die veränderte Wahrnehmung der Person unter Substanzwirkung darzustellen. Ich denke da an die berühmte Rezeptionsszene in *Fear and Loathing in Las Vegas*, die die möglichen optischen Phänomene eines LSD-Trips schon ziemlich gut darstellt, aber natürlich trotz des plastischen bildlichen Eindrucks viele Facetten des psychedelischen Erlebens nur streifen kann. Die veränderte Körperlichkeit und Körperwahrnehmung ist mit den Schweißperlen auf Johnny Depps Gesicht gerade noch darstellbar, die Veränderungen der Denkstrukturen und des Gefühlserlebens bleiben größtenteils auf der Strecke. Nun handelt es sich bei einem voll ausgeprägten LSD-Trip auch wirklich um das Extrembild eines veränderten Bewusstseinszustands, und das Besondere an psychedelischen Zuständen ist, dass es je nach Methode, Intensität oder Dosis und dem betroffenen Individuum zu sehr komplexen Veränderungen des Erlebens und der Wahrnehmung kommt, deren Charakter in der Überlagerung und Verschränkung der Veränderungen der einzelnen Sinnes- und Wahrnehmungsqualitäten liegen.

Wie schon erwähnt, gibt es zudem keinerlei Garantie darauf, dass ich etwas Angenehmes, Positives oder Anregendes erleben werde. Mit den im letzten Kapitel beschriebenen Werkzeugen von Set und Setting kann ich meine Chancen auf einen weitgehend positiv besetzten Trip deutlich erhöhen – aber was genau mich erwartet hat, weiß ich erst, wenn ich wieder im Normalbewusstsein angekommen sein werde. Da hat unser Unbewusstes klar die Zügel in der Hand.

Es ist wichtig zu verstehen, dass nicht jedes schwierige Erleben in einem veränderten Bewusstseinszustand sofort ein »Bad Trip« ist und man auch nicht versuchen sollte, schwierige Inhalte und Erfahrungen um jeden Preis zu vermeiden. Manche anspruchsvollen Prozesse gehören einfach dazu und sind integraler Anteil der Erfahrung, um insgesamt eine sinnhafte Erfahrung zu machen. Und das kann schon ganz schön anspruchsvoll sein.

Aber da der Begriff eben schon mal gefallen ist, sollten wir an dieser Stelle auf eines der großen Schreckgespenster im Zusammenhang mit psychoaktiven Substanzen eingehen: den »Bad Trip« oder auch »Horrortrip«. Diesen Begriff haben sogar die meisten Menschen schon mal gehört, die Psychedelika nur aus den schreienden Schlagzeilen der *Bild-Zeitung* kennen. Er ist quasi als mythische Entität in unsere kulturelle Folklore übergegangen, und jeder denkt, er wüsste ganz genau, was damit gemeint ist. Vorneweg sei gesagt: Nicht jede inhaltlich oder emotional schwierige Erfahrung ist ein Bad Trip.

Da psychoaktive Substanzen das gesamte Spektrum des Erlebens erweitern und verstärken können, gibt es definitiv keine Garantie für 100 Prozent schöne, freudvolle oder lustige Erfahrungen. Psychedelika haben keinen rosa Farbfilter. Die meisten Menschen kommen irgendwann auch an ihren schwierigen, dunklen und angstbesetzten Anteilen vorbei. Das ist vollkommen normaler Teil des Prozesses. Und damit wird der Trip nicht automatisch zum Horrortrip, also etwas ganz Schreckliches oder Schlimmes. Schwierige Inhalte brauchen eben oft auch den Willen dazu, sich den eigenen biographischen und emotionalen Schmuddelecken zu stellen. Wer da versucht, wegzulaufen, wird in den meisten Fällen in den nächsten Momenten der psychedelischen Erfahrung nur noch stärker mit den Inhalten konfrontiert. Und das auch ohne, dass da jemand superhohe Dosen oder irrwitzige Substanzkombinationen ausprobiert hätte. Spannenderweise hat sich in den Studien, die zum Thema Wirksamkeit von Psilocybin bei Depression durchgeführt wurden, klar gezeigt, dass die Patienten, die im Rahmen ihrer therapeutisch betreuten Trips auch schwierige Erfahrungen machten, insgesamt mehr von der Therapie profitieren konnten, als die Menschen, die sechs Stunden lang nur schöne Erlebnisse hatten.[26,27] Allerdings nur, wenn es den Betroffenen gelang, diese schwierigen Erfahrungen zu verstehen und sie für sich sinnhaft in Bezug zu ihrem Leben zu bringen.

Schwierige, komplexe und fordernde Erfahrungen im erweiterten Bewusstsein sind somit nicht per se schlecht und unbedingt zu vermeiden. Allerdings müssen sie integrierbar sein. Womit schon wieder ein sehr relevanter Begriff für den Umgang mit psychedelischen Erfahrungen gefallen ist: Integration. Dieses Konzept existiert in anderen Zusammenhängen schon seit Jahrzehnten und wird seit einigen Jahren auch auf den Umgang mit Erfahrungen in erweiterten Bewusstseinszuständen angewendet. In einem Satz gesagt, meint Integration das In-Einklang-Bringen von neuen Erfahrungen, die jenseits des bisherigen Erfahrungshorizontes liegen, mit dem eigenen Koordinatensystem von Werten und Erfahrungen. Nehmen wir uns zur Veranschaulichung mal ein kulinarisches Beispiel für Integration. Und zwar: Nudeln.

Als ich Kind war, kannte ich Nudeln vor allem rotgetränkt in Miracoli-Soße oder mit der berüchtigten Schmelzkäseecken-Soße meiner Mutter. Im Urlaub kamen dann noch Spaghetti Bolognese dazu, die sich in rötlicher Soße und Parmesan überpudert nahtlos in mein Schema dessen, was Nudeln eben ausmacht, einreihten. Ganz anders bei meinem ersten Besuch in einem Asia-Restaurant im Alter von sieben oder acht Jahren. Reisnudeln oder gar Glasnudeln sprengten so komplett den Rahmen des mir Vorstellbaren, dass ich nur über den Umweg der gebackenen Honigbanane wieder Frieden mit Asien an und für sich schließen konnte. Mittlerweile ist mir die Integration von Glasnudeln in meinen konzeptuellen Rahmen übrigens gut gelungen – es erleichtert meine soziale Existenz ungemein.

Aber die Integration von psychedelischen Erfahrungen erfordert natürlich mehr als nur regelmäßige Besuche beim Vietnamesen an der Ecke. Manche der Erkenntnisse und Erfahrungen können sich als ganz schön harte Nüsse entpuppen, deren Bearbeitung Zeit, Energie, Frustrationstoleranz und manchmal auch professionelle Hilfe durch einen Integrationscoach oder entsprechend vorgebildeten Therapeuten bedürfen. Aber es ist wirklich wichtig, sich mit diesen Überlegungen vertraut zu machen – und weil dieses Thema meiner Auffassung nach so unglaublich relevant ist, werde ich darauf in den Kapiteln 12 und 13 noch einmal ausführlicher eingehen. Dann werden wir uns mit Drogennotfällen, Komplikationen von Erfahrungen im veränderten Wachbewusstsein beschäftigen und auch noch einmal ausführlich auf psychisch belastende Situationen im Zusammenhang mit psychedelischen Substanzen eingehen. Da viele dieser Schwierigkeiten ihre Wurzeln in nicht erfolgreich abgeschlossenen Integrationsprozessen haben, lohnt es sich definitiv, diesen Aspekt bis in die Tiefe auszuleuchten.

Wir halten genau diesen Punkt an dieser Stelle einmal fest:

> Eine schwierige psychedelische Erfahrung wird dann zum Bad Trip, wenn die negativ erlebten Anteile der Erfahrung so überhandnehmen, dass diese nicht mehr integriert werden können und sowohl in der Situation als auch darüber hinaus belastend nachwirken.

Aber wie können wir denn verhindern, dass eine Erfahrung in die Richtung eines Bad Trips läuft? Man hat es natürlich nie komplett in der Hand, aber wir haben uns ja schon vor einer Weile mit den Begriffen Set und Setting auseinandergesetzt. Es ist sinnvoll, an dieser Stelle zu diesen Aspekten der Erfahrungsmodulation zurückzukehren: Man kann bestimmte Erfahrungsqualitäten und Inhalte letztlich nur unter bestimmten Bedingungen erleben. Es spielt eine große Rolle, welche Methoden benutzt werden, um in den veränderten Bewusstseinszustand einzutreten. Auch die Umgebung und die momentane Befindlichkeit sollten bedacht werden. Eine exakte Steuerung dessen, was man erleben möchte, ist faktisch nicht möglich. Aber ähnlich, wie man sich beim Einschlafen vornehmen kann, vom Fliegen zu träumen und damit manchmal Erfolg hat, kann man sich beim Eintritt in eine psychedelische Erfahrung eine Intention setzen. Das kann hilfreich sein, um einen Prozess zu lenken, funktioniert aber oft auch nicht oder nur in sehr geringem Umfang. Ob man sich für eine Erfahrung eine inhaltliche Richtung vorgeben sollte, ist zudem eine Geschmackssache. Viele Menschen haben den Eindruck, tiefer und unbeeinflusster in einen psychedelischen Zustand gehen zu können, wenn sie es nur mit der Absicht tun, sich der Erfahrung so komplett wie möglich zu überlassen. Gerade Versuche, unterwegs quasi umzusteuern, führen oft erst recht gerade dazu, dass es zu inneren Spannungen kommt, die die Erfahrung in eine unangenehme oder belastende Richtung lenken können.

Das Patentrezept für eine schlechte Erfahrung lautet also: in schlechter Stimmung in einer unsicheren Umgebung mit Menschen, denen man nicht vertraut, eine Substanz oder eine Methode anwenden, mit der man sich nicht auskennt. Da sind Angst, Tränen und Wut praktisch vorprogrammiert. Davon abgeleitet lassen sich eben Schlussfolgerungen oder Empfehlungen formulieren, wie man eher positive und erkenntnisreiche Erfahrungen bahnen kann. Aber wie gesagt: Garantien gibt es hier definitiv keine.

Nachhaltige Erfahrungen, also solche, die eine wirkliche Auswirkung auf den Betroffenen haben, passieren übrigens oft nicht in der Komfortzone. Viele tiefe Lernerfahrungen und Erkenntnisse können ihre Wirksamkeit erst dann entfalten, wenn sie ein gewisses Maß an Aufruhr und Bewegung in die eingefahrenen inneren Routinen gebracht haben – ein bisschen so, wie wenn man eine dieser berühmten Kitsch-Schneekugeln mit Schloss Neuschwanstein drin betrachtet: Wenn man vorher nicht schüttelt, gibt es auch kein Schneegestöber. Punkt. Und so ist es eben auch mit der großen Schneekugel zwischen unseren beiden Ohren.

Und was in der so alles passieren kann, ist wirklich Wahnsinn. Der Versuch, die Art, wie psychedelische Erfahrung sich gestalten kann, irgendwie systematisch zusammenzufassen, hat schon einige Köpfe zum Rauchen gebracht. Es gleicht halt keine

Erfahrung der anderen – auch wenn es bestimmte Qualitäten gibt, die Menschen mit Vorerfahrungen irgendwie bekannt oder typisch vorkommen. Und interessanterweise nicht nur denen: Wir hatten ja am Anfang des Kapitels schon eine der Hollywooddarstellungen eines Trips erwähnt. Davon gibt es Dutzende, querbeet durch alle Filmgenres. Von Filmen, deren Plot um psychoaktive Substanzen herum gestrickt wurde, über Filme zur Hippieära bis hin zu Marvels *Dr. Strange* und bis ins Kinderzimmer hinein. Wenn Alex, der Löwe aus dem Trickfilmhit *Madagaskar*, mit einem Betäubungspfeil im Hintern zu Boden geht und seine Wahrnehmung in bunten Kaleidoskopbildern zerfasert, ist die Anspielung schon sehr eindeutig. Psychedelische Farben und Muster sind uns allen schon auch irgendwie vertraut – vielleicht deshalb, weil jeder von uns ähnliche optische Phänomene schon mal erlebt hat, wenn er z. B. leichten Druck auf die geschlossenen Augenlider ausgeübt hat. Da jetzt mit Sicherheit einige Richtung ihrer Augäpfel greifen, die diese Erfahrung zuletzt vor vielen Jahren als Kind gemacht haben, hier eine ganz klare Warnung: Bitte nur ganz, ganz vorsichtig und dosiert Druck ausüben – es reicht, die Fingerspitzen auf den Lidern ruhen zu lassen. Und, klappt es? Lass dir ruhig mal einen Moment Zeit, die verschiedenen aufkommenden Muster wahrzunehmen.

Irgendeine Idee, wie dieses Phänomen zustande kommt? Ist eigentlich relativ simpel. Dein Augapfel ist mit einem körpereigenen Wackelpudding gefüllt – dem sogenannten Glaskörper. Die geleeartige Substanz besteht zu 98 Prozent aus Wasser und zu 2 Prozent aus einer Mischung aus stabilisierenden Kollagenfasern und Hyaluron, einem großen wasserbindenden Vielfachzucker. Diese festen Anteile geben dem Glaskörper seine Form – physikalisch verhält sich der Glaskörper jedoch wie jede Flüssigkeit: Er ist nicht komprimierbar. Wenn man einen wassergefüllten Luftballon plattdrückt, ändert er zwar die Form, aber nicht das Volumen – und der Druck wird an die Unterlage weitergegeben. Genau das passiert auch, wenn man Druck auf den Augapfel gibt: Er überträgt sich auf die Fläche unter dem Glaskörper, die sogenannte Netzhaut. Diese ist es gewohnt, auf Reize von außen zu reagieren. Normalerweise sind das aber Lichtteilchen, die sogenannten Photonen, die durch die Pupille ins Auge gelangen und auf der Netzhaut eintreffend dort eine chemische Reaktion in den Sehzellen auslösen. Kommt nun statt eines Lichtreizes ein Druckimpuls auf der Netzhaut an, wird diffus die gleiche neurochemische Reaktion ausgelöst, die dann über den Sehnerv an unser Hirn weitergemeldet wird und ganz hinten am Hinterkopf in der sogenannten Sehrinde für Erregungsmuster sorgt, auf die unser Hirn sich keinen echten Reim machen kann. Quasi als Ersatz für eine echte Interpretation des Reizmusters sehen wir die uns allen bekannten feuerwerksartigen Kaskaden von wirbelnden Kreisen, Spiralen und Mustern. Diese sind durch die Gruppierung der Neuronen in der Sehrinde, dem visuellen Kortex, vorbestimmt. Die strukturierten Anordnungen der Nervenzellen erlauben uns, eine Mustererkennung unserer Umwelt durchzuführen – eine Maßnahme, die unserem Hirn viel Arbeitsleistung und Energie spart. Unter dem Einfluss von psychedelischen Substanzen, aber eben auch bei Druck auf den Augapfel scheinen wir plötzlich diese Anordnungsmuster der Nervenzellen selbst sehen zu können – in etwa so, als ob ein Projektor statt dem Bild die Oberfläche der Projektionslinse zeigen würde.

Diese Muster und Bilder liegen also quasi in uns selbst begründet – wir nehmen sie nur normalerweise eben nicht wahr. Die Filterfunktionen unseres Gehirns verhindern die meiste Zeit über, dass diese Phänomene ins Bewusstsein gelangen. Denn bewusst werden uns im Schnitt maximal 1 Prozent der Dinge, die als Eindrücke über unsere Sinnesorgane in die Verarbeitung des Hirns gelangen. Eigentlich ist das auch gut so –

wir wären sonst ständig komplett damit ausgelastet, das zu verarbeiten, was unsere Antennen so aus der Umwelt aufschnappen. Diese Filterfunktion befindet sich, anatomisch gesehen, in unserem Thalamus. Dieser liegt unterhalb des Großhirns im sogenannten Zwischenhirn und ist die wichtigste Schaltstelle in unserem Nervensystem, wenn es darum geht, welche Impulse weitergeleitet werden und welche nicht. Sozusagen die Chefsekretärin, an der jeder, der mit dem Chef sprechen möchte, erst einmal vorbeimuss. Diese Vorfilterung ist unter der Wirkung psychedelischer Substanzen weniger stark ausgeprägt, sodass wir dann auch Dinge sehen, wahrnehmen und fühlen können, die sonst schlicht nicht durchgelassen worden wären.

Aldous Huxley – wenn sich da jetzt in deinem Hirn ein dumpfes Wiedererkennen regt, dann liegt das vielleicht daran, dass du diesem Namen zu Schulzeiten in Form seines Romans *Brave New World (Schöne neue Welt)* begegnet bist. Hätte es dir die Pflichtlektüre vielleicht versüßt, wenn du gewusst hättest, dass Huxley selbst es faustdick hinter den Ohren hatte? Bereits 1954 schrieb er nach seinen Erlebnissen mit Meskalin, das aus psychoaktiven Peyote-Kakteen aus Mittelamerika gewonnen wird, einen Aufsatz mit dem Titel *The Doors of Perception (Die Türen der Wahrnehmung)*, der elf Jahre später namensgebend für eine der bekanntesten Bands der 60er-Jahre wurde: The Doors. Aber zurück zu Huxley und seinen Theorien zur Wirkweise von Psychedelika. Schon damals, also lange bevor uns die moderne Neurowissenschaft Einblick in die Funktionsweise des Gehirns erlaubte, hatte er die Idee eines eingebauten Reduktionsventils,[28] also einer Vorrichtung im Hirn, die normalerweise dafür sorgt, dass nur ein Teil der eintreffenden Informationen ins Bewusstsein treten und das durch die Wirkung der Psychedelika teilweise außer Kraft gesetzt würde. Das klingt ziemlich nach dem, was wir heute über den Thalamus wissen. Ich finde das ziemlich beeindruckend. Huxley war damit einer der Pioniere, was Erfahrungen mit Psychedelika anging – aber beileibe nicht der Erste: Schon Anfang der 1920er-Jahre gab es an der Heidelberger Uniklinik Forschungen zur Wirkung von Meskalin.[29] Dort wurde von den Nervenärzten u. a. der Versuch unternommen, die Stationsvisiten unter der Wirkung der Substanz durchzuführen, in der Hoffnung, die psychisch Kranken dann besser verstehen zu können. Ich würde gerne mal das Gesicht der Kollegen sehen, wenn das heute jemand in einer psychiatrischen Klinik vorschlagen würde.

Daran sieht man, dass sich die Menschen schon sehr lange um den Versuch einer systematischen Beschreibung der erweiterten Bewusstseinszustände bemühen. Wir schauen da jetzt auf zwei Ebenen genauer hin: mit Blick auf die Art der Wahrnehmungsveränderung und auf die Inhalte.

An dieser Stelle finde ich es wichtig, noch einmal aufzuzeigen, dass die Kategorisierungen auf die ich mich beziehe, vor allem für die psychoaktiven Substanzen erarbeitet worden sind. Wie wir bereits sahen, lassen sich viele der Erkenntnisse auf die nicht-pharmakologisch hervorgerufenen Erfahrungen übertragen. Es ist wirklich erstaunlich, wie durch Atemtechniken oder den Entzug von Umweltreizen wie in einem Floating-Tank intensive innere Bilder und Prozesse entstehen können. Etwas weniger dominant und detailreich wie unter der Wirkung von psychedelischen Substanzen, aber letztlich doch vergleichbar.

Die Frage nach der Art der Wahrnehmungsveränderung unter psychoaktiven Substanzen ist natürlich gerade in der Wissenschaft relevant. Der Versuch, individuelle Prozesse vergleichbar zu machen, ist ein zentrales Anliegen der modernen empirischen Forschung. Dazu werden sehr oft Fragebögen eingesetzt, die durch Ja-Nein-Antworten oder graduelle Einschätzungen wie das berühmte »Auf einer Skala von 0 bis 10, wie traurig/müde/hungrig sind Sie gerade?« funktionieren. Wenn man nur genug Fragen und Antworten definiert, kann man auch durch die entstehenden Zahlen zu objektivierbaren Zahlen kommen und z.B. statistische Berechnungen durchführen. Von weichen Einzelwahrnehmungen hin zu harten Zahlen sozusagen.

Diese Instrumente sind altbewährt und in ihrer Zuverlässigkeit überprüft. Im Zusammenhang mit den Qualitäten der psychedelischen Erfahrung werden wir zwei dieser Fragebogenskalen zu Hilfe nehmen, um etwas Ordnung ins Chaos zu bringen. Die erste stammt vom Schweizer Psychologen Adolf Dittrich und heißt, ganz im Wissenschaftskauderwelsch, 5D-ASC.[30] Übersetzt geht es um fünf Grunddimensionen der veränderten Bewusstseinszustände. Diese Dimensionen tragen zum Teil sehr blumige Namen: Neben so banalen Dingen wie der Aufmerksamkeitsreduktion und Veränderungen der Hörwahrnehmungen gibt es noch die visuelle Umstrukturierung, die angstvolle Ich-Auflösung und die ozeanische Selbstentgrenzung. Bitte jetzt keine Panik bekommen – die Ideen hinter den sonderbaren Namen sind eigentlich auch ohne wissenschaftliche Vorerfahrung gut nachvollziehbar. Arbeiten wir uns mal von simpel nach etwas komplexer vor: Die ersten beiden Punkte, also die Verminderung der Aufmerksamkeit, auch Vigilanz genannt, und die Veränderung der Hörwahrnehmung, sind in vielen Fällen von veränderten Bewusstseinszuständen vorhanden. Vielleicht hast schon mal so intensiv im Park geknutscht, dass du gar nicht mitbekommen hat, dass sich auf die Bank nebenan eine Rentnerin mit Rauhaardackel gesetzt hat? Oder nach zwei Cocktails die Kellnerin nicht bemerkt, die den Tisch abräumen wollte? Die anderen drei Unterpunkte sind deutlich spezieller und klarer den Erfahrungen im erweiterten Bewusstsein zuzuordnen: Verkennungen in der optischen Wahrnehmung, also Dinge aufgrund ihres Aussehens für etwas anderes zu halten, kommen auch im Alltag schon mal vor. Aber in psychedelischen Zuständen eben viel öfter und intensiver. Die beiden letzten Begriffe, also die angstvolle Ich-Auflösung und die ozeanische Selbstentgrenzung, führen uns an den Übergang zu den inhaltlichen Veränderungen – und sie stellen zwei Spielarten des gleichen Prozesses dar: ein überwältigendes Aufgehen in etwas, das mehr ist als man selbst. Im einen Fall sehr unangenehm geprägt, mit dem Gefühl, sich selbst verloren oder aufgelöst zu haben und in etwas Unbeherrschbarem, Negativem unterzugehen. Im anderen Fall, als genaues Gegenteil dessen, sehr positiv besetzt, mit dem Gefühl des Aufgehens in etwas Größerem, Selbstübersteigendem. Viele Menschen, auch solche ohne religiöse Vorprägung, greifen beim Versuch, solche Erfahrungen zu beschreiben, auf Begriffe wie »im Universum aufgehen« »verbunden mit dem Göttlichen sein« oder »ganz Liebe werden« zurück. Beide Arten von Erfahrung bieten die Möglichkeiten für tiefe Einsichten und weitreichende Impulse, auch über die Erfahrung an sich hinaus. Wie so etwas konkret aussehen kann? Die Erlebnisse unterscheiden sich natürlich von Mensch zu Mensch, aber das Folgende verdeutlicht die Tiefe der Erfahrungen ganz gut:

Stell dir vor, du bist zersplittert. Das, was du als deine Persönlichkeit, dein »Ich«, kennst, liegt in einzelnen Teilen auf dem Boden, wie die Überreste einer geborstenen Glasscheibe. Du bist gleichzeitig die scharfkantigen Stücke da auf dem Boden und blickst aus einer Beobachterperspektive auf dich selbst hinunter. Es ist klar, dass das nicht zu reparieren ist – kein Wille der Welt kann diese Teile deines Ichs gerade wieder zusammenfügen. Du hast Zugang zu einzelnen Anteilen deiner Person, deines Seins, aber es ist komplett unmöglich, dich als ganz, komplett oder heil zu erleben. Du fühlst nichts – um fühlen zu können, müsstest du innerlich mit dir selbst verbunden sein. »Ist das Wahnsinn?«, fragst du dich. Wirst du jemals wieder zu deiner normalen Wahrnehmung von Komplettheit, von stabilem Ganz-Sein zurückfinden? Und dann ist da plötzlich tiefe Trauer in dir. Nicht nur dein Schmerz, deine Einsamkeit und Verletzung – sondern die aller Menschen, der Schmerz jedes einzelnen Wesens auf diesem Planeten. Du fühlst die Endlichkeit, die Vergänglichkeit alles Lebendigen auf dieser Welt. Das kurze Aufflackern von Lebendigkeit, gefolgt von einem jähen Verlöschen in der unendlichen Dunkelheit. Du atmest ein, und mit dem Ausatmen akzeptierst du deine eigene Vergänglichkeit. Plötzlich siehst du tanzende Punkte um dich herum. Es sind unendlich viele Sterne – und du schwebst galaxiengroß zwischen ihnen, bist sternenalt und ewig. Das Universum atmet mit deinem Atem ein und aus, pulsiert mit deinem Herzschlag mit. Du *bist* das Universum. Du bist jedes existierende Molekül, jeder Lichtstrahl. Du spürst das pure Glück, einfach zu existieren, du vibrierst vor Lebensfreude. Du bist jeder Wassertropfen im Meer, kannst jeden der Wassertropfen einzeln fühlen und bist doch der ganze Ozean. Du atmest, und deine Atemzüge sind die Wellen, die sich am Strand brechen. Du bist unendlich groß und tief und fühlst, dass es in dir wimmelt von Lebewesen: Fische, Seepferdchen, Krill. Und plötzlich ist da eine Gruppe Wale – und du wirst einer von ihnen, schwimmst in ihrer Mitte durch die tiefe Kühle und Dunkelheit des Meeres.

Das war eine Beschreibung eines ziemlich durchschnittlich intensiven psychedelischen Trips. Klingt vielleicht abgefahren, ist aber so: Sowohl in Intensität als auch in der inhaltlichen Dynamik ist da viel Typisches enthalten. Die Wechsel zwischen Gefühlsleere und extrem tiefen Gefühlen, die über das eigene Gefühlserleben hinauszugehen scheinen, der Einblick auf der mikroskopischen Ebene und der Sprung ins große Ganze: So oder so ähnlich laufen sehr viele psychedelische Erfahrungen ab. Und manchmal passieren solche Wechsel rasend schnell, oder es geschehen mehrere Prozesse gleichzeitig nebeneinander, so als hätte man seine Aufmerksamkeit und seine Wahrnehmung in verschiedene Untereinheiten aufgeteilt. Natürlich gibt es auch Erfahrungen, die deutlich weniger spektakulär verlaufen. Manchmal geht es stundenlang nur um Erinnerungen biographischer Inhalte – ich bin mal sehr intensiv meinem alten Sandspielzeug wiederbegegnet, inklusive dem roten Förmchen, mit dem man Seesterne ausstechen konnte. Oder es geht über Stunden nur um ein Gefühl, ein prägendes Erlebnis, einen Verlust, einen Streit oder einen besonderen Glücksmoment, und man bekommt die Chance, diesen speziellen Moment noch einmal ganz neu und anders zu erleben und zu bewerten. Meine Scheidung vor einigen Jahren wäre vermutlich nicht so unglaublich friedlich und freundschaftlich abgelaufen, wenn ich es nicht vorher geschafft hätte, meine Fehler und die meines zukünftigen Ex-Manns so klar und voller Mitgefühl für uns beide zu betrachten. Es war ein Segen für uns alle – besonders für die Kinder, die so sehr wenig unter der Trennung gelitten haben. Gerade um einen neuen, veränderten Blick auf zwischenmenschliche Beziehungen zu werfen, können diese Erfahrungen unglaublich wertvoll sein. Wie viele versöhnliche Gespräche nach psychedelischen Erfahrungen geführt worden sind, kann ich nur mutmaßen. Ich denke, es sind viele.

Aber auch ganz konkrete Dinge können sich in solchen Erfahrungen plötzlich verändern oder klären: Überall in der Literatur gibt es Anekdoten von Menschen, die nach dem Einsatz von Psychedelika mit dem Gebrauch anderer Drogen aufgehört haben.[31] Mittlerweile finden in den USA, in Kanada und Großbritannien Forschungsprojekte zur Suchtentwöhnung durch Therapie mit psychoaktiven Substanzen statt: Sowohl bei Opiatabhängigkeit und Alkoholismus als auch bei Nikotinabhängigkeit sehen die Ergebnisse der Studien sehr vielversprechend aus.[32] Bei starken Rauchern liegt die Quote derer, die nach einer Therapie mit Psilocybin längerfristig nicht rauchen, deutlich über den etablierten Therapieansätzen wie Nikotinpflaster, Verhaltenstherapie und Hypnose. Wenn wir uns die irrsinnig hohen Todeszahlen durch die Spätfolgen des Rauchens wieder in Erinnerung rufen, wird klar, wie wichtig es ist, für diese gesamtgesellschaftlich so schädlichen Erkrankungen neue therapeutische Optionen zu eröffnen. Interessanterweise muss man gar nicht vorgehabt haben, sein Konsummuster anderer Substanzen zu ändern: Ein Bekannter hat während eines Pilz-Trips mit dem Rauchen aufgehört. Nicht, weil er das unbedingt vorhatte, sondern einfach, weil ihm beim Drehen einer Zigarette unter Wirkung ganz plötzlich klar wurde, wie verknüpft das Rauchen mit seiner schlechten Stressverarbeitung war. Mit jeder Stress-Zigarette traumatisierte er sich praktisch selbst wieder aufs Neue, das Einatmen des Rauches war letztlich ein Akt der Aggression gegen sich selbst und seinen eigenen Körper. Soweit ich weiß, hat er danach den Tabak dauerhaft weggepackt – es wird interessant werden, von der Seite zu beobachten, wie lange das anhalten wird.

Der zweite wissenschaftliche Fragebogen zu inhaltlichen Qualitäten der psychedelischen Erfahrung heißt *MEQ30* oder *Mystical Experience Questionnaire*[33]. Die Übersetzung »Fragebogen zu mystischen Erfahrungen« klingt etwas sonderbar, er ist mit seinen insgesamt 30 Fragen dafür entwickelt worden, genau die Aspekte zu erheben, die die Fallgeschichte mit dem Universum und dem Ozean so besonders machen.

Die Ebenen, die er abklopft, sind 1. positive Stimmung, wie innerer Friede und Zufriedenheit, 2. das Überschreiten von Zeit- und Raumerleben, also z. B. das Gefühl, sich ungehindert durch Raum und Zeit bewegen zu können, und 3. die Unbeschreiblichkeit des Erlebten mit Worten. Die vierte Ebene (mit den meisten Fragen) beschäftigt sich mit dem, was als mystischer Charakter der Erfahrung beschrieben wird: das Gefühl der Einheit mit allem, der tiefen Bedeutsamkeit der Erfahrung, die Verbindung mit einer ultimativen Realität jenseits unserer normalen Wahrnehmung – manche Menschen würden von der Begegnung mit etwas Göttlichem sprechen. Wobei göttlich nicht »Gott« im christlichen Sinne meinen muss oder soll, sondern auch den

Lebensfunken, das Geheimnisvolle in der Natur meinen kann. Ob man das wirklich »mystisch« nennen muss, ist Geschmackssache. Vielleicht wäre Tiefe-Bedeutungs-Fragebogen auch ausreichend, um das zu beschreiben, worum es hier geht.

An dieser Stelle möchte ich darauf hinweisen, dass es sich hier nicht um einen Erhebungsbogen der katholischen Kirche Köln-Porz oder eines Yogazentrums handelt. Diese Fragen stellt eine renommierte amerikanische Universität im Zusammenhang mit ihren hochoffiziellen Studien zur Zulassung von Psilocybin als Hilfsmittel in der Therapie schwerer, therapieresistenter Depressionen – einem Krankheitsbild, das aufgrund der hohen Selbstmordrate unter den Betroffenen als lebensbedrohliche Erkrankung zu werten ist. Und warum fragt man bei diesen Studien dann dieses esoterische Geschwurbel ab? Nun, es hat sich herausgestellt, dass gerade die Tatsache, ob und mit welcher Intensität diese selbsttranszendenten, also das eigene Wesen, die eigene Erfahrung übersteigenden Erfahrungen auftraten, eine starke Voraussage über die Wirksamkeit der Behandlung erlaubten. Ganz schön verrückt, oder? Je mystischer eine psychedelische Erfahrung im Rahmen einer Therapie, desto besser die Heilungschancen für den Patienten. Man muss sich mal klarmachen, wie massiv das den normalerweise auf die Depression angelegten Erklärungsmodellen widerspricht: Die moderne Psychiatrie geht davon aus, dass es bei einer Depression vor allem um das Produkt einer unausgeglichenen Hirnchemie geht, die man am besten medikamentös wieder ausbalancieren sollte. Hauptwirkort der modernen Antidepressiva ist der Stoffwechsel einiger weniger Botenstoffe im Gehirn, auch Neurotransmitter genannt. Insbesondere ein Serotoninmangel gilt als maßgeblich verantwortlich für die Entwicklung schwerer depressiver Symptome. Sogenannte SSRIs, also Stoffe, welche die Verfügbarkeit von Serotonin im Gehirn steigern, sind Bestseller in den Apotheken. Und oft helfen sie auch. Aber leider nicht immer und nicht jedem Patienten. Viele Patienten leiden furchtbar unter den Nebenwirkungen, wie Libidoverlust, Abgeschlagenheit und dem Erleben, jetzt zwar nicht mehr abgrundtief depressiv zu sein, aber dafür eben irgendwie gar nichts mehr zu fühlen – sich also auch nicht mehr wirklich freuen zu können. Und da kommen die Wissenschaftler von der Johns-Hopkins-Universität mit ihrem *MEQ30* plötzlich von einer ganz anderen Seite und eröffnen eine neue Sicht auf das Geschehen in der Depression. Wenn sich der Therapieerfolg daran festmachen lässt, wie viel Bedeutsamkeit der Patient in seinem psychedelischen Trip erlebt, wie viel essenzielle Erfahrung des Mensch-Seins und des ihn als Person Übersteigenden macht, dann ist das, was uns depressiv macht, im Umkehrschluss vielleicht genau das Gegenteil davon. Der Mangel an Verbundenheit mit anderen und der Natur, das Erleben von Bedeutungslosigkeit der eigenen Existenz durch eine Abspaltung von anderen Menschen und der Welt um einen herum. Natürlich existiert oft rein objektiv messbar ein Mangel an bestimmten Neurotransmittern – aber ob das nun Folge der Lebens- und Erlebenssituation ist oder davon losgelöst entsteht, ist zu hinterfragen. Und wenn es so wäre, dass der Verlust des Sinnerlebens eine der Wurzeln der Entstehung einer Depression ist, dann ist die Gabe von Antidepressiva, um den Hirnstoffwechsel zu stabilisieren, in etwa so sinnvoll, wie ständig Luft in einen kaputten Fahrradreifen zu pumpen, statt endlich den eingefahrenen Nagel aus dem Profil zu ziehen und die zerstochene Stelle im Schlauch zu flicken: Symptomkontrolle versus Behandlung der zugrundeliegenden Problematik. Denn genau das würden dann ja anscheinend die beschriebenen Therapien mit psychedelischen Substanzen bieten – so scheint es zumindest der erwähnte Fragebogen herauszuarbeiten. Welche Krankheitsbilder derzeit darauf untersucht werden, ob sie mit Psychedelika-unterstützter Psychotherapie gut behandelt werden können, wird später in diesem Buch thematisiert. Jetzt schauen wir uns erst einmal die verschiedenen Methoden, mit denen man psychedelische Zustände erzeugen kann, genau an.

6 No Milk Today – nicht-pharmakologische Techniken, um das Bewusstsein zu erweitern

Als ich vor einigen Jahren mit meinem Sohn im Supermarkt stand, reckte er mir einmal mit vollem Elan eine Jumbotüte Gummibärchen entgegen und proklamierte voller Inbrunst: »Mama, ich will was mit Chemie drin!« Zur Erklärung muss gesagt werden, dass ich normalerweise jedes kindliche Begehren nach Fruchtgummis und ähnlicher heißer Ware mit dem Hinweis darauf, dass da Chemie drin sei, abgewehrt habe. Schade nur, dass bis heute die Ökovariante aus dem Bioladen weder in Konsistenz und Geschmack den gleichen Bumms entwickeln wie die Produkte, die die Süßwarenindustrie in Kooperation mit der BASF und Konsorten herstellt. Es ist irgendwie ähnlich, aber eben doch nicht ganz vergleichbar und irgendwie etwas weniger intensiv im Geschmack. Aber deswegen beileibe nicht schlechter – die meisten von uns sind schlicht so an die überstarken künstlichen Geschmacksstoffe gewöhnt, dass wir die natürlichen Aromen gar nicht mehr richtig schätzen können.

Ähnlich verhält es sich mit den psychedelischen Zuständen, die ohne die Zuhilfenahme von Substanzen nicht-pharmakologisch erzeugt werden können. Oft subtiler und weniger offensichtlich als die substanzbasierten Erfahrungen nehmen wir sie zunächst gar nicht unbedingt als veränderte Bewusstseinszustände wahr. Das ist einer der Gründe, warum es oft sinnvoller ist, den Einstieg in den Umgang mit erweiterten Bewusstseinszuständen erst einmal über die nicht-substanzbasierten Verfahren zu suchen. Es ist deutlich leichter, sich diese Erfahrungsräume zunächst über Atemtechniken, Musik-Trancen und ritualisierte Bewegungen zu erschließen, die durch das Beenden der Technik relativ gut und gesteuert abgebrochen werden können, als direkt mit einer psychedelischen Substanz einzusteigen, deren Wirkung eben bis zum Abklingen der pharmakologischen Prozesse anhält, wenn man nicht auf so heftig dämpfende Mittel wie Valium zurückgreifen will, um die Prozesse abzuschwächen.

Menschen, die viele Erfahrungen mit psychoaktiven Substanzen haben, in welchem Kontext auch immer, tun sich oft mit den Techniken ohne Moleküle ziemlich schwer. Eine Idee, woran das liegen könnte, ist, dass die nicht-substanzgestützten Verfahren ein höheres Maß an eigenem Engagement und innerer Bereitschaft zur Öffnung bedürfen: Man läuft sozusagen zum Aussichtsturm, während die Substanzen quasi den Reisebus darstellen, der einen einlädt und am Aussichtspunkt wieder ausspuckt. Im Umkehrschluss ist es einfacher, »psychedelisch Busfahren« zu lernen, wenn man schon Erfahrungen im erweiterten Bewusstsein erarbeitet hatte, als andersrum.

Wie häufig sind denn nun veränderte Wachbewusstseinszustände ohne die Zuhilfenahme spezieller Substanzen? Nun, sogar ziemlich häufig: Viele Menschen erleben sie allerdings mehr oder weniger nebenbei, und ohne groß darüber nachzudenken. So z. B. bei intensiven Yogaübungen, beim Tanzen in der Disco oder generell bei Flow-Erfahrungen durch verschiedenste Aktivitäten – das kann auch schon mal das Streichen der Wohnzimmerwand sein.

Als »Flow« bezeichnet man einen Zustand der totalen Versenkung in eine Aufgabe, man spricht auf Deutsch auch von einem »Schaffensrausch«[34,35]. Typisch ist die totale Konzentration auf die betreffende Tätigkeit – charakteristischerweise erledigt sich die Aufgabe dann wie von selbst, wirkt mühelos und unanstrengend. Ein Flow-Erleben wird oft von Künstlern berichtet, wenn sie an einem ihrer Werke arbeiten, aber auch andere Lebensbereiche wie Sport und auch Verrichtungen im Rahmen einer beruflichen Tätigkeit können im Flow erfolgen. Oft sind es entweder sehr wiederholungsreiche oder eben sehr spezialisierte Abläufe, die zu einem Flow führen. Auch dieser Text ist teilweise im Flow-Zustand entstanden. Die Übergänge zu Trance-Geschehen und ekstatischen Erleben sind oft fließend. Vermutlich dürften solche Flow-Zustände den meisten Menschen irgendwie schon mal begegnet sein. Auch das sogenannte Runner's High, also der von Leichtigkeit und Euphorie geprägte Zustand, den Ausdauersportler bei längerer optimal gesteuerter Belastung erlangen, ist ähnlich. Das Gefühl, einfach ewig weiterlaufen zu können, ohne dass es einen überanstrengt. Auch wenn viele Läufer das Runner's High explizit suchen, ist es doch meist eher ein erwünschtes Nebenprodukt der intensiven aeroben sportlichen Betätigung als der ausdrückliche Hauptgrund der meisten Läufer, sich die Sportschuhe unterzuschnallen.

Und da liegt der wichtigste Unterscheidungspunkt, was nicht-pharmakologische veränderte Bewusstseinszustände angeht: Ist die Bewusstseinsveränderung ein Nebenprodukt einer Aktivität, also der mehr oder weniger willkommene Beifang von Sport, Meditation oder Malerei? Oder habe ich die Aktivität speziell deshalb ausgewählt, weil ich einen erweiterten Bewusstseinszustand suche? Auch hier gilt wieder: Die Übergänge können fließend sein – aber manchmal ist es doch eindeutig erkennbar. Ecstatic Dance heißt nicht Ecstatic Dance, weil man dabei so schön brav rumsteht, und manche Yogaarten werben auch explizit mit ihren bewusstseinsverändernden Eigenschaften. Von Seminaren wie Rebirthing u. Ä. ganz zu schweigen.

Man sollte sich übrigens bewusst sein, dass Bewusstseinsarbeit ohne Einnahme von Substanz nicht automatisch harmlos ist. Es gibt immer wieder Menschen, die nach stark aufwühlenden Techniken wie holotropem Atmen, sehr langen und intensiven Meditationsphasen im Rahmen eines Zen-Seminars oder einer tagelangen Vipassana-Meditation in schwierigen inneren Zuständen steckenbleiben.

Manche davon sind wohl als echte psychotische Phasen mit klarem Krankheitscharakter einzuschätzen. Aber daneben gibt es mittlerweile sogar in der offiziellen Klassifikation der psychischen Erkrankungen die Unterkategorie des spirituellen Notfalls oder der religiösen Krise[36] – allerdings nicht in der deutschen Krankheitsklassifikation, sondern nur im US-amerikanischen Gegenstück. Eine spirituelle Krise kann sich auf sehr drastische Art und Weise äußern, die sehr stark an eine Psychose oder eine Manie erinnern kann. Bleiben wir an diesem Punkt erstmal bei der Feststellung: Die meisten Experimente im veränderten Bewusstsein führen wenigstens zeitweise zu einem erhöhten Chaos im Kopf – und das ist ja auch erwünscht. Aber es gibt Situationen, in denen das Chaos schlicht und ergreifend ein Eigenleben entwickelt und zu pathologischen oder zumindest nahezu pathologischen Zuständen führt. Ich gehe übrigens davon aus, dass viele manische oder psychotische Episoden von den Betroffenen kurzerhand zur spirituellen Krisen umdeklariert werden, da diese Charakterisierung zu weniger sozialem Stigma und Ablehnung führt – im Gegenteil: Eine spirituelle Krise zu erleben, ist ja schon fast der Beweis dafür, wie weit man mit seinen Bemühungen um eine höhere Bewusstseinsebene schon gekommen ist. Im Prinzip eine Ehrenmedaille, die man sich ans Revers des Biobaumwoll-Yogaoutfits heften kann. Psychisch krank klingt da doch weit weniger sexy. Aber man sollte sich merken, dass nicht alle Menschen von einer Einnahme psychoaktiver Substanzen und den daraus folgenden Erfahrungen profitieren würden und dass es eben auch Menschen gibt, die von den in diesem Kapitel beschriebenen Techniken des Selbst tunlichst die Finger lassen sollten.

Als Faustregel gilt: Nichts erzwingen wollen, und wenn man merkt, dass man wirklich sonderbare Ideen und Wahrnehmungen entwickelt, Pausen einlegen oder die betreffende Technik eben erstmal nicht mehr anwenden. Oder vielleicht erst nach Rücksprache mit jemandem, der einschätzen kann, ob gegebenenfalls eine Gefährdung der psychischen Integrität entstehen könnte, wenn ein bestimmtes Verfahren weiter angewendet wird. Ein Therapeut oder Coach mit eigenen Erfahrungen im Bereich Meditation oder veränderte Bewusstseinszustände könnte da potenziell sehr hilfreich sein.

Wenn wir jetzt in die Beschreibungen der einzelnen Techniken einsteigen, erhebe ich weder Anspruch auf Vollständigkeit der aufgelisteten Methoden noch darauf, alle Verfahren expertengenau beschreiben zu können. Die Techniken, die mir selbst sehr vertraut sind, werde ich etwas genauer darstellen können – bei anderen greife ich auf das Wissen von Menschen zurück, von denen ich weiß, dass sie sich mit bestimmten Methoden besonders gut auskennen. Manche der Strategien zum veränderten Bewusstsein sind mir selbst fremd und manche auch nicht unbedingt sympathisch. Aber auch Techniken, die auf Selbstschädigung beruhen, wie das Wangen- oder Zungendurchbohren der indischen Saddhus oder die rituelle Selbstgeißelung bis auf Blut im Rahmen des schiitischen Aschura-Festes, sind uns sicher fremd und vielleicht auch wenig verständlich, existieren aber in vielen Kulturen seit Jahrhunderten oder Jahrtausenden.

Die Trance- und Besessenheitsrituale des Voodoo und verschiedener anderer Kulturen, vor allem aus Afrika und Südostasien, stellen ebenfalls einen sehr intensiven Weg des veränderten Bewusstseins dar. Voodoo ist eine synkretistische Religion, also eine, die Elemente verschiedener Glaubenssysteme in sich vereint, und stammt ursprünglich aus Westafrika. Später wurde Voodoo in teilweise abgeänderter Form von den verschleppten Sklaven in der Karibik und auf dem amerikanischen Kontinent weiterverbreitet. In der Vorstellung der Gläubigen dieser Religion werden die Menschen in Trance von Geistern, sogenannten Loas, »geritten«. Diese Form der Trance stellt einen komplett überwältigenden Zustand dar, in dem die Betroffenen nicht mehr Herr ihrer Handlungen und Äußerungen sind und sich meistens auch nicht an das Geschehene erinnern können, wenn sie wieder im Normalbewusstsein ankommen. Voodoo ist auch heute noch gelebt und lebendig und hat es sogar bis an die Universitäten gebracht: Vor einigen Jahren habe ich einen Voodoo-Priester aus Togo kennengelernt, der als Professor für Religionswissenschaften an der Sorbonne-Universität in Paris unterrichtet – mit dem Spezialgebiet Voodoo außerhalb von Afrika. Er erzählte mir, dass er in seinem Tempel in Paris regelmäßig Trance-Zeremonien durchführe. Auf die Frage, wie lange eine solche Trance denn anhalten würde, sagte er: »In Afrika manchmal Tage, in Paris nur ein paar Stunden.« Als ich ihn fragte, woran das liege, sagte er, er würde die Menschen in Paris abends um acht aus der Trance zurückholen, schließlich könne man schlecht jemanden, der von einem Geist besessen sei, mit dem Bus nach Hause schicken. Ich fand das sehr einleuchtend.

Die Bewegung von der eigenen Ausübung hin zur Beforschung einer schamanischen oder stammesreligiösen Praxis oder – in der anderen Richtung – von der Beforschung hin zur eigenen Ausübung dieser Glaubensformen und ihrer Rituale habe ich einige Male erlebt. Ein relativ bekannter Ayahuasca-Schamane, der hier in Europa die Ritualtradition der Kogis, eines indigenen Stammes aus den Bergregionen Kolumbiens, vertritt, war ursprünglich als Anthropologe und Feldforscher vor Ort, um die Lebensweise des Stammes zu dokumentieren.

Nach Jahren des Zusammenlebens wurde er von den Kogi als Schamane initiiert. Auch wenn manche jetzt denken, dass das ein Fake sei, wenn ein »Stadt-Kolumbianer« in die Wildnis geht und dort Schamane wird, sollten wir vielleicht eines bedenken: Gerade wenn es dann darum gehen soll, diese Praxis in den westlichen Kulturraum, also nach San Francisco oder Stuttgart, weiterzutragen, ist es wahrscheinlich sogar gut, wenn das jemand tut, der mit beiden Lebenswelten vertraut ist.

Aber auch in unseren Breiten gibt es so viele verschiedene Ansätze und Methoden der Bewusstseinsveränderung, dass ich vermutlich Stunden mit dem Aufzählen und Beschreiben derselben verbringen könnte – und es würde dem einen oder anderen noch immer genau *die* Technik fehlen, die ihm gerade besonders wichtig scheint. Dazu kommt, dass es in manchen Bereichen des Selbsterfahrungssektors ähnlich zugeht wie an der Getränketheke eines Hipster-Supermarktes: viele bunte Labels, poppige Namen und hohe Preise – und dabei dann in den meisten Flaschen halt doch nur Wasser mit oder ohne Kohlensäure. »Selbsterfahrung« und »Markt« passen übrigens prima in den gleichen Atemzug, bei dem Thema ist finanziell richtig Musik drin. Viele Leute sind bereit, für Selbsterkenntnis und Selbstoptimierung horrende Summen zu bezahlen. Lifestyle-Gurus wie Gwyneth Paltrow heizen diese Tendenz noch weiter an, auch deshalb, weil sich mit Spiritualität und Selbsterfahrung unglaublich gut Merchandise verkaufen lässt – von den Rosenquarz-Yoni-Eiern zum Einführen in die Vagina bis hin zu chakrenspezifischen Duftkerzen, die die unausgeglichenen Energien müder Großstädter wieder auf Linie bringen sollen. Und wenn man selbst nicht mehr weiterkommt, sind Tarot, Astrologie, Reiki und Aura-Lesen weitere nette Zusatzangebote auf dem Weg zum besseren Selbst.

Ich gebe zu, dass ich gerade etwas bissig werde – letztlich soll ja jeder nach seiner Façon selig werden –, aber in all diesen Kontexten ist es nun einmal hilfreich, sich selbst und die Angebote um einen herum von Zeit zu Zeit kritisch zu hinterfragen und ein Gespür dafür zu behalten, wo echte Selbsttechniken aufhören und der komplette Esoterik-Humbug beginnt. Und meiner Erfahrung nach ist da der Fluss von Geld ein guter Indikator: Wenn man ständig in die Situation gerät, zur Komplettierung der eigenen Erfahrung oder Entwicklung teure neue Produkte oder Workshops dazukaufen zu sollen, ohne die man angeblich mit seinen Bemühungen zum Scheitern verurteilt wäre, ist zumindest kritisches Aufmerken angesagt.

Zurück zu den Methoden: Ich habe mir ziemlich lange darüber den Kopf zerbrochen, in welcher Reihenfolge ich die Techniken am besten positioniere – vor allem, da viele über ähnliche Mechanismen funktionieren oder auch in Sequenz oder Kombination angewendet werden. So ziehen viele der stärker psychoaktiven Yogapraktiken eine Wirkkomponente aus der Durchführung von Körperübungen sowie aus Meditationen oder speziellen Atemtechniken, genannt Pranayama. Ich habe mich also entschieden, hier kein exaktes Koordinatensystem entwickeln zu wollen, sondern mich etwas intuitiv von einem Erfahrungsfeld zum nächsten treiben zu lassen.

Grob orientierend lässt sich sagen, dass alle der genannten Techniken damit zu tun haben, eine oder mehrere Dimensionen des Erlebens von ihrem Standard-Ausgangspunkt zu verschieben. Also in irgendeinem Punkt mit viel mehr oder viel weniger in Kontakt zu bringen. In der Schwitzhütte ist mehr Hitze, in der stillen Meditation wird versucht, viel weniger zu denken und auch zu bewegen. Das ist natürlich eine maximale Vereinfachung der oft komplexen Vorgänge, aber vielleicht wird uns dieser Gedanke ja an der einen oder anderen Stelle weiterhelfen.

Ich werde versuchen, die einzelnen Techniken so sauber wie möglich darzustellen – allerdings gibt es bei vielen der Methoden kaum Objektivierbares und oft nur die anekdotischen Berichte der Praktizierenden. Manche Anbieter wie Wim Hof[37] weigern sich explizit, ihre Methoden theoretisch zu untermauern und beharren schlicht auf der subjektiv erfahrbaren Wirksamkeit. Und oft sind die Erklärungen der Anbieter und Praktizierenden sehr krude und nicht haltbar, wenn man Aspekte der Physiologie oder Neurobiologie ernsthaft mit einbeziehen will. Ich möchte hier keinesfalls beginnen, von Energiefeldern und ähnlichen Dingen zu sprechen. Manche der eher esoterischen Konzepte, etwa das der Chakras als Energiezentren im Körper, sind hilfreich, wenn man bereit dazu ist, sie metaphorisch aufzufassen, also als Sinnbilder für Prozesse im Körper. Genau wie wir heute die Bibel nicht mehr wortwörtlich lesen, sollten wir das auch nicht mit ähnlich alten Geschichten und Konzepten anderer Kulturen tun. Die Welt wurde vermutlich nicht in sieben Tagen erschaffen, und dein Herzchakra liegt vermutlich nicht wirklich physisch mittig auf deinem Brustbein. Und trotzdem sind solche Verbildlichungen oft hilfreich, um sich klarzumachen, was in diesem Moment in uns geschieht, gerade was die subtilen Verbindungen von Gefühlen und körperlichen Prozessen angeht. Und davon gibt es einige: Gefühle haben über Neurotransmitter, also Botenstoffe des Nervensystems, eine körperliche Entsprechung, die wiederum Wirkungen auf das Immunsystem und unsere Hormone haben kann. Es gibt in der Medizin ein ganzes Feld mit dem schönen Namen Psychoneuroimmunologie, das sich genau mit diesen Zusammenhängen beschäftigt. Da das aber alles Dinge sind, die meistenteils unter dem Radar unserer bewussten Wahrnehmung passieren, sind Konzepte wie Chakras oder Lebensenergie gar nicht so verkehrt, um Wahrnehmungen zu beschreiben, die eben schwer in Worte zu fassen sind. Auch wenn ich keine faktenbasierte Erklärung dafür liefern kann, wie diese Techniken des veränderten Bewusstseins funktionieren, halte ich ein ehrliches »Ey, keine

Ahnung wie es funktioniert, aber es funktioniert!« an diesem Punkt im Grunde für die sauberste aller möglichen Aussagen. Und doch werde ich im Zuge der Vorstellung der Verfahren immer dann, wenn die Wirkprinzipien belegbar sind, darauf aufmerksam machen.

Statt nun mit ausgeklügelten Techniken der Bewusstseinssteuerung einzusteigen, beginnen wir doch mal mit den Methoden der Bewusstseinsveränderung, die Menschen schon seit Jahrhunderten und Jahrtausenden Nutzen: Hitze, Kälte, Reizdeprivation, Schlafentzug, Hunger, Schmerz und Sex.

Überrascht von der Aufzählung? Vielleicht weniger, wenn ich etwas genauer ausführe, was ich damit meine. Wenn ich z.B. in Finnland, dem Land der Saunakultur, fragen würde, ob Hitze zu veränderten Bewusstseinszuständen führen kann, wäre die Antwort vermutlich ein verständnisloses: »Klar doch, blöde Frage!« Wer schon mal einen 90-Grad-Aufguss auf der höchsten Bank der Sauna mitgemacht hat, wird es vermutlich bestätigen können. Neben der körperlichen Entspannung und Erschöpfung kommt man auch geistig in einen anderen Raum, wird ruhiger und erlebt vielleicht auch tagtraumähnliche Zustände. So eine Standardsauna hat etwa eine Temperatur von 90 °C, die empfohlene Dauer des Aufenthalts liegt bei ca. 15 Minuten. Stellen wir doch die traditionelle Schwitzhütte dagegen, die sowohl bei den Ureinwohnern von Nordamerika als auch bei einigen mittel- und südamerikanischen Volksgruppen verbreitet war und ist. Auch wenn es von abgedeckten Erdgruben bis zu gemauerten Räumen alle möglichen Varianten der Schwitzhütte gibt, ist die bekannteste Form die einer Kuppel aus Weidenruten oder anderen starken Zweigen. Diese Kuppel wird mit schweren Wolldecken abgedichtet, sodass die Hitze im Inneren erhalten bleibt. Im Boden der Schwitzhütte ist eine Grube ausgehoben, in die nun in steigender Zahl im Feuer zum Glühen gebrachte kohlkopfgroße Feldsteine gelegt werden, die dann mit Wasser übergossen werden. Ein Schwitzhüttenritual wird normalerweise von Gebeten und Gesängen begleitet und unterliegt oft sehr starken Regeln. Die entstehende Hitze ist massiv, und ein Ritual kann 2–3 Stunden dauern. Sowohl durch den archaischen Rahmen und die Dunkelheit in der Hütte als auch durch die ausgeprägte Hitze und das durchgeführte Ritual werden bei den Teilnehmern oft intensive Bewusstseinsprozesse ausgelöst, die im Rahmen des rituellen Geschehens gesehen und gedeutet werden. Es ist dies ein gutes Beispiel für eine wirklich alte Tradition, die mithilfe ganz simpler Prinzipien stark veränderte Bewusstseinszustände zu erzeugen.

Ähnlich einfach und doch unglaublich effektiv ist der Entzug von Sinneseindrücken, wie er z. B. bei Dunkel-Retreats angewendet wird. Dabei halten sich Menschen für mehrere Tage in komplett abgedunkelten Räumen auf und kommen durch die Reduktion der äußeren Reize in starkes inneres Bilderleben und Erkenntnisprozesse. In unserem Kulturraum wird die Abschirmung von äußeren Reizen vor allem im Rahmen von Wellness-Behandlungen wie den Floating-Tanks angewandt. Diese Tanks bestehen aus schallisolierten, abgedunkelten Kammern, die mit einer konzentrierten, etwa 35 °C warmen Salzlösung gefüllt sind, sodass der Nutzer wie im toten Meer auf der Oberfläche treiben, also floaten kann. Die Abschirmung von akustischen und optischen Reizen, die neutrale Temperatur und das Treiben auf der Flüssigkeit tragen dazu bei, dass die Sinnesorgane nur sehr wenig Input von außen aufnehmen. Unser Nervensystem ist es jedoch gewohnt, ständig eine große Menge an Informationen zu verarbeiten, und beginnt deshalb schnell, dieses Vakuum mit selbstgenerierten Inhalten zu füllen, die dann als Imaginationen und Körperempfindungen zu Bewusstsein kommen. Was für einige Zeit interessant ist und tief entspannend wirken kann, ist im Übermaß buchstäblich Folter: Der dauerhafte Entzug von äußeren Reizen gefährdet die psychische Gesundheit und körperliche Integrität und wird von Menschenrechtsorganisationen den »weißen Foltermethoden« zugerechnet, also den Foltermethoden, die nicht durch Schäden am Körper nachweisbar sind. Uns allen sind die Bilder aus dem US-Gefangenenlager in Guantanamo bekannt, auf denen Menschen in orangen Overalls mit gefesselten Händen stundenlang auf dem Boden knien, die Augen verbunden, Gehörschutz auf den Ohren und eine Atemmaske vor dem Gesicht. Mit dem, was wir gerade über Reizentzug gelernt haben, sollte uns das zu denken geben.

Ähnlich zweischneidig ist auch das Thema Schlafentzug: Als Foltermethode gehört er vermutlich zum Standardrepertoire der meisten Geheimdienste im Zusammenhang mit Verhören. Ein Schlafentzug über mehrere Tage macht apathisch, reizbar und schränkt die Fähigkeit zum kohärenten Denken ein. Körperliche Folgen sind Kopfschmerzen und ein ausgeprägtes Unwohlsein. In Verhörsituationen wird Schlafentzug eingesetzt, um den Willen des Betreffenden zu brechen und ihn zur Kooperation zu zwingen. In Tierversuchen mit Ratten hat sich gezeigt, dass ein andauernder Schlafentzug bereits nach sieben Tagen bei einem Teil der Tiere zum Tod führt.[38] Der Weltrekord für freiwilligen Schlafverzicht liegt aktuell bei elf Tagen.[39] Aber zwischen acht Stunden Schlaf pro Nacht und solchen Extremen liegt ein weites Feld, auf dem sehr wohl viele heilsame und bereichernde Erfahrungen möglich sind.

Schlafentzug ist z.B. ein bewährter Ansatz in der Therapie von schweren Depressionen. Manche Fachabteilungen haben spezielle Programme, in denen die Patienten dazu angehalten werden, einzelne Nächte komplett schlaflos zu verbringen. Während meines Medizinstudiums hatte ich Mitstudenten, deren Nebenjob es war, nachts mit Depressionspatienten Brettspiele zu spielen oder morgens um drei im Park spazierenzugehen, um sie am Einschlafen zu hindern. Und auch in vielen spirituellen Schulen ist die Nachtwache als Instrument der Visionssuche und Begegnung mit sich selbst ein etabliertes Instrument, um das Bewusstsein zu verändern.

Ähnlich ist auch die Selbstisolation zu werten, die beispielsweise manche praktizierenden Buddhisten wählen: Sie ziehen sich für Wochen, Monate oder Jahre in Klosterzellen, Hütten oder Höhlen zurück, werden von außen mit dem Notwendigsten versorgt und versenken sich ganz in der Meditation. Diese selbstgewählte Form der totalen Isolation kann spirituell sehr bereichernd sein und die Meditationstiefe stark steigern, aber auch zu einer kognitiven und sozialen Beeinträchtigung führen, die vor allem nach der Rückkehr in ein belebteres soziales Umfeld zum Tragen kommt. Erzwungene Isolation, wie etwa bei längerer Einzelhaft, ist allerdings eine Form der Misshandlung und wird keinen der positiven Effekte hervorbringen, den eine Zeit der bewussten Einsamkeit mit sich bringt.

Diese Effekte von größerer geistiger Klarheit, Konzentration auf das Wesentliche und eine weniger tiefe Verankerung in körperlichen Prozessen kennen auch Menschen, die regelmäßig fasten. Dabei wird je nach Vorgehen entweder auf bestimmte Lebensmittel oder, wie beim Saftfasten, ganz auf feste Nahrungsmittel verzichtet. Die extremste Form ist das Wasserfasten, bei dem über mehrere Tage oder Wochen nur Wasser zu sich genommen wird. Begleitet werden Fastenkuren oft von abführenden und körperreinigenden Maßnahmen, wie Einläufen u. Ä. Die meisten Religionen und geistigen Schulen kennen Fastenzeiten. Die großen monotheistischen Religionen, also Judentum, Christentum und Islam, haben sie sogar in ihren Jahreskalendern niedergelegt. Während das stark ritualisierte Fasten oft mit kollektiven Themen um Disziplin, Erinnerung und Buße verknüpft ist, wird individuelles Fasten oft von anderen Motiven bestimmt: Neben Gewichtsreduktion, »Entgiftung« und Verbesserung des allgemeinen Befindens geht es oft um psychische Verbesserungen. Aus Studien zu den Effekten von Fasten sind eine Aufhellung der Stimmung, der Konzentrationsfähigkeit und der geistigen Leistungsfähigkeit bekannt. Zudem sind antidepressive Effekte und die Minderung von Angstgefühlen und Schmerzen beschrieben. Außerdem wird das Fasten oft benutzt, um sich für andere Techniken der Bewusstseinserweiterung empfänglicher oder durchgängiger zu machen.

Aber was passiert eigentlich, wenn ich von außen nicht weniger, sondern mehr Reize zuführe? Auf Englisch heißt das Sensory Overload, übersetzt Reizüberlastung. Dabei wird gezielt eine Überstimulation der Sinne durch eine Kombination hochintensiver optischer und akustischer Reize herbeigeführt, die zu Denkstörungen und einer Veränderung der Wahrnehmung führt, sodass es zu Halluzinationen und Veränderungen der Selbstwahrnehmung kommt. Wie muss man sich das vorstellen? Nun, ein mögliches Szenario wäre eine Übereinanderprojektion von Bildern aus mehreren Projektoren gleichzeitig, dazu das Einspielen von Musik oder Klängen über zwei oder mehrere Musikanlagen aus verschiedenen Richtungen. Das Ganze, in einem dunklen Raum durchgeführt, dürfte ziemlich sicher einen intensiven Effekt zeigen.

Der neurophysiologische Mechanismus dahinter besteht in der Überlastung der Datenverarbeitungskapazität des Gehirns, das aus der Überforderung heraus beginnt, falsche Schlussfolgerungen aus den vorliegenden Daten zu ziehen. Der Drang unseres Nervensystems, im Chaos sinnvolle Strukturen und Muster zu finden, ist da mal wieder die Triebfeder des Prozesses.

Von meiner kleinen Liste sind jetzt noch drei Unterpunkte übrig: Kälte, Schmerz und Sexualität. Die mit dem Thema Kälte verknüpfte Wim-Hof-Methode möchte ich lieber bei den Atemtechniken aufgreifen. Aber auch in anderen Kontexten wird der Umgang mit tiefen Temperaturen genutzt, um Grenzerfahrungen zu kreieren oder besonders tiefe meditative Zustände zu erreichen. Beispiele hier sind das Tauchen in zugefrorenen Seen oder die Tummo-Meditationen, bei denen tibetische Mönche bei Minusgraden stundenlang in nassen Gewändern draußen im Schnee sitzend meditieren und ihre Körpertemperatur so hochregulieren, dass die nasse Kleidung trocknet und der umgebende Schnee schmilzt.

Kälte passt aber auch ganz gut zu den beiden anderen Themen, die ja auf den ersten Blick die beiden pikantesten Bereiche sind, mit denen wir uns bisher beschäftigt haben. Aber schauen wir sie uns doch mal möglichst vorurteilsfrei an: Sowohl intensiver Sex als auch freiwillig erzeugter Schmerz und gerade die Kombination aus beidem führt über eine sehr starke Stimulation der körperlichen Empfindung zu teilweise massiv veränderter Wahrnehmung des Selbst und des Moments. Und auch wenn das für viele Menschen schwer vorstellbar ist, ist neben der erotischen Komponente und dem sehr speziellen Beziehungsgeschehen der Aspekt des veränderten Bewusstseins ein wichtiger Faktor in auf den ersten Blick rein sexualisierten Sadomaso-Kontexten. Manche Menschen erleben tiefe Ekstase und durchaus auch spirituelle Prozesse über den Weg der körperlichen Überstimulation. Und da habe ich noch nicht mal den Teil der tantrischen Praktiken angesprochen, die Sexualität mit einschließen. (Dazu später mehr.) Sex und Schmerz können uns durch ihre Unmittelbarkeit und Intensität an den Punkt bringen, an dem das Denken und der Geist nicht mehr im Mittelpunkt stehen und dadurch Platz für weniger kontrollierte Erfahrungen und Prozesse geschaffen wird, die näher an ganz grundlegenden Impulsen und Bedürfnissen sind. Ob man sich dafür mit Haken im Rücken von der Decke hängen lassen muss, ist letztlich wohl Geschmackssache, und der Übergang zu pathologischen Mustern ist, wie immer bei intensiven Prozessen, fließend. In milderer Form kann man ähnliche Erfahrungen sicher auch bei intensiven Massagen oder vergleichbaren, stark mit Körperkontakt verknüpften Aktivitäten machen. Ähnlich erleben manche Frauen übrigens auch den Prozess des Gebärens. Da, wo für viele nur Schmerz, Überlastung und Überforderung ist, finden manche Frauen in diesem extrem unsteuerbaren Prozess eine Form des Loslassens und der Hingabe, die freudvoll und geradezu ekstatisch sein kann. Das passiert eher dann, wenn der Geburtsprozess nicht durch medizinische Prozeduren und Abläufe durchgetaktet wird, sondern seinen natürlichen Weg gehen kann – so weit das eben möglich ist.

Neben diesen Formen der Bewusstseinsveränderung, die oft wenig formalisiert ablaufen und oft sehr in der Gestaltung des Einzelnen liegen, gibt es auch formalisierte Methoden der Manipulation des eigenen Bewusstseins. Der absolute Klassiker: Trance-Induktion über Klang. Wie schon in Kapitel 2 angedeutet, haben die meisten Menschen damit schon Erfahrungen gemacht.

Die Übergänge von Einfach-nur-Musik-Hören und Bewusstseinsveränderung durch Musik sind oft fließend. Allerdings gibt es eben auch Musikstile und Musikstücke, die speziell zur Trance-Induktion geschaffen worden sind. Gerade in Afrika und Asien gibt es starke Traditionen von Trance durch Musik. Entweder durch starke, gleichmäßige und repetitive Rhythmen, wie die einer Rahmentrommel oder sich wiederholende Phrasen in den Melodien, kommt es zum Eintritt in Trance, sei es bei den Zuhörern oder den Musizierenden. Trance meint hier einen veränderten Wachbewusstseinszustand, der je nach Kulturraum von unterschiedlichen Aspekten geprägt sein kann und verschiedene Intensitätsgrade erreichen kann. In traditionellen Kulturen bieten solche Musik-Trancen gerade Frauen eine Möglichkeit, für eine gewisse Zeit dem strengen Korsett gesellschaftlicher Vorgaben zu entkommen und sich jenseits der üblichen Normen zu bewegen. Gemein haben diese Trance-induzierenden Musikstile, dass sie durch ständige Wiederholung eine Automatisierung erreichen, die sie dann oft bewusst aufbrechen oder durch ausgelassene einzelne Schläge und Brüche in der Rhythmik den Bewusstseinszustand verändern. Die moderne elektronische Trance-Musik knüpft letztlich an althergebrachte Traditionen an und interpretiert sie zeitgemäß um. Moderne Varianten dieser Art, in Gruppen mit Klang-Trance-Erfahrungen auszulösen, sind Workshops, bei denen mit Bodypercussion, also dem Klopfen auf den eigenen Körper oder entsprechenden Perkussionsinstrumenten, gemeinsame Erfahrungsräume geschaffen werden. In stärker ritualisierten schamanischen oder neoschamanischen Kontexten finden sich Menschen in sogenannten Drum Circles, also Trommelkreisen, zusammen, um kollektive Trance-Erfahrungen zu schaffen.

Aber auch jenseits des Rhythmus als Instrument des veränderten Bewusstseins können Klänge trance- und traumnahe Zustände erzeugen. Gerade Klangfelder, die aus langgezogenen und ineinander verschränkten Tönen bestehen, wie sie z. B. in der Ambient Music verwendet werden, können sehr stark Einfluss auf Befindlichkeit und Bewusstseinszustand der Zuhörer nehmen – auch und gerade durch die oft lange Dauer und Ausführlichkeit der einzelnen Musikstücke. Hier wird oft bewusst auf Rhythmusinstrumente verzichtet und eine sehr langsame und fließende Grunddynamik gewählt, die es den Zuhörern ermöglicht, sich im Strom der Musik mittreiben zu lassen.

Andere moderne Varianten, mit Tönen Bewusstsein zu verändern, sind die Binauralen Beats[40], bei denen über Kopfhörer zwei sehr ähnliche, aber doch unterschiedliche Töne anhaltend über einen längeren Zeitpunkt eingespielt werden. Die beiden Töne werden im Hirnstamm aufgenommen und über verschiedene Verschaltungsstationen im Mittelhirn und Großhirn so miteinander verbunden und dort so synchronisiert, dass die Illusion eines Rhythmus entsteht, obwohl eigentlich zwei durchgehende Dauertöne vorliegen. Dieser Prozess beeinflusst das vegetative Nervensystem und kann sich auf Herzfrequenz und

Blutdruck, aber auch auf den Entspannungsgrad, die Aufmerksamkeit, Stimmung und die Suggestibilität, also die Beeinflussbarkeit von außen, auswirken. Es entsteht eine ruhigere, angstreduzierte Gestimmtheit. Die Auswirkung dieser Technik auf die Hirnströme kann im sogenannten Elektroenzephalogramm (EEG), einer Methode, bei der die neuronalen Aktivierungsmuster im Gehirn über die Ableitung am Schädel dargestellt werden können, gut nachverfolgt werden. Unter Anwendung von binauralen Tönen kann eine Synchronisation von Hirnwellen als körperlicher Entsprechung der Bewusstseinsveränderung nachgewiesen werden. Geführte Entspannungseinheiten, die nach dem Prinzip der Binauralen Beats funktionieren, findet man z. B. auf YouTube.

Mit der Stimme als Instrument der Bewusstseinsveränderung arbeitet man z. B. beim Bhakti-Yoga, einer aus der indischen Tradition in unseren Kulturkreis gekommenen Tradition, bei der ursprünglich die Hingabe an einen oder mehrere Götter durch die ständige Wiederholung von Mantren, also kurzen als heilig geltenden Wortfolgen oder Einzelworten, zelebriert wird. Diese Mantren werden entweder in Gedanken leise wiederholt oder gesprochen und gechantet, also gesungen. Der im Westen bekannteste Vertreter dieses Kirtan genannten Mantra-Gesangs ist der Amerikaner Krishna Das, der mit seiner Verbindung aus indischer und westlicher Musik vielen tausenden Menschen das oft sehr ekstatische Chanten von klassisch-hinduistischen Mantren nahegebracht hat. Auf Kirtan-Konzerten singt das Publikum im Wechselgesang mit den Künstlern und ist so Teil des Geschehens. Manche der Rezitationen einzelner Mantren können sich über 30 Minuten und länger hinziehen, und es ist beileibe nicht so, dass bei einer solchen Gelegenheit alle dröge auf ihrem Meditationskissen sitzen bleiben. Bhakti-Yoga ist die umfassende Hingabe und der Dienst an einem göttlichen Prinzip, dem die Ekstase als Form der Anbetung entgegengebracht wird.

Da wird also getanzt, geklatscht und laut mitgesungen, was das Zeug hält. Übrigens gibt es in der indischen Traditionen Bhakti-Ausrichtungen auf verschiedene Götter und deren Prinzipien hin, die sich ähnlich uneins sind wie verschiedene buddhistische Ausrichtungen untereinander oder Katholiken und evangelisch-lutherische Christen in unseren Breiten.

Zwischen Kirtan-Gesang und vielen Formen von spirituell orientiertem Yoga gibt es starke Verbindungen. Yoga war in Indien nie eine reine körperliche Übungspraxis, sondern verband immer Elemente von Spiritualität, Meditation und Bewusstseinsführung mit Reinigungsritualen, Lebensregeln und einer intensiven Körperschule, die aber vor allem dazu diente, den Übenden auf die geistigen Anteile der Praxis vorzubereiten. Elemente der Yogapraxis existierten wohl im antiken Indien schon vor 4000 Jahren, die ersten auch heute zugänglichen schriftlichen Zeugnisse stammen aus dem 4. Jahrhundert vor unserer Zeitrechnung. Damals beschrieb der Gelehrte Patanjali im *Yoga Sutra*[41] Yoga als die »Bestrebung, den Geist zu beruhigen«, eine Definition, mit der auch heute noch viel anzufangen ist. Andere Schriften sahen die Aufgabe des Yoga darin, die Trennung des Einzelnen vom großen Ganzen aufzuheben, also den Menschen wieder an das Göttliche anzubinden. Eine andere Vorstellung von Power-Yoga als bei uns im Fitnessstudio, oder? Die bei uns so weit verbreitete Form des körperorientierten Yoga ist das, was nach der Anpassung der alten indischen Traditionen und der Vermischung mit westlichen Ideen von Körperertüchtigung als Fusion verschiedener kultureller Strömungen entstanden ist. So ist der bei uns so beliebte Sonnengruß beileibe keine Jahrhunderte alte Bewegungsfolge, sondern entstand erst um 1920 an einem regionalen Fürstenhof. Vor diesem Wiederaufflammen des Yoga durch den Kontakt mit aufgeschlossenen Europäern und an Erhalt von Kulturgütern interessierten Intellektuellen und Adligen war Yoga über die Jahrhunderte ein gutes Stück weit Vergessenheit geraten. Es ist ein Trugschluss zu glauben, dass es seit 2500 Jahren eine starke und ungebrochene Yogatradition in weiten Teilen der indischen Bevölkerung gäbe. Praktiziert wurde wohl immer, aber zeitweise waren Yogaphilosophie und -praxis für viele traditionelle Inder sogar etwas Anrüchiges und blieb bestimmten Randgruppen vorbehalten. Dazu kommt, dass andere religiöse und spirituelle Gruppen jenseits des Hinduismus im Laufe der Zeit eigene Interpretationen der Yogalehren entwickelten. So z.B. die Sikhs im Punjab, an deren Traditionen das sehr New-age-lastige Kundalini-Yoga angelehnt ist, oder buddhistische Zen-Yoga-Praktiken, die sich wiederum von den hinduistisch geprägten Stilrichtungen in Philosophie und Ausführung unterscheiden. Gemein ist diesen Yogaströmungen, dass sie zwar alle in einer sehr alten Ausgangspraxis fußen, aber nicht für sich reklamieren können, in einer direkten Nachfolge dieser Praxis zu stehen – auch wenn einige das nur zu gerne tun würden.

In der westlichen Welt ist Yoga mittlerweile zu einem festen Bestandteil unserer Bewegungs- und Freizeitkultur geworden. Yogaschulen gibt es an jeder Straßenecke zwischen Rosenheim und Flensburg, und dank des Booms an Onlineyogakursen ist Yoga als Fitness- und Entspannungsprogramm inzwischen auch auf der letzten Alm praktizierbar. Viele Menschen, gerade Frauen, beginnen mit Yoga, um körperlich fitter und beweglicher zu werden oder Stress abzubauen. Meiner Auffassung nach bewegt schon die reine Praxis der bewussten Bewegung, unterstützt von achtsamer Atmung, das Bewusstsein mit dem Körper mit. Ideen wie Achtsamkeit und Präsenz im Jetzt sind mittlerweile praktisch Allgemeinplätze und erobern sich langsam einen festen Platz in unserem Alltag. Oft führt der Weg vom relativ simplen VHS-Yogakurs die Übenden hin zu komplexeren und tiefergehenden Praktiken, wie z.B. regelmäßige Meditation, und zu traditionelleren Yogaschulen wie dem Ashtanga-Yoga. Viele der

Yogapraxen enthalten auch Elemente, die darauf ausgelegt sind, gezielt in andere Bewusstseinszustände zu führen, z.B. über Atemtechniken wie Wechselatem oder – noch expliziter – über ekstatische Meditations- oder Bewegungsübungen, wie sie im schon erwähnten Kundalini-Yoga üblich sind. Der Hauptvertreter dieser Schule, der 2004 verstorbene Yogi Bhajan[42,43], ist ein gutes Beispiel für einen charismatischen, aber ethisch nicht einwandfreien Lehrer, wie sie in den stark auf Führungspersonen orientierten Yogarichtungen des 20. Jahrhunderts nicht selten sind. Heute, mehr als 15 Jahre nach seinem Tod, häufen sich die Vorwürfe sexueller Übergriffe und des Machtmissbrauchs durch den von vielen seiner Anhänger guruhaft überhöhten Lehrer.[44] Einem Feld, auf dem viele Ausbilder von ihren Schülern erwarten, dass sie ohne zu hinterfragen ihren Anordnungen folgen, um spirituelle Reifung zu erlangen, würde eine gute Mischung aus Hingabe und gleichzeitiger kritischer Stellungnahme einer zeitgemäßen Yogapraxis gut zu Gesicht stehen.

Aber auch ohne sich gleich einer strikten Denkschule zu unterwerfen, kann man aus den mittlerweile unzähligen verschiedenen Yogarichtungen viel für eine eigene Praxis der Zentrierung ziehen, die die beste Ausgangsbasis für jede Form der Arbeit im veränderten Bewusstsein ist – seien es eher evokative oder ekstatische Praktiken, also solche, die auf eine Verstärkung von Wahrnehmung und Gefühl ausgelegt sind, oder solche, die versuchen, eine möglichst große innere Ruhe und Ausgeglichenheit zu erzeugen, wie z.B. die Meditation.

Der Begriff Meditation leitet sich vom lateinischen Begriff für »nachsinnen« oder »Mitte finden« ab und lässt sich vielleicht am besten mit dem deutschen Wort »Innenschau« übersetzen. Geübt wird Meditation vermutlich schon sehr lange, die frühesten schriftlichen Hinweise dazu finden sich in den *Veden*[45], frühen heiligen Texten aus dem antiken Indien, die vermutlich 3500 Jahre alt sind.

Von *der* Meditation zu sprechen ist übrigens ziemlich irreführend. Meditation ist, ähnlich wie »Saft«, eine Überkategorie, unter der verschiedene Methoden und dahinterliegende theoretische Konzepte zusammengefasst werden. Und genau wie zwischen Bananennektar und Tomatensaft Welten liegen, ist das auch bei verschiedenen Formen von Meditation so. Es beginnt damit, dass es sowohl aktive als auch passive Arten von Meditation, also solche, die auf maximale innere und äußere Bewegungslosigkeit setzen (etwa die klassische buddhistische Leeremeditation), und Meditationen in Bewegung, wie z. B. Teile des aus China stammenden Tai-Chi. Aber auch in der Praxis des Zen-Buddhismus ist das stille Sitzen beileibe nicht die einzige etablierte Meditationsform. Es gibt Geh- und Bogenschießmeditationen, und auch die Gestaltung der berühmten Zen-Gärten ist Meditationspraxis, verbunden mit aktivem Tun, wobei die Ästhetik eine große Rolle in der Führung des Bewusstseinszustands hat.

Die passiven Meditationen haben gemeinsam, dass man in einer entspannten, aber aufgerichteten Körperhaltung, also meist im Sitzen, möglich bewegungslos in Ruhe verharrt. Die mentale Haltung, mit der man sitzt, unterscheidet sich jedoch je nach der inneren Haltung, die der Praxis zugrunde liegt. Jede Meditationsform legt ihren Schwerpunkt auf eine bestimmte Geisteshaltung, die die Übenden während der Praxis zu erreichen versuchen. Im Zen ist das Ziel oft, einfach nur zu sitzen, ohne dass sich der Geist an Gedanken, Ideen und inneren Bildern, die während der Meditation aufsteigen, festhält. Ein Hilfsmittel in diesem Prozess ist es z. B., die eigenen Gedanken wie Wolken wahrzunehmen, die man den Himmel entlangtreiben lässt, ohne sie festhalten zu wollen.

Die Vipassana-Meditation und die aus ihr abgeleiteten Formen stellen das aufmerksame Im-Moment-Sein in den Mittelpunkt, auch Achtsamkeit oder neudeutsch »Mindfulness« genannt. Andere Meditationstechniken stellen die Konzentration auf den Atem, einen Gegenstand oder ein Mantra in den Mittelpunkt, man spricht von Konzentrationsmeditationen. Statt den Geist leer werden zu lassen, drängt man die anderen Gedanken und Wahrnehmungen zurück, indem man sich voll auf einen Punkt fokussiert. Ganz lebendig wird es dann in einigen New-Age-Meditationsformen, wie sie z.B. die Osho-Bewegung entwickelt hat. Hier wird gehüpft, der Körper geschüttelt, wild getanzt und Gefühlen intensiv Ausdruck verliehen. Von Schreien, Lachen und Weinen ist alles dabei.

Zu den meditativen Schulen gehört auch das Tantra, denn entgegen unserer häufigen Annahme handelt es sich dabei nicht hauptsächlich um einen Weg, das eingeschlafene Sexleben wieder aufzupolieren, sondern um eine althergebrachte philosophische Denkschule, die aber im Gegensatz zu den meisten anderen nicht nur asketisch orientiert ist, sondern im Verlauf Sinnlichkeit und Sexualität als Teile der spirituellen Praxis mit einbezieht. Es geht viel darum, mit einer höheren spirituellen Wahrheit in Verbindung zu kommen, wobei die Verbindung mit anderen Menschen, eben auch in der Sexualität, zu dieser Verbindung beitragen soll. Aber beileibe nicht alle tantrischen Rituale und Konzepte sind von sexuellen Elementen bestimmt.

Bevor wir den Bereich der Meditationstechniken vorläufig verlassen, möchte ich noch eine Methode vorstellen, die erst durch die Verbindung von moderner Technik und Meditation möglich geworden ist: die Neuro-Meditation. Hier kommt nämlich das schon angesprochene EEG wieder zum Tragen: dieses Mal allerdings nicht, wie eben bei den Binauralen Beats, als reine Methode, um zu sehen, in welcher Form das Gehirn gerade angesprochen wird. Hier geht es in einem zweiten Schritt darum, die Darstellung der schneller oder langsamer werdenden elektrischen Hirnaktivitäten für den Meditierenden sichtbar zu machen. Je messbar langsamer der Rhythmus der aufeinanderfolgenden Hirnwellen, desto ruhiger auch subjektiv der Geist. Und das können sich die Übenden bei dieser Methode zunutze machen, um tiefere meditative Zustände zu erreichen. Wenn ich einen inneren Zustand technisch dargestellt bekomme und dann die Möglichkeit habe, meinen Bewusstseinszustand durch diese Visualisierung zu beeinflussen, spricht man von Neurofeedback. Ich tue etwas und erhalte in Echtzeit die Information, was meine Verhaltensänderung in meiner Hirnaktivität bewirkt, und kann mein Verhalten dann entsprechend anpassen oder die erfolgreiche Verhaltensstrategie beibehalten. Ein bisschen wie ein junger Hund in der Hundeschule durch das Feedback seines Besitzers lernt, ob das gerade von ihm gezeigte Verhalten erwünscht ist oder nicht. Ich kenne einige Menschen, die diese Methode der Meditation praktizieren und hellauf begeistert sind, wie tief sie mithilfe dieser Überprüfungsfunktion in meditative Zustände kommen können.

Und da wir schon beim Thema Technik und veränderte Bewusstseinszustände angekommen sind: Schon in den 1960er-Jahren gab es erste Versuche, mit sogenannten Dream Machines Einfluss auf das Bewusstsein zu nehmen.[46] Die damals konstruierten technischen Hilfsmittel waren nicht unbedingt komplex, aber durchaus effektiv. Alles was dazu benötigt wird, ist ein Plattenspieler, eine Glühbirne, etwas Zeichenkarton und ein Papiermesser: Der Karton wird zur Röhre rundgeklebt, symmetrisch eingeschnitten, sodass eine Fensterung entsteht, und auf den Plattenteller gestellt. Wenn man nun die Glühbirne von oben in die Papprӧhre hängen lässt und den Plattenspieler anstellt, kann man wirklich was erleben. Wenn man mit geschlossenen Augen vor der Dream Machine sitzt, lösen die Lichtblitze, die durch die Augenlider auf die Netzhaut fallen, relativ schnell innere Bilder und lebendige optische Halluzinationen aus. Letztlich funktionieren alle späteren sogenannten Mind Machines – also Geräte, die über eine spezielle Brille gepulste Lichtimpulse auf die geschlossenen Augen legen – und auch komplexere Konstruktionen, wie die computergesteuerte Lampe Lucia No. 3, nach dem gleichen Prinzip, wenn auch in unterschiedlicher Finesse der Aufbereitung und Darbringung. Grundlegend ist das Prinzip, dass die rhythmische Stimulation der Sehrinde durch das stroboskopartige Licht zu einer Veränderung der Hirnwellen führt. Die im EEG sichtbaren Veränderungen entsprechen spannenderweise in vielen Punkten den Veränderungen, die man nach der Einnahme einer psychoaktiven Substanz feststellen kann. Was da genau zu diesen Ähnlichkeiten führt, ist bisher noch nicht erforscht und stellt sicher eine sehr spannende Fragestellung für kommende Studien dar.

Verfahren wie die Lampe Lucia oder die Mind Machines eignen sich wie einige Atemtechniken zur Bewusstseinsveränderung, um erste Gehversuche im psychedelischen Raum zu wagen. Der Zugang ist niederschwellig, gerade bei den Stroboskoplampen ist hauptsächlich eine einzelne Sinnesqualität, nämlich die optische Wahrnehmung, von der Bewusstseinsveränderung betroffen. Man kann sich einmal einfühlen in das, was durch solche Impulse in einem ausgelöst werden kann, und hat doch die Möglichkeit, durch das Beenden der Stimulation schnell und kontrolliert wieder im Hier und Jetzt anzukommen. Eine Hightech-Variante dieser Veränderung von Bewusstsein stellen spezielle Virtual-Reality-Erfahrungen dar, die gezielt dazu designt und programmiert worden sind, um die optischen Qualitäten einer psychedelischen Erfahrung nachzuempfinden. Dabei werden über spezielle Virtual-Reality-Brillen komplexe, oft dreidimensional angelegte optische Inhalte eingespielt, die eine 360-Grad-Wahrnehmung der Darstellungen erlauben und so z. B. virtuelle Reisen in den Amazonas oder ins Weltall ermöglichen.

Für manche tieferen Zentren in unserem Hirn – gerade für solche, die für die emotionale Bewertung einer Situation zuständig sind – ist es egal, ob das, was wir sehen, real oder eine virtuelle Realität ist. Die Reaktionen sind gleich, auch wenn unser Großhirn es besser weiß und den anderen Hirnzentren zu verstehen gibt, dass das, was gerade wahrgenommen wird, eine Illusion ist. Gerade in den USA sind sehr interessante Projekte entstanden, die Erfahrungen ermöglichen, die nahe an denen unter dem Einfluss psychedelischer Substanzen sind, auch wenn die rein optische Stimulation vermutlich nie alle Facetten des psychedelischen Erlebens erspürbar machen wird und andere Hilfsmittel, wie z.B. Virtual-Reality-Handschuhe, die Berührung und Oberflächen simulieren können, noch in der Entwicklung befindlich sind.

Mittlerweile haben wir uns einige verschiedene Wege zur Bewusstseinsveränderung angesehen. Und Methoden, die ganz basale Körperempfindungen ansprechen, wie Hitze und Schmerz, über Rhythmus, Klang, Geistesübungen wie Meditation sowie technisch unterstützte Techniken wie das Neurofeedback und Yoga, das ja Meditation, Atemführung und Körperübungen verbindet.

Bevor wir uns den Atem als sehr wirkungsvolles Vehikel der Bewusstseinsführung intensiver ansehen, widmen wir uns dem Thema Körper und Bewusstseinszustand. Auch wenn die meisten von uns sich der Nichttrennung von Körper und Geist nicht dauerhaft bewusst sind, so ist es doch wichtig, sich damit auseinanderzusetzen. Es ist ja keineswegs so, dass unser Geist einen Körper besitzt oder umgekehrt. Wir Menschen sind Geist-Körper-Einheiten, in denen beide Anteile ständig über Mechanismen wie das Hormonsystem oder die Neurotransmitter aufeinander Einfluss nehmen. Ein gutes Beispiel dafür ist der Effekt eines Jodmangels in der Ernährung auf den Körper: Wenn ich meinem Körper zu wenig Jod zuführe, werden zu wenige Schilddrüsenhormone gebildet. Das hat dann eindeutige Auswirkungen auf den Körper: Gewichtszunahme, Empfindlichkeit gegen Kälte,

Verstopfung, trockene Haut und stumpfe Haare sind nur einige körperliche Symptome. Im Übergang zur psychischen Verfassung kommen dann Appetitlosigkeit, Müdigkeit und Libidoverlust dazu. Ganz auf der geistigen Seite sind Antriebslosigkeit und Depressionen zu erwarten. Wenn man jetzt ganz simpel Jod aus natürlicher oder medizinischer Quelle substituiert, sind alle Symptome rückläufig. Ein paar Stücke Alge können dann sowohl den Körper als auch die Psyche zurück ins Gleichgewicht bringen – wenn auch nicht kurzfristig, sondern erst nach dem Anlaufen der entsprechenden Stoffwechselprozesse. Unterschätzen wir also nicht die Verknüpfung der beiden Anteile unserer Geist-Körper-Einheit.

Genauso wie ein Mangel oder Überfluss an körperlichen Faktoren die Psyche und das Bewusstsein stark beeinflussen können, funktioniert das auch in der umgekehrten Richtung. Wenn wir hören, dass jemand an einem gebrochenen Herzen gestorben sei, ist das oft mehr als nur metaphorisch gemeint. Starke Emotionen können uns krankmachen oder heilen. Und genauso können wir durch bewusste Führung körperlicher Aktivität unseren Bewusstseinszustand beeinflussen. Das haben wir ja beim Yoga schon kennengelernt.

Auch der Zustand, den Läufer beim Runner's High erleben, ist oft ein deutlich veränderter Wachbewusstseinszustand – wir hatten es ja vorhin schon mal kurz angesprochen. Dieser Zustand beschreibt das Hochgefühl, das Ausdauersportler nach einiger Zeit der körperlichen Belastung, z. B. beim Joggen oder Radfahren, erleben können. Dabei kommt es durch eine kontinuierliche mittlere bis hohe Belastung des Organismus zu einer Freisetzung von körpereigenen Glücksbotenstoffen, sowohl den opiatähnlichen Endorphinen als auch Endocannabinioden, also den Substanzen, an deren Rezeptoren Cannabis – von außen zugeführt – wirkt.[47]

Der Körper setzt also Glücksbotenstoffe frei, die das Gefühl der Anstrengung lindern und dem Sportler das Gefühl geben, bis in alle Ewigkeit weiterlaufen zu können. Es entsteht ein Flow-Zustand, der mit einem hohen Maß freudvollen Empfindens und einem tiefen, mit Entspannung gekoppelten Zufriedenheitsgefühl einhergeht. Manche Sportler beschreiben sehr intensive Glücksgefühle, wohingegen andere die Intensität des Erlebens eher als störend zu empfinden scheinen. Bei den psychischen Mechanismen scheint eine hohe Fähigkeit zur Selbstmotivation wichtig zu sein. Neurophysiologisch findet man in diesem Zustand eine Abnahme der Aktivität in bestimmten Arealen des Frontalhirns, die mit der emotionalen Bewertung von Vorgängen zusammenhängen. Ähnliche Veränderungen finden sich auch unter der Wirkung vieler psychoaktiver Substanzen.

Aber nicht nur anstrengende, gleichförmige Bewegungsmuster führen zu veränderten Bewusstseinszuständen, auch verschiedenen Formen von Tanz können einen solchen Effekt haben. Während der langsame Walzer vermutlich relativ selten zu ausgeprägten Erfahrungen der Ekstase führen dürfte, haben es andere Tanzformen wirklich in sich. Der traditionelle Sonnentanz der Lakota[48] in der nordamerikanischen Prärie war ein über mehrere Tage andauerndes, hochanstrengendes Ritual, bei dem neben der Erschöpfung durch körperliche Belastung, Nahrungsverzicht, Durst und Schlafmangel auch Schmerz eine entscheidende Rolle spielte. Die Tänzer bohrten sich Holzpflöcke durch die Rückenhaut, die mit Schnüren an Bäumen festgebunden wurden.

Weniger martialisch geht es bei modernen ekstatischen Tanzveranstaltungen wie den 5Rhythms[49] zu, bei denen Tanz durch eine bestimmte Abfolge von Musikstücken mit verschiedenen Gefühlsqualitäten und Bewegungsintensitäten in Verbindung gebracht wird. Die in den Tanz gebrachten Qualitäten reichen von Chaos bis Ruhe und von Angst bis Mitgefühl. Eine solche

5Rhythms-Einheit dauert ungefähr eine Stunde und kann ganz schön intensiv werden – sowohl körperlich als auch bezogen auf die Gefühle, die dabei in Bewegung geraten können. Es gibt inzwischen viele Veranstaltungen, bei denen freier oder halbfreier Tanz eine Rolle spielt. Manche, wie das Biodanza, sind eher tanztherapeutisch ausgerichtet, wohingegen bei der Kontaktimprovisation die absichtslose Achtsamkeit in den Mittelpunkt gestellt wird und das spielerische Miteinander der Bewegung zu starken Flow-Erfahrungen im Kontakt mit dem Tanzpartner führen kann. Während man sich einen tanzenden Pfarrer weder in einer katholischen noch in einer evangelischen Kirche so wirklich gut vorstellen kann, sind in anderen Kulturkreisen religiöse Tänze und Bewegungsrituale durchaus verbreitet. In Südostasien hat die Kunst des Tempeltanzes eine lange Tradition, und in den afrikanischen Subsahara-Gebieten sind auch heute noch viele rituelle Tänze üblich, die zum Teil in tiefe Trance-Erfahrungen führen können. Die Glaubenssysteme, die diese Erfahrungen möglich machen, sind für Außenstehende oft nicht oder nur schwer nachvollziehbar, die Effekte aber teilweise sehr beeindruckend.

Mit dem Voodoo hatten wir uns schon befasst, jetzt fehlt noch der Blick auf den Schamanismus. Aber bevor wir ganz auf diese Schiene einschwenken, fehlen uns noch zwei körperorientierte Formen der Bewusstseinsveränderung. Ganz klar auf das Erreichen von Trance-Zuständen ausgerichtet ist der Drehtanz der Sufis, die ihrerseits als tanzende Derwische bekannt sind. Wer drehende Sufi einmal beobachtet hat, wird fasziniert sein von der Beständigkeit und Ausdauer, mit der sich die Praktizierenden dieser mystisch ausgerichteten islamischen Schule um die eigene Achse drehen. Bis zu 45 Minuten am Stück wirbeln sie im Kreis, die Aufmerksamkeit ganz auf innere Vorgänge gerichtet – gerade diese Fokussierung nach innen ermöglicht es ihnen, die Bewegung aufrechtzuerhalten, ohne aus dem Gleichgewicht zu geraten. Die Sufi-Philosophie ist heute fest mit dem Islam verknüpft, auch wenn es ihre Vorstufen wohl schon zu Lebzeiten des Propheten Mohammed und davor gegeben hat. Dies ist ein klassisches Beispiel dafür, wie neue religiöse Ideen in bestehende Denk- und Glaubenssysteme eingebaut werden.

Auch der christliche Glaube hat sich im Laufe der Jahrtausende immer wieder mit dem Gedankengut der Menschen, die mit ihm in Kontakt gekommen sind, verbunden und verändert. Eine moderne Methode der Trance-Erzeugung mit tiefen historischen Wurzeln sind die rituellen Körperhaltungen nach Felicitas Goodman[50], einer ungarisch-deutschen Kulturanthropologin, die den größten Teil ihrer Forschungskarriere in den USA absolvierte. Sie beforschte über mehrere Jahrzehnte Trance-Rituale in Mexiko und entwickelte aus der Zusammenschau historischer Artefakte und Überlieferungen sowie eigener Beobachtungen ein Set von Körperhaltungen, die in Zusammenhang mit einer rhythmischen Begleitung, z.B. auf einer Trommel oder Rassel, intensive Zustände des veränderten Bewusstseins bewirken können. Goodman testete diese von ihr gefundenen Körperhaltungen an einer Gruppe von Studierenden, die zuvor nicht wussten, worum es in dem Experiment gehen sollte. Es zeigte sich zum Teil sehr eindrücklich, dass sich mit bestimmten Haltungen ziemlich zuverlässig ähnliche innere Bilder und Wahrnehmungen erzeugen ließen – so z.B. das Erleben, zu einem Jaguar oder einer anderen Großkatze zu werden, wenn man eine bestimmte hockende Haltung einnimmt und – über eine längere Zeit in dieser Haltung verharrend – mit geschlossenen Augen tief ein- und ausatmet.

Von Felicitas Goodmans Jaguar ist es jetzt wirklich nur ein Katzensprung hin zum Schamanismus. Und damit sind wir bei der vermutlich ältesten institutionalisierten religiösen Praxis der Menschheitsgeschichte angekommen – bei einer, in der verändertes Bewusstsein eine tragende Rolle spielt. Archäologische

Funde weisen darauf hin, dass es in der Frühgeschichte der Menschheit auf dem ganzen Globus schamanische Traditionen gab. Von den Aborigines Australiens, den Bewohnern der sibirischen Tundra und des afrikanischen Kontinents bis hin zu Völkern in Süd- und Nordamerika finden sich Überreste dieses Erbes, deren Ursprünge in manchen Regionen vermutlich bis zu 70 000 Jahre zurückreichen. Der heute noch stark ausgeprägte sibirische Schamanismus[51] entstand vermutlich bei der Erstbesiedlung der weiten Tundragebiete vor ca. 20 000 Jahren. Ein sehr weit verbreitetes Kennzeichen der schamanischen Praxis ist das stellvertretend für die anderen Stammes- oder Familienmitglieder mit jenseitigen Kräften und Wesenheiten In-Kontakt-Treten des Schamanen oder der Schamanin, um Wissen oder Visionen zu erlangen, Heilung zu ermöglichen oder auch Schaden zuzufügen. Die animistische Weltsicht der schamanischen Traditionen beinhaltet eine Wahrnehmung der umgebenden Natur als beseelt, gerade Tieren und Naturformationen werden bestimmte Eigenschaften und Persönlichkeitscharakter zugeschrieben. Die meisten uns bekannten schamanischen Strömungen konzentrieren sich keineswegs auf die Nutzung von psychoaktiven Substanzen. Das Erreichen von verschiedenen Arten von Trance-Zuständen wird durch rituelle Handlungen eingeleitet, die oft erst durch die Anwesenheit eines Publikums an Kraft gewinnen.

Schamanische Bewusstseinsveränderungen lassen sich in drei Untergruppen unterteilen, die uns alle schon mal in anderen Kontexten begegnet sind: traumartige Zustände, ekstatisches Erleben und Besessenheit. Der Schamane bewegt sich je nach Intention und Anliegen in einem dieser Bewusstseinsräume und interagiert aus diesen Zuständen heraus mit dem zu heilenden Kranken oder den anwesenden Familien- oder Stammesmitgliedern. Die heute anzutreffenden Formen des Schamanismus unterliegen wie alle kulturellen Praktiken einem ständigen Wandel durch das Aufeinandertreffen mit anderen Glaubenssystemen und Weltanschauungen, sodass die bei uns oft romantisch angehauchte Annahme einer »reinen Lehre der edlen Wilden« leider als nicht haltbar betrachtet werden muss. Darauf, welche Konsequenzen die gesteigerte westliche Aufmerksamkeit für diese indigenen Praktiken hat, kommen wir später noch einmal zurück.

Wie angekündigt, möchte ich hier intensiver auf die Techniken des veränderten Bewusstseins eingehen, die mit gesteuerter oder verstärkter Atmung zu tun haben. Davon gibt es einige: Bereits in den 1960er-Jahren entwickelte der tschechische Psychiater Stanislav Grof, der zuvor sehr aktiv mit LSD gearbeitet hatte, ein aus Atemtechnik, emotional bewegender Musik und Körperarbeit bestehendes Verfahren, um nach dem Verbot der psychoaktiven Substanzen weiterhin Patienten und Klienten in veränderten Wachbewusstseinszuständen behandeln zu können. Dieses Verfahren nannte er Holotropic Breathwork (dt.: holotropes Atmen).[52] Während bei dieser bewusstseinsverändernden Atemtechnik keine genauen Anweisungen zur Veränderung des Atemmusters gegeben werden (die Teilnehmer werden lediglich aufgefordert, etwas tiefer und etwas schneller zu atmen), geben andere Schulen der Atemarbeit, wie das Rebirthing oder das Conscious Connected Breathwork, genauere Anleitungen zur Art des anzuwendenden Atemmusters.

Weitere Unterschiede sind die zugrundeliegenden Annahmen über die Art des Wirkmechanismus: Holotropic Breathwork und Transpersonal Breathwork wurzeln tief in den Konzepten der transpersonalen Psychologie[53], einer Denkschule, die versucht, spirituelle Erfahrungen und moderne psychologische Denkansätze zu verbinden und die vermeintliche Gegensätzlichkeit dieser Ausrichtungen zu versöhnen. Wie andere Arten der Atemarbeit zentriert sich auch das holotrope Atmen auf Prozesse, die dem Alltagsbewusstsein entzogen sind, da sie auf

Erfahrungen der frühen Kindheit oder der vorgeburtlichen Phase beruhen. Grof zufolge liegt die Wurzel vieler psychischer Störungen in einer ausbleibenden Verarbeitung traumatischer Geburtsprozesse, die sich auf sehr spezielle Weise bis in Erwachsenenalter hinein bemerkbar machen.

Ähnlich liest sich auch die Theorie hinter dem Rebirthing[54], einer Atemtechnik, bei der das Wiedererleben des eigenen Geburtsprozesses in den Mittelpunkt gestellt wird. Dabei handelt es sich allerdings um wissenschaftlich bislang nicht belegte und bestätigte Annahmen. Anbieter anderer Techniken, wie die der Conscious Connected Breathwork[55], argumentieren über den Ausgleich von Ungleichgewichten im Zusammenspiel zwischen Körper und Psyche, ohne die Rolle spiritueller Prozesse gänzlich auszuschließen. Der physiologische Wirkmechanismus all dieser intensiven Atemtechniken ist noch nicht abschließend beforscht. Eine gängige Annahme ist, dass es durch den Prozess des überstarken Atmens zu den Symptomen einer Hyperventilation kommt, also einem Abfall des Kohlendioxidspiegels im Blut, der zu einem Zusammenziehen der Gefäße im Gehirn führt und somit eine verminderte Durchblutung bestimmter Hirnareale bewirken könnte, die dann den veränderten Bewusstseinszustand auslösen.[56] Aber bisher war es nicht möglich, diese verminderten Blutflüsse in einer neurowissenschaftlichen Bildgebung darzustellen, da die nötige heftige Atembewegung dieser Methode eine saubere Erhebung im Scanner verhindert.

> Die Effekte der intensiven Atemtechniken sind erstaunlich und überraschend intensiv und stehen denen unter Einfluss von Psychedelika nur wenig nach.

Allerdings kann das auch zu Problemen führen. Neben den körperlichen Kontraindikationen wie Asthma, verschiedene Herzleiden oder Schwangerschaft gibt es auch psychische Ausschlussgründe. Genau wie bei der Einnahme psychoaktiver Substanzen können auch die angesprochenen Atemtechniken zu Nebenwirkungen und Komplikationen führen. Ausgeprägte Erregungszustände, eventuell auch Krampfanfälle oder psychotische Phasen sind möglich und machen es notwendig, die Eignung jedes Interessierten vor der Teilnahme an einem Breathwork-Workshop genau zu prüfen und im Zweifel von einer Teilnahme abzuraten.

Im Schnittfeld aus Bewusstseinsveränderung über den Atem und die Nutzung des transformativen Potenzials von Kälte liegt die Wim-Hof-Technik[57]. Der Niederländer Wim Hof kombiniert sehr intensive Intervalle von starker Atmung mit Phasen des Luftanhaltens und schafft es damit, sein vegetatives Nervensystem so stark zu kontrollieren, dass er, ohne Schaden zu erleiden, lange Zeiträume in Eiswasser stehen oder nur mit einem T-Shirt bekleidet Schneewanderungen unternehmen kann, ohne zu unterkühlen. Hier ist die Veränderung des Bewusstseins quasi Nebenprodukt der Steuerung des vegetativen Nervensystems. Diese Praxis erfreut sich aktuell zunehmender Beliebtheit und wird in Seminaren und Onlinekursen vermittelt. Selbst die 80-jährige Oma eines Freundes praktiziert jetzt jeden Morgen vor dem kalten Duschen Atemphasen nach Wim Hof.

Ebenfalls über eine Regulation des Nervensystems wirken Entspannungstechniken wie das Autogene Training[58] oder die Progressive Muskelentspannung nach Jakobson[59], die beide ihren festen Platz in unserem Medizinsystem gefunden haben und z. B. im Rahmen von Rehamaßnahmen oder in der psychosomatischen Medizin eingesetzt werden und sogar Kassenleistung sind. Autogenes Training gibt es schon fast seit einem Jahrhundert. Die Erstbeschreibung dieses Verfahrens erfolgte bereits 1926 durch den Berliner Psychiater Johannes Schultz, letztlich handelt es sich um eine Form der Selbsthypnose. Beim Autogenen Training für Anfänger erzeugt der Übende in sich selbst durch sogenannte Autosuggestionen Gefühle von Schwere und Wärme, die zu einer Muskelentspannung und Weitung der Gefäße führt. In den fortgeschrittenen Techniken geht es darum, ganz gezielt einzelne Organe und körperliche Prozesse durch diese Art der Selbststeuerung zu beeinflussen.

Die Progressive Muskelentspannung beruht auf einem anderen Prinzip: Hier wird die Entspannung erreicht, indem man zunächst eine intensive Anspannung einzelner Muskelgruppen herbeiführt und dann die Spannung aktiv und bewusst loslässt. Dieses Vorgehen führt zu einer tiefen Entspannung der Muskulatur und kann bei regelmäßiger Anwendung helfen, Schmerzen zu reduzieren, und auch zu einer Reduktion des allgemeinen Stresserlebens beitragen. Bei den Einsteigerkursen werden insgesamt 16 Muskelgruppen getrennt voneinander angespannt und dann bewusst entspannt. Bei einem höheren Erfahrungsgrad kann der gleiche Effekt auch durch das Ansprechen weniger einzelner Muskelgruppen erreicht werden. Bei diesem Verfahren gilt wie bei der Wim-Hof-Atemtechnik, dass Erkrankungen, die sich durch eine starke Erhöhung des Drucks im Körper verschlechtern können, eine Ausschlussdiagnose für diese Verfahren sind. Dazu gehören ausgeprägter Bluthochdruck, ein Krampfleiden sowie das Glaukom, der sogenannte grüne Star, da dieser mit einer Erhöhung des Augeninnendrucks einhergeht.

Mit diesem Schlenker über Verfahren, die über den Weg der Beeinflussung körperlicher Zustände auf das Bewusstsein einwirken, kommen wir zum Ende dieses Abschnitts zu den nichtpharmakologischen Verfahren der Bewusstseinsveränderung. Die Möglichkeiten, auf das Bewusstsein Einfluss zu nehmen, sind also vielfältig und unterscheiden sich nicht nur in ihrer Intensität und der Art, wie das Bewusstsein in Bewegung gerät, sondern auch im Zugang, über den auf das Bewusstsein Einfluss genommen wird. Mal sind physikalische Reize wie Wärme oder Berührung, mal körperliche Belastung oder akustische oder optische Reize verantwortlich für die Auslösung einer Bewusstseinsveränderung. Aber auch die Abwesenheit von Reizen, sei es durch bewusste Konzentration in der Meditation oder im Floating-Tank, führt zu veränderten Bewusstseinsräumen. Auch hier finden wir wieder eine Entsprechung des Schiebereglers, den wir im Gleichgewicht zwischen Ekstase und Enstase kennengelernt haben. Jede Bewegung weg von unserem persönlichen Nullpunkt kann uns in andere Gefilde bringen.

7 Light My Fire – Alkohol, Nikotin und Koffein

Nachdem wir uns jetzt so ausgiebig mit den Methoden beschäftigt haben, die ohne die Verwendung von Molekülen funktionieren, geht es in diesem und den folgenden Kapiteln nun um psychoaktive Substanzen. Wir werden uns nacheinander mit den verschiedenen Substanzklassen und Wirkmechanismen am menschlichen Organismus beschäftigen. Dabei gehe ich nicht nur auf mein Steckenpferd, die Psychedelika, ein, sondern gebe einen Überblick über alle in unseren Breiten relevanten Untergruppen von psychoaktiven Substanzen – und das sind mehr, als man gemeinhin denkt. Beginnen werden wir mit den Haushaltsdrogen Alkohol, Nikotin und Koffein. Nach einer Stippvisite zu den Antidepressiva und Antipsychotika sprechen wir über die sogenannten Tranquilizer oder Beruhigungsmittel, dann über Stimulantien wie Amphetamine und Kokain und die große und bekannte Gruppe der Opiate und Opiode. Dazu kommen dann noch Ketamin, Cannabis und seine synthetischen Verwandten und, last but not least, die klassischen Psychedelika wie LSD, Magic Mushrooms, Ayahuasca und 5-MeO-DMT.

Wir werden uns mit jeder einzelnen Substanzgruppe und vielen der einzelnen Substanzen auseinandersetzen. Ich werde versuchen, möglichst systematisch und verständlich an die Subthemen heranzugehen, ohne dass es für Nicht-Nerds langweilig wird. Ausgespart habe ich hier bewusst jene psychoaktiven Substanzen, die in unserem Kulturkreis keine große Rolle spielen,

z. B. Khat, Kratom, Salvia divinorum, den Fliegenpilz oder die Betelnuss. In anderen Regionen der Welt haben diese Pflanzen jedoch eine große kulturelle Bedeutung. Im Jemen oder Äthiopien sind die Khatblätter in der Backentasche genauso normal wie bei uns der Espresso in der Mittagspause. Vergleichbar ist das Kauen von Kokablättern in den Andenregionen ebenfalls als Gebrauch eines Alltagsgenussmittels zu werten und ist weder in Wirkung noch Funktion mit dem Ziehen einer Line Koks auf der Toilette der Frankfurter Börse vergleichbar.

Um Rahmen und Form dieses Buchs zu wahren, konzentrieren wir uns also auf die Klassen psychoaktiver Substanzen, die um uns herum üblich und verbreitet sind – was nicht bedeutet, dass ich das in allen Fällen gutheiße. Noch einmal: Ich mache hier keine Werbung für Drogenkonsum. Im Gegenteil, ich versuche Wissen und die Fähigkeit, Risiken richtig einzuschätzen, zu vermitteln. Es ist genauso unsinnig, zu glauben, dass weniger Menschen Drogen nehmen würden, wenn man das Thema tabuisiert, wie zu denken, dass es in Ländern ohne Sexualkundeunterricht weniger Teenagerschwangerschaften geben würde. Beides ist erwiesenermaßen nicht so – und wieder sind es spannenderweise vor allem die US-amerikanischen Bundesstaaten im Mittleren Westen, die für beides den statistischen Beweis liefern.[60,61,62] Meiner Auffassung nach gilt für die beiden Hot Topics Sexualität und Drogengebrauch letztlich die gleiche Grundregel: Drüber reden. Vom Kindergartenalter an. Altersgerecht und angemessen – nur so erreichen wir die notwendige Selbstverständlichkeit, die nötig ist, um einen wirklich unverkrampften und wissensbasierten Umgang mit diesen Themen zu entwickeln. Und der kann lebensrettend und unglücksverhütend sein, sowohl wenn es um Safer Sex als auch wenn es um Safer Use, also den risikobewussten Gebrauch von psychoaktiven Substanzen, geht (→Kap. 12).

Wir sahen bereits, dass man mit psychoaktiven Substanzen

all jene Substanzen meint, die in irgendeiner Art und Weise die Aktivität des zentralen Nervensystems herauf- oder heruntermodulieren. Also etwas wacher oder entspannter, schneller oder langsamer machen. Die allgemein verständlichsten Beispiele sind das »Hallo wach« nach dem Genuss von Kaffee und die wohlige Entspannung durch kleinere Mengen Alkohol – das klassische Feierabendbier, das nach einem langen Arbeitstag hilft, herunterzukommen und in den Freizeitmodus zu schalten.

Aber was genau machen denn nun diese Substanzen im Hirn? Ganz grundsätzlich gibt es mehrere verschiedene Arten, wie psychoaktive Moleküle auf neuronalen Strukturen wirken. Generell haben all diese Zugangswege zum Hirn mit Neurotransmittern zu tun: Neurotransmitter sind Botenstoffe, die im zentralen Nervensystem für eine Signalübertragung sorgen. Darunter versteht man die Weitergabe von Impulsen von einer Nervenzelle zur nächsten. Ohne die passiert nämlich – gar nichts. Wenn eine Information, z.B. ein Schmerzreiz von einer Nervenendigung irgendwo im Körper aufgenommen wird, wird ein elektrisches Signal ausgelöst, das entlang des Nervs in Richtung Rückenmark weitergeleitet wird. Hier kommt es zu einer ersten Signalübertragung vom Körpernerven in das zentrale Nervensystem, also die Einheit aus Rückenmark und Gehirn, die sozusagen unseren Zentralcomputer darstellt. Bis dir dein Hirn meldet, dass du dir den Finger verbrannt hast, passiert dann noch Einiges: Die Information wird über mehrere hintereinander geschaltete Nervenzellen durch verschiedene Schaltstationen des Gehirns geleitet, die neben der puren Wahrnehmung die Bewertung eines Impulses und die bewusste Steuerung der Reaktion ermöglichen.

Bleiben wir mal bei dem Beispiel mit dem Schmerzreiz. Wenn du einen zu heißen Pappbecher Kaffee hochhebst, passieren blitzschnell mehrere Dinge: Die schmerzempfindlichen Fasern in den Fingerspitzen werden aktiviert und senden das Signal »Schmerz« und eine Aussage zur Intensität Richtung Rückenmark. Hier erfolgt die Umschaltung auf die Nervenfasern des zentralen Nervensystems. Wenn der Schmerzreiz sehr stark ist, also z.B., wenn du statt des heißen Kaffeebechers eine heiße Herdplatte angefasst hast, erfolgt hier auf Rückenmarksebene schon eine blitzschnelle Schutzreaktion: Du ziehst die Hand weg, bevor dein Großhirn überhaupt mitbekommen hat, dass eine Gefahr bestand. Eine solche Schutzreaktion nennt man Reflex. Manchmal können wir einen solchen Reflex auch unterdrücken, wenn der auslösende Impuls nicht zu stark war. Du bekommst meistens die Chance, den Kaffeebecher kontrolliert hinzustellen, statt ihn einfach fallen zu lassen. Das liegt daran, das über mehrere Umschaltungen auf andere Nervenzellen die Informationen an mehrere andere Zentren weitergegeben werden, die für die bewusste Wahrnehmung, Bewertung und Steuerung der körperlichen Reaktion und der Erinnerungsbildung zuständig sind: Beim zweiten oder dritten Versuch weißt du, dass der Pappbecher heiß sein kann, und verhältst dich entsprechend.

Spannenderweise ist der zentrale Punkt der neuronalen Signalübertragung das Verwandeln elektrischer Impulse in chemische Signale und zurück in elektrische Impulse – die sogenannten Aktionspotenziale, die dann im Hirn zur Wirkung kommen. Um solche chemischen Impulse aufnehmen zu können, haben Nervenenden Andockstationen für bestimmte Botenstoffe, sie heißen Rezeptoren.

Letztlich beruhen alle Dinge, die von außen als Wahrnehmungen in unser System kommen, genau wie alle von unserem Nervensystem nach außen gerichteten Impulse – sei es etwas so Unbewusstes wie die Regulation von Durstgefühl oder etwas so Komplexes wie das Springen eines Doppelaxels beim Eiskunstlauf – auf einer Choreographie der durch die Botenstoffe ausgelösten Aktionspotenziale. Und damit nehmen die psychoaktiven Substanzen durch die Beeinflussung der Aktivität der Neurotransmitter direkten Einfluss auf das Bewusstsein. Es gibt nur eine Handvoll relevante Neurotransmitter – und manche psychoaktiven Substanzen setzen nur an einem dieser Botenstoffe oder auch nur einem ganz speziellen Rezeptor eines Neurotransmittersystems an. Andere hingegen treten mit mehreren verschiedenen Rezeptoren und Botenstoffsystemen in Kontakt. Das Wirkprofil der Substanzen hängt eben davon ab, an welchem Rezeptor die Substanz wie lange wie wirkt. Oft ist es so, dass eine Ähnlichkeit darin, wie eine Substanz an den Rezeptoren wirkt, eben auch mit einer Ähnlichkeit in der Reaktion des zentralen Nervensystems einhergeht. Dazu kommt, dass es für alle Substanzen einen spezifischen, also genau für diese Substanz typischen Zusammenhang zwischen Dosis und Wirkung gibt: Die Anzahl von Molekülen am Zielort im Nervensystem macht die Intensität der Wirkung aus – und manche Effekte treten erst ab einer sogenannten Schwellendosis überhaupt auf. Wenn weniger als diese Schwellendosis eingenommen wird, spürt man schlicht keinen Effekt. Je nach Substanz kann diese Schwellendosis sehr unterschiedlich hoch sein. Bei LSD reichen oft schon 15–25 Mikrogramm, um einen Effekt auszulösen, bei Cannabis liegt die Schwellendosis bei 25 Milligramm, also gut tausendfach darüber.

Genauso wichtig wie das Anfluten der Substanz im System ist der Abbau der Substanz durch spezialisierte Enzyme und Zerfallsprozesse. Wenn die Moleküle nicht verstoffwechselt und abgebaut oder mit der Zeit zerfallen würden, wäre ihre Wirkdauer sehr stark verlängert, wenn nicht, gar dauerhaft vorhanden. Dabei gibt es auch individuelle Unterschiede: Manche Menschen verstoffwechseln bestimmte Substanzen deutlich schneller, manche langsamer als andere.

Verfolgen wir einmal den Weg einer psychoaktiven Substanz

vom Zeitpunkt der Aufnahme in den Körper bis zum Zeitpunkt ihrer Ausscheidung: Der Einfachheit halber nehmen wir uns dazu mal eine Substanz vor, die einen relativ eindeutigen Interaktionspartner auf der Seite der Neurotransmitter hat: das Benzodiazepin Diazepam, vielen unter dem Markennamen Valium® bekannt. Diazepam gibt es bereits seit den 60er-Jahren des vergangenen Jahrhunderts. Es ist ein klassisches Beruhigungsmittel. Sein Wirkeintritt hängt stark von der Art der Anwendung ab. In die Venen gespritzt, wirkt es binnen Minuten, bei oraler Aufnahme dauert es deutlich länger, bis die volle Wirkung eingetreten ist. Es hat medizinisch eine große Bandbreite möglicher Einsatzgebiete. So dient es in der Psychiatrie zum Durchbrechen von Angst- oder Spannungszuständen, wird als Schlafmittel verwendet, hat eine muskelentspannende Wirkung und kann sogar epileptische Anfälle beenden. Wenn man sich das Spektrum der Therapieoptionen ansieht, kann man schon ahnen, dass da irgendeine Form von Dämpfung der neuronalen Aktivität eine Rolle spielen muss. Und so ist es auch: Diazepam wirkt am sogenannten GABA-A-Rezeptor. Dieses GABA-A ist der klassische hemmende Neurotransmitter im Gehirn. Wenn also Diazepam entweder über die Aufnahme durch die Magenschleimhaut, direkt durch Einspritzen in die Vene oder über einen anderen Aufnahmeweg wie die Nasen- oder Analschleimhaut in den Blutkreislauf gerät, wird es in der Leber in aktive Stoffwechselprodukte umgebaut, die dann aufgrund ihrer guten Fettlöslichkeit leicht die sogenannte Blut-Hirn-Schranke passieren können und dann an die quasi überall im zentralen Nervensystem verteilten GABA-A-Rezeptoren binden. Dort verändern die Diazepam-Stoffwechselprodukte die Struktur des Rezeptors an sich, was zu einer vermehrten Aktivierung dieser das Nervensystem hemmenden Rezeptoren führt. Für die Verstoffwechselung ist, wie gerade eben erwähnt, die Leber zuständig. In verschiedenen Schritten wird das Diazepam letztlich zweimal umgebaut: Im ersten Schritt entstehen die erwähnten aktiven Stoffwechselprodukte, im zweiten Schritt wird die Substanz in eine Form gebracht, die über die Niere unproblematisch ausgeschieden werden kann. Wir pinkeln die harmlos gemachten Reste einfach aus.

Noch ein Satz zur eben erwähnten Blut-Hirn-Schranke: Für unser intaktes Funktionieren als Körper-Nervensystem-Einheit ist es zentral wichtig, dass nicht alle Moleküle, die im Körper und gerade im Blut unterwegs sind, auch im Gehirn ankommen. Unser Gehirn reagiert unglaublich sensibel auf alle chemischen Reize, sodass es eine zuverlässige Barriere zwischen dem zentralen Nervensystem und dem restlichen Körper braucht, damit unser Hirn sich nicht einem Dauerbombardement gar nicht für es gedachter Reize und chemischer Impulse ausgesetzt ist. Diese Barriere ist die Blut-Hirn-Schranke. Dieser Filter in den Blutgefäßen des zentralen Nervensystems sorgt dafür, dass Nährstoffe ins Gehirn gelangen und Stoffwechselabfälle über das Blut wieder abtransportiert werden. Außerdem sollen fremde Moleküle und Krankheitserreger am Übertritt ins zentrale Nervensystem gehindert werden. Die Leichtigkeit, mit der eine psychoaktive Substanz die Blut-Hirn-Schranke überwindet, ist also ein Marker für ihre Wirksamkeit im Nervensystem.

Aber zurück zum eigentlichen Thema: Das Diazepam bringt also durch eine strukturelle Veränderung des Zielrezeptors selbst diesen dazu, seine Aufgabe etwas besser zu erfüllen als sonst: Mehr Aktivität des GABA-A führt zu einer Herabsetzung der Aktivierbarkeit der Nervenzellen – weniger elektrische Impulse werden ausgelöst und weitergeleitet. Es wird stiller im Hirn. Und das ist genau das, was bei einer Übererregung benötigt wird – unabhängig davon, welcher Art diese Übererregung der Nerven ist. Sei es durch Stress oder Angst, überhohe Muskelspannung oder – im krassesten Fall – durch einen kompletten Aktivitätssturm wie bei einem großen epileptischen Krampfanfall. Gerade da ist die Notbremse am zentralen Nervensystem durch die Benzodiazepine wirklich Gold wert – diesen Grad an massiver Überaktivität wie bei einem generalisierten Krampfanfall hält kein Hirn lange durch, ohne Schaden zu nehmen. Bei zu viel Spannung brennt die Platine durch.

Um ein tieferes Verständnis einer psychoaktiven Substanz zu entwickeln, reicht es allerdings beileibe nicht aus, den Stoffwechselweg und die Zielorte der Wirkung zu kennen. Ein ganz wesentlicher Faktor ist diesbezüglich das subjektive Erleben der Wirkung, also wie die Veränderungen im zentralen Nervensystem von der einnehmenden Person wahrgenommen werden.

Natürlich gibt es für jede Substanz sehr typische Wirkungen – die meisten Menschen werden berichten, dass Benzodiazepine sie ruhiger und entspannter machen. Aber auch da gibt es Abstufungen. Manche Menschen sind von der kleinsten Menge dieser Substanzen schon total »groggy« und schläfrig – andere merken davon auch nicht viel mehr als von Bachblüten-Gummibärchen. Nicht zu unterschätzen sind hier auch die Gewöhnungseffekte. Bei regelmäßiger Einnahme braucht es aufgrund einer Toleranzentwicklung schnell höhere Dosen, um die gleichen Effekte zu erreichen. Da droht dann auch eine Abhängigkeit. Und dann gibt es noch die Menschen, die trotz der ach so eindeutigen pharmakologisch dämpfenden Wirkung auf Benzodiazepine paradox reagieren und dann erst recht aufdrehen. Spannenderweise passiert das gerade dann gerne, wenn Menschen durch vorhergegangenen Sauerstoffmangel oder ein Trauma neurochemisch durcheinandergekommen sind – wir sehen das auf der Intensivstation regelmäßig, und diese Patienten sind dann gerade im Nachtdienst der Horror der behandelnden Ärzte und Pfleger, weil sie mit ihrer Unruhe und Verwirrung auch gegen lebensrettende medizinische Maßnahmen ankämpfen und sich z. B. Leitungen, über die kreislaufstützende Medikamente zugeführt werden, einfach aus den Gefäßen ziehen.

Doch zurück zur Benzodiazepinwirkung und wie sie zumeist beschrieben wird: Die Konsumenten geben an, ruhiger zu werden, weniger Angst und Unruhe zu empfinden. Die Wahrnehmung der Umgebung kann gedämpft und weniger intensiv sein. Der Muskeltonus ist herabgesetzt, was zu einem Gefühl der körperlichen Entspannung beiträgt. Infolge dieser Veränderungen wird aber auch die Reaktionsfähigkeit herabgesetzt, man wird weniger koordiniert, eine verwaschene Sprache ist häufig. Typisch für Diazepam ist auch die Selbstwahrnehmung als komplett nüchtern, während man, objektiv betrachtet, klar beeinträchtigt ist. Beschrieben wird auch eine Enthemmung – Menschen unter Benzodiazepinwirkung handeln oft mit weniger Rücksicht auf die soziale Resonanz ihres Tuns, gerade wenn es um die Erfüllung von als lustvoll empfundenen Impulsen geht. Da spielt auch die Sexualität mit hinein.

Und wie so oft ist an der Stelle der Übergang von Wirkung zu Nebenwirkung oder unerwünschter Wirkung fließend: Was der eine vielleicht noch als angenehme Dämpfung erlebt, empfindet der andere als maximal unangenehmes Außer-Gefecht-Sein. Dazu kommen dann die »echten« unerwünschten Wirkungen, wie verschwommenes Sehen, Schwindel, Gedankenabrisse und Erinnerungsverlust sowie bei höheren Dosen Lebensgefahr durch den Verlust des Atemantriebs (man vergisst schlicht, Luft zu holen) und schließlich den kompletten Bewusstseinsverlust – also Koma bis hin zum Atemstillstand und Tod durch Ersticken.

Auf den letzten Seiten haben wir beispielhaft an den Benzodiazepinen das theoretisch durchgespielt, was wir als Grundstruktur für die Betrachtung der anderen Gruppen psychoaktiver Substanzen nutzen können. Anhand einiger Kernfragen lässt sich ein relativ klares Profil der Substanzklassen erstellen:

- Was ist es für eine Substanz und seit wann kennen wir sie?
- Warum nutzen Menschen sie?

- Wo und wie wirkt sie im zentralen Nervensystem?
- Was sind die Wirkungen und Nebenwirkungen dieser Substanz in Körper und Psyche?

Entlang dieser vier Fragen werden wir uns gleich durch die verschiedenen Substanzklassen hangeln – aber zuvor möchte ich noch ein Thema komplettieren, das wir vorhin im Rahmen der Beschäftigung mit Diazepam bereits angerissen haben, eine Art Eine-Million-Dollar-Frage der Psychopharmakologie: Wie interagieren psychoaktive Substanzen eigentlich mit dem Nervensystem?

Wie erwähnt, führen alle Wege in das zentrale Nervensystem über den Umweg der Neurotransmitter und deren Rezeptoren. Darauf folgt die Übersetzung chemischer Signale in elektrische Impulse, die dann im Nervensystem wirken. Dabei gibt es verschiedene Punkte in der Entstehung der Signalerzeugung, an der die psychoaktiven Substanzen ansetzen können. Einer ist die im letzten Abschnitt beschriebene direkte Reaktion mit dem Rezeptor, der für die Signalweiterleitung zuständig ist. Da kann es z.B. über eine Dauerhemmung des zentralen Nervensystems dazu kommen, dass die Gesamtaktivität des Hirns und Rückenmarks heruntergefahren wird. Im Zweifel eben auch bis zu Atemstillstand und Koma. Halten wir also fest: Bindung an einen Rezeptor und darauffolgende Daueraktivierung können sowohl stark hemmend als auch stark aktivierend am zentralen Nervensystem sein. Die von außen zugeführten Stoffe geben sich dabei sozusagen als etwas anderes aus, als sie sind: Sie greifen an den gleichen Bindungsstellen an wie die eigentlichen sogenannten Liganden des Rezeptors. Diese Moleküle sollen eigentlich speziell und nur im richtigen Moment mit den Rezeptoren interagieren und diese an- und abschalten. Die von außen zugeführten Substanzen fungieren also wie ein Dietrich an einem Schloss und bringen zu Zeiten Signalkaskaden in Gang, zu denen die körpereigenen Botenstoffe gar keinen Auftrag gegeben haben.

Andere Substanzen interagieren auf andere Art und Weise mit den Neuronen: Die Auslösung eines Reizes passiert sehr oft dadurch, dass ein Botenstoff im sogenannten synaptischen Spalt ausgeschüttet wird. Dieser ist quasi das verbindende Element zwischen zwei Nervenzellen – nur wenn das Neuron vor dem synaptischen Spalt einen Botenstoff freisetzt, der vom Neuron hinter dem synaptischen Spalt aufgenommen wird, kann es zu einer Reizweiterleitung kommen. So wirkt z.B. das vorhin schon erwähnte MDMA. Es sorgt für eine verstärkte Ausschüttung von Serotonin aus den Speicherbläschen des Neurons vor der Synapse und dafür, dass die Wiederaufnahme in diese Speicherbläschen verlangsamt erfolgt. Der Effekt ist also, dass mehr Serotonin für einen längeren Zeitraum vorhanden ist und dadurch sehr starke Effekte im System entstehen. Wenn man weiß, wie Serotonin im Stoffwechsel eingebunden ist, lässt sich relativ leicht ableiten, was eine Überaktivität für Folgen haben wird – denn genau das ist es, was bei einer Einnahme von MDMA passiert.

Serotonin hatten wir ja im Zusammenhang mit dem Thema Depressionsbehandlung schon einmal erwähnt. Es ist ein sehr weit verbreiteter Botenstoff, sowohl im zentralen Nervensystem als auch im Magen-Darm-Trakt und im Herz-Kreislauf-System, und nimmt u.a. Einfluss auf Blutdruck und Herzfrequenz. Die Darmaktivität wird heraufgesetzt, es kann auch zu Übelkeit und Erbrechen kommen. Die Einflüsse auf Aspekte der Hirnchemie sind sehr vielfältig: Serotonin[63] reguliert maßgeblich den Schlaf-Wach-Rhythmus und ist für die Stimmungslage wesentlich mitverantwortlich. Es wirkt sich auf den Sexualtrieb aus, beeinflusst Schmerzwahrnehmung und Appetit. Aufgrund dieses Wirkprofils ist, wie schon angerissen, ein Therapieansatz bei Depressionen die Gabe von sogenannten Serotonin-Re-Uptake-Hemmern

(Serotonin-Wiederaufnahmehemmer oder kurz: SSRI), also Substanzen, die die Wiederaufnahme von Serotonin aus dem synaptischen Spalt verlangsamen. Dem aufmerksamen Leser wird das bekannt vorkommen, denn das haben wir eben beim Thema Wirkung von MDMA schon besprochen.

Es wäre aber wirklich viel zu einfach, Depression auf die Gleichung »zu wenig Serotonin gleich Stimmung mies« herunterzubrechen. Doch es ist definitiv ein Ansatzpunkt. Und in vielen Fällen kann eine Stabilisierung des Serotoninspiegels durch diese SSRI zumindest über die härteste Phase einer Depression hinweghelfen. Nur leider nicht zuverlässig für alle Betroffenen und oft mit schweren, sehr unangenehmen Nebenwirkungen, wie einem generellen Gefühl der Abgestumpftheit und Verlust des sexuellen Antriebs. Nach längerer Nutzung dieser Substanzen kann es zudem zu schweren Rückfällen in die Depression kommen, wenn man versucht, die Einnahme zu beenden – es entsteht eine psychische Abhängigkeit.

Jetzt sollte klarer sein, was die Wirkung von MDMA ausmacht: Es handelt sich quasi um eine Anti-Depression. Man ist emotional offener, euphorischer und körperlich bezogener. Man spricht hier von einer entaktogenen Wirkung, also einer Wirkung, die mehr in Kontakt bringt – mit sich selbst, den eigenen Gefühlen, aber eben auch mit anderen Lebewesen. Darüber, ob MDMA auch eine aphrodisierende, also sexuell anregende Komponente hat, scheiden sich die Geister in der Forschung übrigens[64] – sehr zur Verwunderung der vielen Paare, die seit den 80er-Jahren zumindest Teile der MDMA-Wirkung genau in diesem Sinne nutzen. Aber auch diese Substanz interagiert nicht nur mit einem einzigen Botenstoffsystem.

Ein weiterer wichtiger Wirkmechanismus des MDMA ist die Ausschüttung von Oxytocin, dem klassischen Botenstoff, wenn es um emotionale Bindung und Nähe geht. Das nicht nur beim Menschen, sondern bei allen Säugetieren. Und darüber hinaus:

Wenn man Oktopussen MDMA gibt – ich frage mich bloß, wer auf die Idee kam –, werden auch diese scheuen Einzelgänger plötzlich geradezu kuschelig und anhänglich gegenüber Artgenossen. (Wir streifen diese spannende Substanz nachher noch einmal als Kolibri unter den Stimulantien, deswegen können wir sie jetzt erstmal hinter uns lassen.)

Halten wir also an dieser Stelle also fest: Die beiden Hauptmechanismen der Wirkung von psychoaktiven Substanzen sind:

- Die Imitation des eigentlichen Botenstoffs am Rezeptor des Neurons. Das ist das, was ich als Dietrich im Schloss beschrieben habe: Ein gutes Beispiel ist die Wirkung von LSD am Serotonin-$5HT_2A$-Rezeptor, dem magischen Dreh- und Angelpunkt der psychedelischen Erfahrung auf pharmakologischer Ebene.
- Die erhöhte Freisetzung von Neurotransmittern in den synaptischen Spalt und die verminderte Wiederaufnahme in die Speichersäckchen: Beschrieben hatte ich diesbezüglich MDMA, ein weiteres Beispiel ist das Kokain, das im zentralen Nervensystem vor allem die Wiederaufnahme von Dopamin, in geringerem Umfang auch wieder die von Serotonin hemmt.

Nun haben wir die theoretische Grundlage gelegt und können uns jetzt mal der psychoaktiven Substanz zuwenden, mit der, statistisch gesehen, die meisten Menschen schon mal einen intensiven Rauschzustand erlebt haben: Alkohol, genauer gesagt: Ethanol. Dieses ziemlich einfache Molekül hat es in sich und kommt auch in unserer Umwelt immer wieder an Stellen vor, an denen wir es nicht erwartet hätten. Viele Mikroorganismen, Hefen und andere Pilze nutzen die enzymatische Umsetzung von Zuckern in Früchten oder Ähnlichem zur Energiegewinnung. In diesen Prozessen entstehen Kohlendioxid und Alkohole. Ich benutze hier ganz bewusst die Mehrzahl, denn leider entstehen oft bei unkontrollierten Gärprozessen nicht nur das als Trinkalkohol bekannte Ethanol, sondern auch das giftige Methanol und andere Fuselstoffe. Nicht umsonst nennen wir einen schlechten, billigen Schnaps also Fusel – zu Zeiten der Heim- und Schwarzbrennerei enthielten die Selbstgebrannten oft gefährlich hohe Mengen an Methanol und anderen giftigen Gärungsprodukten. In Irland ist es heute noch üblich, jedes Glas Potcheen, des auch heute noch legendären, aber seit 1760 offiziell verbotenen selbstgebrannten Schnapses aus Gerste, anzuzünden, um anhand der Flammenfarbe festzustellen, ob von dem Gebräu Lebensgefahr ausgeht. Methanol brennt nämlich mit einer grünen Flamme, während Ethanol gelb brennt. Und da liegen zwischen zwei Farbnuancen plötzlich Leben und Tod: Während Ethanol zwar auch ein Stoffwechselgift ist, aber in geringen Dosen gut von der Leber verstoffwechselt und dann über unschädliche Abbauprodukte relativ problemlos ausgeschieden werden kann, verwandelt sich Methanol durch den Umbau zu Stoffwechselprodukten wirklich in reines Gift: Nach einer mäßigen Rauschphase kommt es zu einer massiven Übersäuerung des Körpers durch die entstehende Ameisensäure, die dann zu Kopfschmerzen, Schwindel, Übelkeit und Erbrechen führt. Später kommt es zu einem nicht mehr umkehrbaren Erblinden und im schlimmsten Falle zum Tod durch Atemlähmung. Gerade aus Entwicklungsländern gibt es immer wieder Berichte von dramatischen Vorfällen, z.B. im Rahmen von Hochzeiten und anderen Feiern, bei denen aus Kostengründen Schnaps dubioser Herkunft ausgeschenkt worden ist – teilweise mit zig Todesfällen als Konsequenz. Das Gegengift ist übrigens – Ethanol. Um die Verstoffwechselung des Methanols zu verlangsamen, bekommen die Patienten Schnaps oder medizinische Alkohollösungen eingeflößt – so ist die Alkoholdehydrogenase, das alkoholabbauende Enzym in der Leber, so beschäftigt, dass die giftigen Methanol-Abbauprodukte nur langsam und über einen längeren Zeitraum hinweg entstehen. Manchmal ist Medizin verrückt.

Heutzutage gibt es auch die Möglichkeit, das betroffene Enzym über ein Medikament direkt zu hemmen, aber das ist eben eine relativ neue Errungenschaft. Historisch belegen lassen sich der Konsum und die Herstellung von alkoholischen Produkten übrigens seit mindestens 9000 Jahren – aus dieser Zeit stammen die frühesten archäologischen Belege, gefunden in einer Grabstätte in China.[65] Türkische Archäologen glauben mittlerweile aus ihren Funden ableiten zu können, dass dort schon vor 13000 Jahren Bier gebraut wurde, aber bewiesen haben sie das bis heute nicht.[66] Wein wird vermutlich seit 4000 Jahren hergestellt.

Über viele Jahrhunderte hinweg machten sich die Menschen zudem die desinfizierende Wirkung des Alkohols zunutze: Er tötet Keime ab und schützt so vor Krankheiten. Auch wenn man im Mittelalter noch nichts von Bakterien und ähnlichen krankmachenden Kleinstwesen wusste, war doch schon klar, dass Bier und Wein im Gegensatz zum oft verschmutzten Brunnenwasser deutlich bekömmlicher waren.

Aber warum trinken Menschen Alkohol? Schauen wir uns mal an, welche Prozesse er in unserem System auslöst. Stärker als bei anderen Substanzen ist die Wirkung von Alkohol dosisabhängig. Es macht einen riesigen Unterschied, ob ich eine Whiskey-Cola trinke oder die ganze Flasche Jim Beam leere. Und diese Unterschiede sind nicht nur quantitativ, also mengenmäßig verschieden, sondern auch qualitativ, also in der Art der Effekte unterschiedlich. Geringe Mengen Alkohol führen zunächst zu einer gehobenen Stimmung, Entspannung und weniger Ängstlichkeit. Mit zunehmender Menge treten diese eher als positiv erlebten Aspekte in den Hintergrund, und die schwierigeren Alkoholwirkungen, wie die körperliche und geistige Verlangsamung, Koordinationsstörungen und Aggressionen, treten in den Vordergrund. Es kommt, wie bei vielen psychoaktiven Substanzen, zu einer Verminderung der Risikoeinschätzungsfähigkeit. Unfälle und Auseinandersetzungen werden wahrscheinlicher. Bei einer weiteren Steigerung der Dosis sind die eher angenehmen Alkoholeffekte dann nicht mehr spürbar, es kommt zu Vergiftungssymptomen, die mit Bewusstseinseintrübung oder Bewusstseinsverlust, Übelkeit und Erbrechen einhergehen. Im schlimmsten Fall kann es zu einem tiefen Koma mit Atemstillstand kommen. Andere, eher unbekannte akute Folgen sind schwere Herzrhythmusstörungen, das sogenannte Holiday-Heart-Syndrom, oder auch ein akuter Leberzerfall durch die Überforderung des Abbaustoffwechsels und die lokale Einwirkung giftiger Stoffwechselzwischenprodukte.

Auch wenn die Symptomatik der Alkoholwirkung sich mit der zugeführten Dosis dramatisch verändert, ist der pharmakologische Mechanismus durchgehend gleich: Es kommt durch eine Aktivierung des GABA-A-Rezeptors (ja, der schon wieder) und eine Aufhebung der Aktivität eines weiteren Rezeptors zu einer Hemmung der Hirnaktivität. Zusätzlich wird ein weiterer wichtiger Rezeptor, der sogenannte NMDA-Rezeptor, durch Alkohol inaktiviert. Die Folge ist eine Abnahme der Impulsleitung vom Rückenmark hin zum Gehirn. Dieser Mechanismus wird u.a. für die typischen alkoholbedingten Erinnerungslücken verantwortlich gemacht. Bei chronischem Alkoholismus verursacht ein plötzliches Weglassen der Substanz eine Überaktivierung des NMDA-Rezeptors, was sich in den klassischen Entzugssymptomen Angst, Unruhe und Schlaflosigkeit niederschlagen kann.

Wie ja vermutlich jedem bewusst ist, der in unserem kulturellen Rahmen aufgewachsen ist, vertragen Menschen sehr unterschiedlich viel Alkohol. Da im körperlichen Umgang mit dieser Substanz die vorhin erwähnte Alkoholdehydrogenase (ADH) der Schlüssel zur Entgiftung des Körpers von Alkohol ist – denn letztlich geht es genau darum –, ist die Fähigkeit des Körpers, mehr und besser funktionierende ADH zu bilden, der Schlüssel zur Trinkfestigkeit. Grundsätzlich gilt: Frauen bilden weniger ADH als Männer. Deswegen vertragen sie oft objektiv weniger Alkohol und entwickeln bei gleichem Konsum früher schwere Folgeschäden wie eine Leberzirrhose als Männer. Die Genetik spielt auch eine relevante Rolle – es gibt Volksgruppen, gerade in Asien und bei den amerikanischen Ureinwohnern, die in ihrer genetischen Grundausstattung eine geringere Bildung der Alkoholdehydrogenase aufweisen. Das ist vielleicht dadurch bedingt, dass evolutionär ihre Vorfahren weniger mit vergorenen Früchten konfrontiert waren als Menschen in unseren Breiten. Dazu kommt, dass die Leber mehr ADH bildet, wenn sie häufiger mit der Aufgabe, Alkohol abzubauen, konfrontiert wird. Wie Eckhardt von Hirschhausen sagt: »Die Leber wächst mit ihren Aufgaben.« Und das ist beileibe keine gute Nachricht. Wenn ich immer mehr vertrage, bin ich dazu verleitet, auch immer mehr zu trinken.

Leider ist es eine Tatsache, dass Alkohol ein Zellgift ist. Physiologisch gesehen ist die Story vom bekömmlichen Glas Rotwein am Abend leider nur in sehr geringem Maße plausibel. Kleine Mengen Ethanol kann der Körper zwar gut entgiften, aber die Menge, bei der das wirklich ohne Kollateralschäden funktioniert, ist meist deutlich geringer als wir annehmen möchten: Für eine Frau von 1,65 Meter Körpergröße und 60 Kilogramm Gewicht ist schon das zweite kleine Bier täglich potenziell problematisch.

Der Übergang von gewohnheitsmäßigem Alkoholgebrauch zum chronischen Alkoholmissbrauch ist oft für den Betroffenen schwer wahrzunehmen. Und die Alkoholabhängigkeit ist neben der Nikotin- und Opiatabhängigkeit eine der fiesesten. Wenn ein chronisch Alkoholkranker beschließt, mit dem Trinken aufzuhören, kommt es zu sehr unerfreulichen Entzugserscheinungen: vom Zittern, Herzrasen und Erbrechen bis hin zu schweren entzugsbedingten Krampfanfällen. Zu diesen schweren körperlichen Symptomen kommen dann auch noch schwere psychische Entzugssymptome, mit massivem Konsumdruck (dem sogenannten Craving), Depressionen und manchmal auch schwersten Verwirrtheitszuständen, dem sogenannten Entzugsdelir. Ich habe schon erlebt, dass Patienten durch den Versuch, alleine eine Alkoholabhängigkeit zu entziehen, in Lebensgefahr geraten sind und trotz intensivmedizinischer Behandlung inklusive Beatmung und künstlichem Koma verstorben sind. Und ich spreche hier nicht von schwer vorerkrankten, alten Patienten, sondern von Männern in den Dreißigern, die tragisch ihr Leben verloren haben. Ich erinnere mich da besonders an einen Herrn mittleren Alters, der seiner Frau zum Hochzeitstag die Freude machen wollte, mit dem Trinken aufzuhören – und diesen Versuch leider nicht überlebt hat.

Es ist wirklich sinnvoll, Sucht als eine Krankheit aufzufassen – insbesondere, wenn es sich um Suchtsymptomatiken mit solch stark körperlicher Beteiligung handelt. Es gibt Substanzen, die im Nervensystem nach einer gewissen Gewöhnung quasi unersetzbar werden, z.B. Opiate. Haltungen und Äußerungen wie »Der Alki ist doch selber schuld! Hätte er halt mal nicht angefangen zu saufen!« werden den Menschen hinter Suchterkrankungen in keiner Weise gerecht. Und an dieser Stelle schließt sich der Kreis zu der eben gestellten Frage, warum Menschen Alkohol trinken: Viele Menschen suchen die Entspannung, die Gelöstheit und das wohlige Gefühl durch einen kleinen Schwips. Sie trinken quasi auf eine Befindlichkeit hin, die sie als positiv empfinden. Andere Menschen – und das sind eben oft die, die dann abhängigkeitsgefährdet sind – trinken, um von einer schwierigen oder unangenehmen Gefühlslage wegzukommen. Sie wollen weniger angespannt, depressiv, alleine oder unglücklich sein. Oft verwenden auch Menschen mit psychischen Erkrankungen wie Depression, Angststörungen oder Psychosen Alkohol und andere Substanzen, um sich quasi selbst zu behandeln – man spricht von Selbstmedikation. Das kann klappen, muss es aber nicht. Ein positives Beispiel für immer mal wieder gut funktionierende Selbstmedikation ist das Kiffen bei Erwachsenen-ADHS. Dieses Problem mit Aufmerksamkeit und Konzentration haben nämlich nicht nur Kinder vor der Pubertät, sondern immer wieder auch Erwachsene.

Bei Alkohol als Mittel der Selbstbehandlung würde ich jedoch von einem sehr hohen Risiko für die Entwicklung einer Abhängigkeit ausgehen. Im Normalfall plant kein Mensch, abhängig zu werden – es handelt sich dabei nicht um eine Entscheidung für den »Lebensstil Sucht«. Meistens geraten Menschen durch schwierige Lebensumstände, Traumata und seelische oder körperliche Schmerzen in eine Abhängigkeit von einer Substanz. Die Langzeitfolgen von übermäßigem Alkoholkonsum können verheerend sein und die Lebenserwartung der Betroffenen dramatisch senken. Statistisch verstirbt ein Alkoholkranker 20 Jahre vor seiner eigentlichen Lebenserwartung. Neben der Leberzirrhose, also einem vergiftungsbedingten Funktionsverlust der Leber, sind auch bösartige Tumore, Bluthochdruck, Diabetes und dauerhafte Schädigungen an Hirnstrukturen mit Entstehung einer typischen Form von Demenz typisch. Die Leberzirrhose wiederum führt durch einen Ausfall der körpereigenen Entgiftung zu einer Anhäufung von Ammoniak, die zum sogenannten Leberkoma mit folgendem Hirnödem und Tod führen kann. Dazu kommen ein erhöhtes Risiko für Schlaganfälle und Hirnblutungen sowie das erhöhte Risiko, im Rausch zu stürzen und sich lebensbedrohliche Verletzungen zuzuziehen.

Vielleicht stellt der eine oder andere Leser gerade angenervt sein Bier weg und fragt sich, warum ich in einem Buch zum Thema Bewusstsein so tief in die Abgründe von Sucht und

Krankheit hinabsteige. Nun ja – gerade bei den so einfach zugänglichen legalen Substanzen erachte ich es als dringend notwendig, ganz klar und eindeutig auch auf die Risiken und Komplikationsmöglichkeiten hinzuweisen. Einerseits weil ich es so erlebe, dass da in der breiten Bevölkerung viel an Information fehlt, und andererseits, weil zu einer ausgeglichenen Darstellung eben auch gehört, alle betrachteten Substanzen aus dem gleichen Blickwinkel und mit der gleichen Schonungslosigkeit ins Visier zu nehmen.

Das heißt natürlich nicht, dass jeder, der gerne mal ein Glas Wein oder Bier trinkt, dem Untergang geweiht ist. Genau wie bei allen anderen Substanzen gibt es immer einen Anteil an Nutzern, die es schaffen, in Maßen und ohne die Entwicklung einer Gewöhnung oder Abhängigkeit zu konsumieren. Selbst bei Heroin gibt es eine (dann jedoch relativ überschaubare) Gruppe Menschen, die ab und zu und ohne Abhängigkeitspotenzial Heroin spritzen oder schnupfen. Was sie jedoch nicht daran hindert, genau wie alle anderen in die Gefahr einer lebensbedrohlichen Überdosis zu kommen.

Zurück zum kontrollierten Gebrauch von psychoaktiven Substanzen: Ob der gelingen kann, hängt sowohl von den Möglichkeiten des Einzelnen ab, für sich gute und hilfreiche Entscheidungen zu treffen, als auch von den sozialen Normen und Gepflogenheiten, denen wir in unserem Umfeld begegnen. Wenn es als normal gilt, dass sich Jugendliche bis zur Alkoholvergiftung betrinken und sie von den Erwachsenen solche Verhaltensweisen schon von Kindheit an vorgelebt bekommen haben, dann ist es wirklich schwierig, eine andere soziale Norm dessen, was adäquater Alkoholkonsum ist, zu etablieren. Ein Teil des Problems ist auch, dass die Anzahl an Menschen, die Alkohol in einem ungesunden Maß konsumieren, in unserer Gesellschaft unglaublich hoch ist: Knapp 3,5 Millionen Menschen in Deutschland betreiben entweder Alkoholmissbrauch oder sind alkoholabhängig. Zum Vergleich: In Deutschland leben aktuell ca. 72,5 Millionen Menschen über 14 Jahre. Das heißt, dass statistisch jeder 20. Mensch im Alter von 15 bis 110 einen kritisch zu wertenden Alkoholkonsum betreibt.

Da reicht es dann halt nicht, in der Schule ein paar Unterrichtseinheiten zur Gefährlichkeit von Alkohol und anderen Drogen abzuhalten. Es braucht letztlich einen offenen gesamtgesellschaftlichen Diskurs zu dem Thema. Es gibt durchaus wissenschaftlich evaluierte Programme und Projekte, die erwiesenermaßen positiven Einfluss auf den Alkohol- und Drogenkonsum von jungen Menschen zeigen. Leider wird diesen Programmen weiterhin viel zu wenig Platz in den Schulen eingeräumt, und ihre Finanzierung ist oft nicht sichergestellt. Da wäre viel mehr zu holen, wenn man die vorhandenen Möglichkeiten wirklich nutzen würde.

Die andere voll in unserem Sozialleben integrierte Suchtdroge ist Nikotin. Auch wenn das Rauchen von Tabak heute schon nicht mehr ganz so weit verbreitet ist wie noch zu meinen Teeniezeiten, ist Tabakabhängigkeit immer noch die gesellschaftlich akzeptierteste Form der Drogenabhängigkeit. Die Zigarettenpause ist quasi der Inbegriff der Restfreiheit eines Arbeitnehmers – quer durch alle Gesellschaftsschichten. Dabei hat das Gemeinsam-in-der-Kälte-Stehen auch klar eine soziale Funktion: Da wird Klatsch ausgetauscht, es werden Allianzen geschmiedet und Freundschaften besiegelt – die Glutspitze der Zigarette als Hort der sozialen Wärme. Die Substanz, die bei der Tabakverbrennung freigesetzt wird, ist Nikotin. Dabei handelt es sich um eines von mehreren Alkaloiden aus der Tabakpflanze, einem Nachtschattengewächs, das ursprünglich sowohl auf beiden amerikanischen Kontinenten als auch in Australien beheimatet war. Diese Alkaloide sind alle im Grundsatz bei jeder Aufnahme giftig und dienen zur Verteidigung gegen Fressfeinde – sowohl Säugetiere als auch und gerade Insekten. Nikotin ist also ein Nervengift, dessen Eigenschaft, in kleinen Mengen das vegetative Nervensystem anzuregen, wir uns für unsere Zwecke zunutze machen. Auch hier gibt es dosisabhängig unterschiedliche Wirkungen auf den menschlichen Körper. In geringen Mengen wirkt es stimulierend, in mittleren Dosen eher entspannend. In hohen Dosen blockiert es die Reizweiterleitung im vegetativen Nervensystem und kann zu schweren Vergiftungssymptomen führen: zu kalten Schweißausbrüchen, Herzrasen, Krampfanfällen, Atemlähmung und Tod.

Die meisten Menschen suchen den Kick, den sie unter dem Einfluss geringer Mengen Nikotin erleben: Es kommt zu einer verstärkten Ausschüttung von Adrenalin, Dopamin und Serotonin – alles Botenstoffe, die dem Hirn eine Steigerung der Aktivität vermitteln. Man ist blitzschnell wacher, klarer und konzentrierter. Zudem spürt man weniger Hunger, ist geistig leistungsfähiger, und die Stimmung wird aufgehellt. Klingt doch eigentlich nach einem super Stoff. Dumm nur, dass die eben beschriebenen Wirkungen schon binnen weniger Minuten wieder rückläufig sind und durch die Ausschüttung von Dopamin zusätzlich eine Verstärkung des Cravings (der Konsumdruck, also das starke Verlangen, eine Substanz schnell nach dem Ende der Wirkung wieder einzunehmen) ausgelöst wird. Diese Dynamik aus schnellem Anfluten der Substanz im Gehirn, weil es geraucht wurde, der Dopaminausschüttung und dem raschen Abfluten der Substanz macht Nikotin regelrecht zu einer Suchtfalle.

In dem Punkt ist Nikotin übrigens ein starkes Beispiel für einen weiteren grundlegenden Mechanismus im Zusammenhang mit psychoaktiven Substanzen und deren Suchtpotenzial: Je schneller eine Substanz im Gehirn »kickt«, desto größer ist die Gefahr, abhängig zu werden. Wenn eine Substanz schnell im Hirn ankommt und dort eine starke Reaktion auslöst, spricht man von einem Wirkungspeak, also einer Wirkspitze. Und genau wie bei einem steilen Berggipfel geht es dann zumeist auf der anderen Seite mit der Wirkung auch wieder steil bergab. Um das Gefühl wieder zu erleben, muss man sehr schnell wieder nachlegen. Und gemeinerweise kommt es eben auch hier schnell zu Gewöhnungseffekten, sodass man für die gleiche Erfahrung nicht nur ständig nachlegen, sondern die Dosis eben auch steigern muss. Dieses Prinzip gilt nicht nur bei Nikotin, sondern bei allen Substanzen. Die Schnelligkeit der Aufnahme wirkt sich maßgeblich auf den Wirkungspeak aus und sorgt für verschiedene Abhängigkeitspotenziale, auch schon bei der gleichen Substanz.

> Generell kann man sagen, dass Rauchen und intravenöses Spritzen die steilsten Peaks verursachen, gefolgt von Schniefen, also der Substanzaufnahme durch die Schleimhäute. Die Aufnahme über den Verdauungstrakt, also durch Essen oder Trinken von psychoaktiven Substanzen, folgt mit einigem Abstand.

Ein Beispiel für die unterschiedliche Wirkweise und das unterschiedliche Abhängigkeitspotenzial durch die Art der Aufnahme ist Methamphetamin. Heute vor allem als Crystal Meth bekannt und gefürchtet, ist es beileibe kein Phänomen unserer Zeit. Das bereits 1921 in Japan patentierte Amphetaminderivat war die Lieblingsdroge Nazi-Deutschlands. Es wurde u.a. in Form von Pervitin-Tabletten, auch »Fliegerschokolade« genannt, an Soldaten verteilt, um der Wehrmacht im Blitzkrieg einen strategischen Vorteil zu verschaffen. Das Wirkungsprofil machte es dafür ideal: Es steigert die körperliche Leistungsfähigkeit und das Selbstwertgefühl, dämpft Angst und Hungergefühl und macht zum Teil aggressiver. Ohne diese Pillen wäre der rasend schnelle Vorstoß der Deutschen in Polen und Frankreich vermutlich nicht möglich gewesen. Die Einnahme von Pervitin war damals extrem weit verbreitet, viele betroffene Soldaten bettelten aus der Kriegsgefangenschaft praktisch um die Zusendung von Pervitin-Tabletten aus der Heimat, darunter z.B. auch Heinrich Böll. Denn abhängig macht das Teufelszeug natürlich auch, wenn man es als Tablette schluckt – wenn auch nicht ganz so schnell und gründlich wie in den neueren, aggressiveren Anwendungsformen.

Heute wird Crystal Meth meistens geraucht, gespritzt oder geschnupft. Während die meisten Verläufe von Abhängigkeitserkrankungen, z.B. bei Heroinabhängigkeit, über viele Jahre und Jahrzehnte gehen können, sind die meisten der heutigen Crystal-Meth-Abhängigen nach wenigen Jahren körperlich und geistig am Ende. Sie magern sehr stark ab, leiden an Magengeschwüren, Herzrhythmusstörungen und verlieren oft alle Zähne. Dazu kommen häufig paranoide Wahnvorstellungen und Körperhalluzinationen, wie das Gefühl, dass einem Parasiten unter der Haut laufen. Pervitin hingegen war auch nach dem Zweiten Weltkrieg durchaus weit verbreitet und wurde erst 1988 vom Markt genommen. Ein älterer ärztlicher Kollege erzählte mir, dass er und andere Assistenzärzte bis in die 1970er-Jahre hinein in harten Nachtdiensten noch ganz selbstverständlich Pervitin aus dem Stationsbestand eingenommen haben, um leistungsfähig zu bleiben. Schwerstabhängig wurden dadurch wohl doch nur wenige.

Bei Nikotin sieht das faktisch anders aus. Es gibt kaum eine Substanz, die so schnell wirkt und abhängig macht wie Nikotin. Es sind exakt sieben Sekunden vom ersten Zug an der Zigarette bis zu den ersten nachweisbaren Ausschüttungen von Neurotransmittern im Gehirn. Da kommt selbst Crack nicht mit, wie wir später noch feststellen werden.

Beim Rauchen ist übrigens das Nikotin gar nicht das gesundheitliche Hauptproblem: Wenn man beim Rauchen wirklich nur reines Nikotin aufnehmen würde, wäre der körperliche Schaden viel geringer. Das eigentliche Problem sind die vielen anderen chemischen Verbindungen, die beim Rauchen inhaliert werden. Da sind u.a. Kohlenmonoxid, Ammoniak, Schwermetalle wie Cadmium, Benzol und sogar radioaktives Polonium in kleinen Mengen im Spiel. Viele dieser Substanzen sind auf die eine oder andere Art und Weise Zellgifte – und der Grund, warum die Liste an Folgeerkrankungen durch regelmäßigen Tabakkonsum so lang ist. Das geht von Krebs in allen Körperteilen, an denen der Rauch oder später die Abbauprodukte im Körper vorbeikommen – also Rachen, Kehlkopf, Lunge, Magen, Niere und Blase –, über Lungenemphysem und Raucherhusten bis hin zu Verengungen der Herzkranzgefäße, Schlaganfällen und dem berühmten Raucherbein. Dass Rauchen schwere gesundheitliche Schäden verursacht, weiß mittlerweile eigentlich jeder – und doch ist die psychische Abhängigkeit vieler Raucher so groß, dass sie es nicht schaffen aufzuhören.

Die Konzepte der Rauchentwöhnung reichen von Nikotinersatzprodukten wie Kaugummis und Sprays über Verhaltenstherapie und Hypnose. Keine dieser Methoden führt besonders sicher dazu, dass Menschen das Rauchen wirklich dauerhaft einstellen. Ähnlich wie beim Alkohol sind Rückfälle sehr häufig und schwer zu verhindern. Wie schon angedeutet, könnten auch da Therapien unter Anwendung von Psychedelika in Zukunft eine Rolle spielen.

Nach dieser »harten Kost« folgt nun die Beschäftigung mit einer etwas weniger dramalastigen Substanz: Koffein, die Leib- und Magendroge aller High Performer, liebevoll »das Kokain des kleinen Mannes« genannt. Ähnlich wie Nikotin ist Koffein ein Alkaloid mit anregender Wirkung. Es kommt in den Blatt- und Samenteilen verschiedener Pflanzen vor. Neben der Kaffeebohne sind das die Blätter der Tee- und Matesträucher sowie die Samen des Guaraná-Strauches. Ich ahne, dass viele nun denken, dass die letztgenannten Pflanzen doch andere stimulierende Stoffe als Koffein enthalten. Teein, Guaranin und Matein existieren jedoch chemisch nicht als unabhängige Subtanzen, es sind alle Koffeinderivate, also Koffeinableger.

Wenn wir uns den Wirkmechanismus von Koffein im Nervensystem anschauen, treffen wir dieses Mal auf keinen unserer alten Bekannten unter den Neurotransmittern. Koffein blockiert den sogenannten Adenosinrezeptor und verhindert dadurch das Andocken dieses Botenstoffs. Adenosin ist so etwas wie eine eingebaute Bremse im Nervensystem. Es ist kein typischer Neurotransmitter in dem Sinne, dass es vom Körper als Signalstoff produziert wird. Vielmehr ist es ein Abfallprodukt energiereicher Stoffwechselprozesse im Körper. Wenn also viel Adenosin anfällt, signalisiert das Andocken dieses Stoffes an die entsprechenden Rezeptoren dem Körper, es doch etwas langsamer angehen zu lassen, da gerade doch schon so viel Aktion geleistet worden ist. Also etwas runterfahren, bitte! Das Koffein am Adenosinrezeptor verhindert aber das Eingehen dieser Botschaft im zentralen Nervensystem. Es erfährt schlicht nicht, dass bereits so viel energiefordernde Arbeit geleistet worden ist, und verlangsamt seine Tätigkeit nicht. Die spürbaren Wirkungen bestehen einerseits in einer direkt wahrgenommenen kognitiven Anregung, andererseits wird indirekt auch die anregende Wirkung auf den ganzen Körper als belebend empfunden. Hier kommt es zu einer Erweiterung der Bronchien, einer Steigerung der Herzfrequenz und einer verengenden Wirkung auf die Blutgefäße. Man spricht von einer stimulierenden Wirkung und nennt die ganze Gruppe so oder so ähnlich wirkender Substanzen dann auch: Stimulantien. Bei Koffein in alltagstypischen Dosen wie ein paar Tassen Kaffee am Tag haben wir letztlich nur eine anregende Wirkung, in hohen Dosen kann es aber schon ganz gut zur Sache gehen. Es kommt zu stressähnlichen Reaktionen mit starkem Herzklopfen und Unruhezuständen.

Koffein ist in unserem Alltag eine Selbstverständlichkeit. Am Espresso nach dem Mittagessen oder dem Caffè Latte im Parkcafé führt für die meisten von uns kein Weg vorbei. Und auch wenn Kaffee überall erhältlich ist und Vergiftungen selten auftreten, sollten wir uns darüber im Klaren sein, dass es sich dabei um einen hochpotenten pharmakologischen Spielpartner handelt. So ist z.B. reines Koffeinpulver zwar frei verkäuflich, aber überhaupt nicht harmlos. Ein Kollege aus dem Rettungsdienst erzählte mir erst kürzlich kopfschüttelnd, dass er als Rettungssanitäter bei einem dramatischen Einsatz dabei war: Eine junge Frau hatte einen Esslöffel eines weißen Pulvers eingenommen, das sie wohl fälschlicherweise für Vitamin C gehalten hatte. Leider war es jedoch reines Koffein, das in dieser hohen Menge zu nicht behandelbaren Herzrhythmusstörungen führte. Trotz aller Bemühungen durch den Rettungsdienst verstarb sie auf dem Weg ins Krankenhaus an nicht kontrollierbarem Kammerflimmern. Merke: Nicht alles, was frei verkäuflich ist, ist automatisch harmlos – das gilt auch und gerade für Nahrungsergänzungsmittel, ich könnte da durchaus noch einige weitere Beispiele anführen.

Bei regelmäßigem Kaffeekonsum steuern die Nervenzellen übrigens gegen: Sie »merken« sozusagen, dass das Adenosin-Brems-Signal ausbleibt und bilden einfach vermehrt Adenosinrezeptoren an den Nervenzellen aus, sodass es wieder zu einem Andocken des Adenosins kommt und die entsprechende Herunterregulation des zentralen Nervensystems eingeleitet wird. Und das geht schnell, bereits nach wenigen Wochen starkem Kaffeekonsum haben die Nervenzellen ihre Gegenmaßnahmen eingeleitet.

Beim Kaffeetrinken wirkt mit Sicherheit auch der Placeboeffekt. Dieser ist ein Phänomen, um das man bei der Beschäftigung mit dem menschlichen Bewusstsein nicht herumkommt. Den Begriff haben die meisten Menschen sicher schon mal gehört. Meist aber eher so diffus und mit einem leichten Stirnrunzeln. Placeboeffekt meint nicht eine eingebildete Wirkung oder etwas in der Art. Placebo kommt aus dem Lateinischen und lässt sich mit »Ich werde gefallen« übersetzen. Der damit beschriebene Effekt meint einen positiven Effekt auf die Gesundheit, der durch die Gabe eines Scheinmedikamentes erreicht wird. Beispiel: Ich gebe einem Patienten eine blaue Zuckerpille, suggeriere ihm aber, dass es sich dabei um ein wirksames Schmerz- oder Schlafmittel handelt. Wie das funktioniert? Einer der Erklärungsansätze ist, dass der psychosoziale Kontext, also in dem Beispiel das Vertrauen in die Arzt-Patient-Beziehung, die Rolle des Wirkstoffs übernimmt. Nein, das sagt nicht aus, dass die Wirkung nur eingebildet ist – unser Hirn ist zu so phantastischen Loopings in der Lage, dass ein solcher psychosomatischer Wirkimpuls in unserer Neurochemie in die Ausschüttung von hochwirksamen Botenstoffen umgemünzt wird. Es kommt zu einer Ausschüttung von körpereigenen Opioiden, die z.B. eine starke Wirkung als interne Schmerzmittel und Beförderer von Wohlbefinden haben. Studien haben nachweisen können, dass die Gabe von Substanzen, die die Wirkung von Opiaten im Körper blockieren, den Placeboeffekt komplett aufheben können. Ich finde das faszinierend – die Selbstheilungskräfte unseres Körpers sollten nicht unterschätzt werden.

Placebos wirken nicht bei allen Menschen gleich gut, aber etwa ein Drittel der Patienten profitieren von der Gabe solcher Placebos. Man kann darüber diskutieren, ob es ethisch richtig ist, dem Patienten mithilfe von Zuckerpillen Therapie vorzuspielen – aber gerade, wenn die eigentlichen Mittel wie Opiate viele Probleme und Nebenwirkungen mit sich bringen können, erscheint mir ein solches Vorgehen komplett legitim.

Das Gegenstück zum Placebo ist übrigens das Nocebo, übersetzt: »Ich werde schaden«. Es sind also negative gesundheitliche Folgen nach dem Kontakt mit einem eigentlich unschädlichen Wirkstoff, vermittelt durch die Erwartungshaltung, dass dieser chemische Stoff oder andere einwirkende Kräfte sich schädlich auswirken könnte. Ein Beispiel sind erlebte Gesundheitsstörungen durch einen eigentlich abgeschalteten Mobilfunkmast in der Nachbarschaft.

8 Black Hole Sun – Antidepressiva und Antipsychotika

Nachdem wir eine Runde durch die haushaltsüblichen psychoaktiven Substanzen gedreht haben, geht es jetzt um die psychoaktiven Substanzen, die per Rezept aus der Apotheke zu uns kommen: Antidepressiva und Antipsychotika. Der Einsatz dieser Substanzen hat einen komplett anderen Hintergrund als z. B. der Freizeitgebrauch von Cannabis und Alkohol. Zumindest meistens, ich hatte ja im vorigen Kapitel u. a. auch das Phänomen der Selbstmedikation angerissen. Auch da geht es zunächst um den Versuch, einen als unangenehm schwierig oder schier unerträglich wahrgenommenen Gefühlszustand zum Positiven hin zu beeinflussen. Und genau das ist auch die Grundidee der klassischen Medikationen der psychiatrischen Behandlung.

Steigen wir noch einmal bei der Depression und der zu ihrer Behandlung eingesetzten Medikamentenklasse ein: den Antidepressiva. Depression wird heute als Volkskrankheit betrachtet – in unseren Breiten erkranken bis zu 3 Prozent der Bevölkerung jedes Jahr neu an einer Depression.[67,68] Die Zahlen sind steigend und die Konsequenzen auch volkswirtschaftlich deutlich spürbar: Durch keine andere psychische Erkrankung entstehen so viele Krankheitstage und Arbeitsausfall wie durch Depression.[69]

Aber was ist Depression eigentlich? Nähern wir uns mal darüber an, was Depression alles nicht ist: Wenn jemand mal ein paar Tage schlecht drauf ist, ist er nicht gleich depressiv. Wenn jemand Liebeskummer hat, hat er Liebeskummer – und ist nicht gleich depressiv. Wenn jemand den Tod eines geliebten Menschen zu verkraften hat, dann trauert er. Ist aber deswegen nicht sofort depressiv. Aber eine Depression kann sich dann relativ zügig aus all diesen Zuständen entwickeln. Jeder von uns hat Menschen mit Depressionen in seinem Umfeld – und es ist nicht so, dass man sie daran erkennen würde, dass sie ständig mit Leichenbittermiene durch die Gegend laufen und professionell trauerkloßig sind. Sehr viele Menschen lernen sehr gut, ihre Depression hinter einer Maske zu verstecken und nach außen hin dann trotzdem funktionierend und »normal« zu wirken, auch wenn es im Inneren aussieht wie auf einem Kriegsschauplatz. Es ist in unserer Gesellschaft sehr üblich, solche als Schwächen verstandene Erkrankungen möglichst perfekt zu kaschieren. Der Betroffene leidet still und vertraut sich meist nur sehr spät anderen Menschen an. Man spricht von einer Fassade – der Welt wird ein Bild gezeigt, das verstecken soll, wie stark die Person durch die Krankheit beeinträchtigt ist. Wenn man einen Menschen, der einmal eine Depression durchlebt hat, fragt, wie sich das anfühlt, dann wird oft von Hoffnungslosigkeit berichtet, dem Gefühl, mit sich selbst nicht mehr im Kontakt zu sein und keinen Sinn mehr in den Dingen des Lebens zu sehen. Diese Menschen leiden zudem meistens unter Antriebslosigkeit und Müdigkeit, verlieren das Interesse an Dingen, die ihnen immer wichtig waren, und leiden an Schlafstörungen, Gewichtsverlust durch fehlenden Appetit und sind in ihrem Alltag von Gefühlen von Traurigkeit, aber auch Schuld und Wertlosigkeit betroffen. Im schlimmsten Fall gehen die Gefühle der Trauer und Leere so weit, dass es zu Todessehnsucht, Suizidgedanken und -versuchen kommt.

Diese Symptome sind übrigens alle Teil der Diagnostikkriterien[70] für eine Depression. Wenn ein Arzt oder Psychiater herausfinden will, ob jemand klinisch depressiv ist, fragt er u.a.

genau diese Aspekte ab. Es müssen nicht alle diese Symptome auf einmal vorhanden sein, ein Teil davon genügt auch. Dazu kommt noch ein sogenanntes Zeitkriterium: Die Beschwerden müssen über zwei Wochen hinweg an einem Großteil der Tage aufgetreten sein. Das geht dann doch schon ziemlich schnell. Um das noch einmal ganz klar zu sagen: Depression ist eine behandelbare Erkrankung. Viele Menschen erleben einmal oder mehrmals in ihrem Leben eine depressive Episode leichter oder mittlerer Stärke und haben gute Chancen, sich davon wieder zu erholen. Manche einfach durch Zeit, eine Veränderung des Lebensstils oder pflanzliche Präparate wie Johanniskraut. (Vorsicht übrigens, das Zeug kann die Pille unwirksam machen!) Andere benötigen Psychotherapie und/oder die Gabe von antidepressiv wirksamen Medikamenten.

Wie bereits angesprochen, wird davon ausgegangen, dass gerade bei schweren Depressionen ein Ungleichgewicht in den Neurotransmittern besteht, das die Depression quasi füttert und aufrechterhält. Aber Moment – wenn Dinge wie der Verlust eines Partners oder eines Kindes eine Depression auslösen können, dann gibt es hierfür doch eine ganz klare äußere Ursache für die depressive Entwicklung, oder etwa nicht? Wieso sage ich dann, dass die Neurotransmitter die Depression machen? Leider ist es mal wieder nicht ganz so einfach, wie es auf den ersten Blick aussieht. Wir haben hier mal wieder ein klassisches Henne-Ei-Dilemma.

Ja, es gibt Menschen, die im Zusammenhang mit klar abgrenzbaren äußeren Ereignissen eine Depression entwickeln. Früher sprach man da von einer exogenen, also von außen kommenden Depression. Der Auslöser muss dazu gar keine riesige Katastrophe sein, es reicht manchmal ein Jobwechsel, der Umzug eines guten Freundes oder eine Beziehungskrise. Diese Dinge führen dann zu einer anhaltenden Gefühlsverstimmung, die in der Folge Spuren im Hirn hinterlässt. Wenn ich, weil ich traurig bin, dauerhaft weniger aktivierende oder glücklich machende Hormone ausschütte, ist dann mit der Zeit auch weniger davon in meinem Nervensystem verfügbar.

Die Gefühle graben sich als Spuren in die materielle Struktur unseres Hirns ein. Umgekehrt gibt es auch Menschen, die scheinbar ohne einen äußeren nachvollziehbaren Grund depressiv sind oder werden. Oft sind es gerade diese Menschen, die lange Phasen ihres Lebens mit dieser Erkrankung zu kämpfen haben, also chronisch depressiv werden oder immer wieder Rückfälle in depressive Löcher erleiden. Früher sprach man hier von endogenen, also von innen kommenden Depressionen. Bei diesen Menschen zeigt sich interessanterweise, dass sie vermehrt auf schwierige Zeiten und traumatische Erfahrungen in der Kindheit zurückblicken. Auch hier hat das Erlebte wahrscheinlich Spuren in der Neurobiologie hinterlassen, die spätere Folgeerkrankungen und gerade Depression wahrscheinlicher machen.

Diese Verknüpfungen zwischen äußeren und inneren Prozessen haben dazu geführt, dass das Konzept der endogenen und exogenen Depressionen verlassen wurde – allerdings ist es durchaus hilfreich, sich klarzumachen, dass es so eine große Bandbreite an beteiligten Faktoren gibt.

Wie schon erwähnt, gibt es für viele Menschen mit Depressionen gute Therapieoptionen. Sei es durch verschiedene therapeutische Verfahren – wir hier in Deutschland haben ja das seltene Privileg, dass die Krankenkassen doch relativ großzügig Psychotherapie bezahlen – oder durch die schon mehrfach erwähnten Antidepressiva.

Häufig braucht es jedoch eine Kombination aus beidem – und nicht wenige Menschen erweisen sich nach den aktuellen Vorgehensweisen als behandlungsresistent. Aber auch dann gibt es durchaus noch ein paar weitere Behandlungsoptionen: die berühmt-berüchtigte Elektrokrampftherapie, die den meisten von uns aus zumeist sehr unrealistisch-überzogenen Darstellungen in diversen Hollywoodfilmen bekannt ist. In Wirklichkeit ist die so schlimm auch nicht – ich habe selbst als Anästhesistin viele Male die dazu notwendige Kurznarkose betreut. Für lebensmüde Menschen in verzweifeltem Zustand ist ein kurzer Stromstoß auf das Gehirn, der dann wie bei einem Reset-Knopf die Aktivität im Hirn auf null setzt und danach quasi einen Reboot des Systems ermöglicht, ein gangbarer Weg. Allerdings gibt es auch weniger rabiate Vorgehensweisen: Das psychedelisch wirkende Psilocybin etabliert sich in der Forschung langsam, aber sicher als Alternativbehandlung für therapieresistente Depressionen. Da wird noch einiges an Forschung und Auswertung zu leisten sein, bis man diese Art der Behandlung als in der Breite anwendbar empfehlen kann. Aber die Ergebnisse sind sehr vielversprechend. (In Deutschland ist im Jahr 2021 unter der Leitung von Prof. Gerd Gründer vom ZI Mannheim die erste große Studie zu diesem Thema, an der auch die MIND Foundation mit beteiligt ist, gestartet. Ich gehöre zum therapeutischen Team des zweiten Studienzentrums der Studie an der Charité in Berlin.)

Daneben wird auch Ketamin, eine weitere relevante psychoaktive Substanz, bereits unter Annahme eines zweiteiligen Wirkmechanismus verwendet. Bestehend aus einer direkten pharmakologischen Wirkung durch ein Abbauprodukt des Ketamins – das Prinzip haben wir ja schon besprochen – und aus einer subtileren Wirkkomponente, die am ehesten mit dem Erleben eines veränderten Bewusstseinszustands zu tun hat. Deswegen interessieren sich viele der Forscher und Therapeuten, die mit Bewusstseinsveränderung zur Therapie arbeiten, auch für Ketamin, obwohl es kein typisches Psychedelikum ist. Aber dazu später mehr.

Wenn wir die Neurotransmittersysteme, die bei Depression beeinträchtigt sind, betrachten, begegnen uns ein paar alte Bekannte: Sowohl das Serotonin als auch das Dopamin sind beteiligt – wie gesagt: Im Grundsatz regelt eine relativ überschaubare Anzahl von Botenstoffe in unserem Hirn den Datenverkehr. Der dritte für die Behandlung von Depression relevante Transmitter ist Noradrenalin. Manche der älteren Antidepressiva greifen relativ ungezielt an allen drei dieser betroffenen Neurotransmittersysteme an. Dadurch wirken sie auch recht zuverlässig, haben aber unverhältnismäßig mehr Nebenwirkungen als die nur mit einem Neurotransmitter interagierenden Substanzen, die als selektive Antidepressiva bezeichnet werden. Die Nebenwirkungen dieser ungezielten Antidepressiva, auch Trizyklika genannt, können starke Nebenwirkungen zur Folge haben. Neben Mundtrockenheit, Kopfschmerzen, Übelkeit und Verlust der Libido kann es zu Blutdrucksteigerungen, Schläfrigkeit und Antriebsverlust kommen. Zudem können sie Angstproblematiken verstärken und zu Harnverhalt führen. Ich habe im Laufe der Jahre immer mal wieder Leute mit dem Verdacht auf Blinddarmdurchbruch eingeliefert bekommen, die dann schlicht aufgrund ihrer Psychopharmaka nicht pinkeln konnten und dadurch wahnsinnige Beschwerden hatten.

Dieses Nebenwirkungsprofil ist einer der Hauptgründe, warum mittlerweile zumeist selektiver wirksame Antidepressiva verordnet werden. Die SSRI, also die selektiven Serotonin-Re-Uptake-Hemmer, dienten uns bereits als Beispiel für die Wirkweise einer psychoaktiven Substanz, die am synaptischen Spalt die Wideraufnahme von Neurotransmittern in die Speicherbläschen verhindert und so für eine verstärkte und verlängerte Wirkung des Botenstoffs sorgt. Die SSRI sind heute vermutlich die am weitesten verbreiteten Antidepressiva und stellen in vielen Fällen auch den ersten Versuch dar, die Depression medikamentös in den Griff zu bekommen.

Daneben gibt es Substanzen, die zwischen den SSRI und den nichtselektiven Antidepressiva liegen. Sie greifen unterschiedlich intensiv an zwei der betroffenen Neurotransmitter an, die

Liste der Möglichkeiten und Abstufungen ist hier lang. Überdies gibt es noch weitere, heute eher unübliche Antidepressiva, die den Abbau von Botenstoffen im zentralen Nervensystem verhindern, und um die Liste zu komplettieren, muss auch noch Lithium erwähnt werden. Nein, das ist kein schicker Name für irgendeine moderne Substanz: Das Medikament Lithium besteht wirklich aus Salzen des Elements Lithium, das man gemeinhin aus dem Periodensystem im Chemieunterricht kennt. Wenn man Fachleute nach dem Wirkmechanismus von Lithium fragt, ist dies eine der Situationen, in denen auch die Vertreter der modernen Arzneimittelkunde bei der Frage nach dem Wirkmechanismus etwas peinlich berührt die Achseln zucken und »Weiß ich jetzt auch nicht« in ihren Bart murmeln. Die gute Nachricht: Es funktioniert ganz gut. Und das nicht nur bei Depression, sondern auch bei deren gefürchtetem großen Bruder, der bipolaren Störung. Fast jeder hat davon schon mal unter dem Stichwort »manisch-depressiv« gehört. Es handelt sich um eine Störung der Gefühlssteuerung, bei der die Betroffenen zwischen Phasen, in denen sie komplett überdreht und gehypt sind, und depressiven Zeiten hin- und herpendeln. In der manischen Phase fühlen sich viele unbesiegbar, voller Elan und energetisch – in der Depression kippt das ganze ins komplette Gegenteil. Sehr anstrengend und belastend – nicht nur für den Betroffenen, sondern oft auch für sein gesamtes Umfeld. Menschen, die an einer solchen Erkrankung leiden, tun übrigens gut daran, ihr neurochemisches Gleichgewicht nicht weiter unbedacht mit psychoaktiven Substanzen aus dem Gleichgewicht zu bringen. Das kann dann wirklich böse ins Auge gehen und zu einer massiven Verschlechterung des Zustands führen.

Jetzt sind wir tief in der Beschäftigung mit der Schnittmenge von psychoaktiven Substanzen und psychischen Erkrankungen gelandet, genauer: bei den psychoaktiven Substanzen, für deren Gebrauch man sich normalerweise nicht in Eigenregie entscheidet, sondern die einem nach einer gründlichen Anamnese von einem Arzt verschrieben werden, um eine beeinträchtigende Störung des psychischen und seelischen Gleichgewichts auszugleichen. Trotzdem oder gerade deshalb sind es Substanzen, die erstaunlich große Teile der Bevölkerung längerfristig und oft auch über Jahre und Jahrzehnte einnehmen.

Das Statistische Bundesamt beziffert die direkten Krankheitskosten von Depression in Deutschland aktuell auf 8,7 Milliarden Euro[71], das ist mehr als die Behandlung aller Diabetiker in unserem Land zusammengenommen kostet. Also all derer, die durch eine jahrelange Zuckerkrankheit niereninsuffizient, gehunfähig und vielleicht auch noch blind werden. Diese Perspektive macht es vielleicht einfacher, der Depression den Stellenwert zuzuordnen, den sie in unserer Gesellschaft und unser aller Leben einnimmt. Zucker wäre auch noch einmal eine Steilvorlage, um die Bedeutung von psychoaktiven Substanzen in unserem Alltag zu beleuchten: Weiß und unschuldig glitzernd löst er in unserem Hirn über das dopaminerge Belohnungssystem unseres Hirns starke Kicks und suchtartige Prozesse aus. Hand aufs Herz: Wer schafft es, nur ein Gummibärchen aus der Packung zu essen?

Zurück zu den psychischen Erkrankungen und den Psychopharmaka: Eigentlich ist es total verwunderlich, dass das Wissen um diese psychischen Störungen nicht tiefer in das Allgemeinwissen und das Problembewusstsein der Allgemeinheit vorgedrungen ist. Die Fallzahlen legen nahe, dass jeder von uns von psychischen Erkrankungen betroffen werden kann oder mit Menschen lebt, die unter solchen Erkrankungen leiden. Wie schon angesprochen, ist der Umgang mit diesem Thema leider auch bei uns noch mit sinnlosen Tabus und einer Stigmatisierung der Betroffenen belegt. Und das gilt in noch höherem Maße für die Krankheitsbilder, für die die nächste Medikamentengruppe verwendet wird: die Antipsychotika. Ihre Zielerkrankungen sind die Psychose und die Schizophrenie.

Beginnen wir mit der Psychose: Darunter versteht man kein klar abgegrenztes Krankheitsbild, sondern einen Symptomkomplex, der im Rahmen verschiedener Krankheitsbilder auftreten kann. Charakterisiert wird psychotisches Erleben durch drei große Kategorien von Störungen der Wahrnehmung: Halluzinationen, Wahnvorstellungen und Ich-Störungen. Durch diese intensive Veränderung des Umwelt- und Selbsterlebens kommen Menschen in einer Psychose in einen Bewusstseinszustand, der auf eine Einengung des Denkens und Fühlens hinausläuft.

Bei Halluzinationen handelt es sich um Wahrnehmungen, die ohne einen dazugehörigen äußeren Reiz entstehen. Dabei können alle Arten der Wahrnehmung betroffen sein: Es gibt optische und akustische Halluzinationen, also solche, die mit dem Sehen und Hören von Dingen zusammenhängen, die nicht da sind. Aber auch taktile, gustatorische und olfaktorische Halluzinationen – es werden z. B. Wahrnehmungen von Berührungen, Geschmackswahrnehmungen und Gerüchen erlebt, die in der Außenwelt keine Entsprechung haben. Ein Klassiker ist z. B. das Hören von Stimmen aus der Steckdose, ein anderer das ständige Wahrnehmen eines komischen Geschmacks im Essen – häufig verbunden mit der wahnhaften Angst, vergiftet zu werden.

Wahnvorstellungen unterscheiden sich von Halluzinationen dadurch, dass real existierende Dinge falsch beurteilt und die daraus gezogenen Schlussfolgerungen nicht mehr korrigierbar sind, da eine Fixierung auf die eigenen Wahrnehmungen vorliegt. Oft drehen sich die Vorstellungen um das Gefühl, verfolgt oder vergiftet zu werden. Typisch ist, dass diese Ideen als vollkommen feststehend wahrgenommen werden – an einer Person mit Wahnvorstellungen kannst du dir den Mund noch so fusselig reden, du wirst aller Voraussicht nach nicht in der Lage sein, seine oder ihre Wahrnehmung zu ändern.

Die dritte große Gruppe der Fehlwahrnehmungen wird unter dem Begriff der Ich-Störungen zusammengefasst, die sich wiederum in eine Entfremdung von der eigenen Person (Depersonalisierung) und eine Entfremdung von der Welt um uns herum (Derealisation) aufsplitten lässt.

Warum gehe ich hier so in Detail? Erstens, weil es ein spannendes Thema ist, von dem die meisten Menschen aber viel zu wenig mitbekommen, zweitens, weil wir uns an diesem Punkt teilweise in einen Überlappungsbereich zwischen den krankhaften und den intensiven psychedelischen Bewusstseinszuständen bewegen. Wer sich noch an die detailreiche Beschreibung eines Trip-Inhaltes in Kapitel 5 erinnert, hat mit Sicherheit das in Stücke zerbrochene Ich noch im Kopf: Das klingt, liest sich doch ziemlich klar nach einer Depersonalisierung, oder? Und das Einswerden mit dem Universum? Hat das mehr etwas von einer Halluzination oder einer Derealisation? Klingt zumindest nicht unglaubwürdig, dass man das auch so betrachten könnte. Und wenn ich vorhin noch erwähnt hätte, dass während der Zeit, in der du die Wirkung von LSD oder Ähnlichem spürst, die Türklingel geht und du auf einmal fest davon überzeugt bist, dass das jetzt eine Sondereinheit der Polizei ist, die dich jetzt wegen Gedankenverrats oder einem anderen schweren Verbrechen festnehmen will, dann haben wir die Wahnvorstellung auch noch dabei. Aber auch nur fast. Denn es gibt zwischen den psychiatrischen Zuständen und den ähnlichen Zuständen in schwierigen psychedelischen Erlebnisräumen einen sehr relevanten Unterschied: Normalerweise ist unter der Wirkung von LSD und Co. noch ein sogenannter Ich-Rest vorhanden. Was ist das? Nun, normalerweise – und ich sage bewusst nicht immer, sondern normalerweise –, normalerweise bleibt bei aller kognitiver Umstrukturierung, also Wahrnehmungs- und Gedankenveränderung und allen bunten inneren Bildern, ein Anteil des Ichs vorhanden, der einen klaren Realitätsbezug behält. Man weiß noch, dass man eine psychedelische Substanz eingenommen hat – irgendwo in der letzten Ecke des Oberstübchens ist noch ein Beobachter übrig, der auch in der Lage ist, das Erleben in irgendeiner Form kritisch zu hinterfragen und nicht voll in der veränderten Wahrnehmung auf- oder unterzugehen.

Dadurch sind auch die veränderten Außenwahrnehmungen nicht als echte Halluzinationen zu werten, man spricht in dem Zusammenhang von Pseudohalluzinationen. Keine Frage, dass dieser kritische Beobachter einem im Eifer des Gefechtes auch mal verloren gehen kann. Dann kann das erweiterte Bewusstsein des psychedelischen Zustands in ein psychotisches Erleben kippen. Das kommt durchaus vor – und nicht nur bei psychisch besonders labilen Menschen. Aber Gott sei Dank nimmt diese pathologische Störung des Erlebens, Denkens und Fühlens mit der nachlassenden Substanzwirkung wieder ab, und die Prozesse im Bewusstsein normalisieren sich wieder. Wenn das nicht passiert, kann es zur Entwicklung einer anhaltenden psychotischen Episode kommen. Es gibt übrigens Substanzen, die tendenziell häufiger als andere zu solchen psychotischen Durchbrüchen führen. Auch hier spielen die im Zusammenhang mit den Hexensalben erwähnten Nachtschattengewächse eine unrühmliche Rolle. Da sind psychotische Phasen längerer Ausdehnung keine Seltenheit.

Aber wann und wo treten Psychosen denn nun normalerweise auf, wenn keine psychoaktiven Substanzen im Spiel sind? Wenn wir den Schritt zurück machen und uns die Grundeinteilung der Psychosen anschauen, leuchten zwei Schlagwörter neonrot auf: organisch und nichtorganisch.

Organisch meint alle Psychosen, für die sich eine Ursache im Körper finden lässt. Dabei geht es nicht nur um strukturelle Schäden durch Hirnverletzungen oder Hirntumore, sondern auch um Alzheimer, Autoimmunerkrankungen, Stoffwechselstörungen, Vergiftungen – die Palette ist riesig. Hier reiht sich dann auch die schon angesprochene Drogenpsychose ein.

Die nichtorganischen Psychosen umfassen alle psychotischen Erkrankungen ohne körperliche Ausgangsbasis. Da gibt es dann neben der klassischen Schizophrenie auch schizoaffektive Störungen, also Mischungen aus Psychosen mit manischen und depressiven Erkrankungen. Daneben gibt es noch andere Unterformen, aber das würde den Rahmen dieses Buchs jetzt wirklich sprengen.

Aber eigentlich wollen wir uns diese Krankheitsbilder ja vor allem unter dem Aspekt therapeutisch eingesetzter psychoaktiver Substanzen anschauen. Es folgt also ein kleiner inhaltlicher Rundumschlag zu den Antipsychotika, auch Neuroleptika genannt:

Bis vor ca. 70 Jahren gab es schlicht keine Medikamente, die das Wirkpotenzial hatten, Wahnvorstellungen und Halluzinationen zu lindern. In den Jahrhunderten zuvor wurden die sogenannten Geisteskranken oft dauerhaft in den wenig liebevoll »Irrenhäuser« genannten Verwahrungsanstalten untergebracht. Die Behandlung war zum Teil sehr brutal, mit Eisbädern, Elektro- oder Insulinkrampftherapie und teilweise sogar mit unkontrollierten chirurgischen Eingriffen am Hirn, die viele Patienten das Leben kosteten. Erst das Aufkommen der ersten medikamentösen Therapien führte zu einem echten Umschwenken, gerade in der Behandlung der psychotisch Kranken.

Bei der Behandlung von Psychosen geht es um zwei Anteile: Erstens sollen die Halluzinationen und Wahnvorstellungen – man spricht hier von der produktiven Symptomatik, weil der Betroffene bestimmte Inhalte und Gedanken produziert – gemindert werden, zweitens sollen die Patienten beruhigt werden, das ist die sogenannte Sedierung. Der Grundgedanke ist, dass neben den produktiven Symptomen große Unruhe und Anspannung einen wesentlichen Teil der Beschwerden des Patienten ausmachen.

Im Zuge der Betrachtung der Wirkweise der Antipsychotika kommen wir nun zu einem Neurotransmitter, mit dem wir uns bisher nur als »Nebenbaustelle« im Zusammenhang mit dem Thema Zucker beschäftigt haben: zum Dopamin. Es gehört in seinem Aufbau zur Gruppe der Katecholaminen. Der berühmteste Vertreter dieser Gruppe ist das ja schon fast sprichwörtliche Adrenalin. Diese Botenstoffe spielen in unserem Körper eine ganz zentrale Rolle: Sie greifen in die schnellen Steuerungsprozesse ein, die uns auf Reize aus unserer Umwelt reagieren lassen, und beeinflussen maßgeblich die vegetativen, also unbewussten Prozesse, die z. B. Blutdruck, Herzschlag und den Muskeltonus regeln. Adrenalin ist auch der Wirkstoff der Epi-Pens, die Allergiker für den Notfall mit sich herumtragen, um sich selbst eine Injektion in die Oberschenkelmuskulatur geben zu können. Das vermindert die Ausprägung der allergischen Reaktion, sorgt aber gleichzeitig für ordentlich Herzklopfen und bringt das Erleben von richtig viel Stress mit sich, denn Adrenalin ist das klassische Stresssignal, das unser Hirn an den Körper sendet. Und der weiß natürlich nicht, ob der Botenstoff, der dieses Signal auslöst, aus dem eigenen System kommt oder gerade per Spritze zugeführt wurde.

Doch zurück zu einem der kleinen Brüder des Adrenalins, dem Dopamin. In unserem Körper hat Dopamin eine Doppelrolle: Zum einen fördert es am Herzmuskel die Kraft, mit der sich der Muskel zusammenzieht, und verstärkt damit die Pumpfunktion des Herzens. Aber das können andere Katecholamine auch und besser. Zum anderen hat es im zentralen Nervensystem eine ganze neuronale Spielwiese für sich: Es gibt Areale im Mittelhirn, deren wichtigster Botenstoff eben das Dopamin ist. Hier geht es um die Steuerung der Skelettmuskulatur durch diese Bereiche des Nervensystems. Ein Dopaminmangel durch

Absterben der produzierenden Zellen führt z.B. zur Parkinson-Krankheit, auch Schüttellähmung genannt. Gesehen hat die Folgen sicher jeder von uns schon mal – das klassische Zittern, das z.B. beim Versuch, eine Tasse an den Mund zu führen, immer heftiger wird, ist ja sehr eindrücklich. Daneben ist auch das sogenannte Belohnungszentrum, ebenfalls im Mittelhirn gelegen, ein weiterer Angriffspunkt des Dopamins. Hier lösen Reize wie Zucker, aber auch der Kick, den wir spüren, wenn das Handy mit einer neuen Kurznachricht aufblinkt, einen Dopaminschub aus, der dann das Belohnungszentrum aktiviert. Und das kann wirklich süchtig machen, eine Tatsache, auf die z.B. Betreiber von Spielautomaten ihre Existenz aufgebaut haben.

Aber was ist nun der Zusammenhang von Dopamin und Psychose? Nun ja, komplett verstanden ist der Zusammenhang immer noch nicht. Die Hypothese, dass ein überaktives dopaminerges System eine zentrale Rolle in der Entwicklung einer Psychose spielt, besteht schon seit den 60er-Jahren des letzten Jahrhunderts.

Wie genau der Dopaminstoffwechsel und Psychosen zusammenhängen, ist noch unklar. Mittlerweile wird davon ausgegangen, dass unabhängig vom Ursprung einer Psychose eine Überproduktion von Dopamin eine Rolle in der Entstehung und Aufrechterhaltung von Psychosen spielt.

Eine Studie fand z.B. eine erhöhte Dopaminproduktion bei Patienten mit wiederkehrenden psychotischen Episoden – und zwar in der symptomfreien Phase, kurz bevor sie einen Rückfall erlitten.[72] Klar ist, dass die antipsychotisch wirksamen Medikamente alle einen Einfluss auf die Wirkung von Dopamin im Nervensystem nehmen, zumeist indem sie Dopamin-Rezeptoren blockieren. Die neueren, sogenannten atypischen Neuroleptika tun das gezielter und setzen zudem in manchen Arealen sogar gezielt mehr Dopamin frei, wohingegen die »alten« Antipsychotika mit wesentlich weniger Feingefühl einwirken und heftige und teils beängstigende Nebenwirkungen auslösen können, u.a. sehr unangenehme unkontrollierbare Grimassen und Bewegungen der Arme und Beine, Dauermüdigkeit und Benommenheit. Oft sind auch Depressionen eine Folge der Behandlung, da die Antipsychotika mit dem Serotoninstoffwechsel in eine Wechselwirkung treten können.

Ich habe das mal bei einem Freund mitbekommen, der richtiggehend das Erleben hatte, vom Regen in die Traufe zu kommen: zwar raus aus der Psychose, aber um den Preis, dass er unter der Wirkung der Medikamente von sich selbst und seinen Gefühlen in einem hohen Maß abgeschnitten war. Keine schöne Wahl. Und zudem eine Situation, die viele der Patienten dazu bringt, ihre Medikamente ohne Absprache mit ihrem Arzt abzusetzen, weil der Leidensdruck durch die Nebenwirkungen so hoch ist. Das geht leider oft nicht gut und führt dann häufig zu erneuten psychotischen Episoden, ist aber vor dem Hintergrund der Beeinträchtigungen durch die Medikation gut nachvollziehbar.

Die Wirkung am Serotoninhaushalt passiert übrigens über einen Rezeptor, der uns später noch sehr intensiv beschäftigen wird: Es geht um den Serotonin-5-HT_2A-Rezeptor, der auch sehr stark mit der Wirkung der klassischen Psychedelika wie LSD in Verbindung steht. Allerdings in sehr unterschiedlicher Art und Weise: Während Antipsychotika an diesem Rezeptor hemmend wirken, sind die Psychedelika dort stark aktivierend. Je hemmender die Wirkung an genau diesem Rezeptor, desto weniger werden die produzierten Halluzinationen. Schon ein sehr spannender Zusammenhang, finde ich.

9 The Drugs Don't Work – Opiate, Beruhigungsmittel, Ketamin, Stimulantien und Cannabis

An dieser Stelle verabschieden wir uns von den psychoaktiven Substanzen, die eigentlich nur nach ärztlicher Verordnung Anwendung finden, und begeben uns in die Grauzonen zwischen schulmedizinisch akzeptierter Therapie, Selbstbehandlung und Freizeitgebrauch. Hier finden sich die Substanzen, die sowohl eine medizinische Indikation als auch über den Schwarzmarkt eine Rolle in der Selbstbehandlung und dem sogenannten rekreationalen Substanzgebrauch haben: die Opiate, die Beruhigungsmittel, Ketamin, die Stimulantien und Cannabis.

Sowohl inhaltlich als auch juristisch bilden diese Stoffe eine besondere Gruppe – die Übergänge zwischen medizinisch gerechtfertigtem Gebrauch und dem, was als Missbrauch dieser Substanzen aufgefasst wird, sind oft fließend. Zudem entwickelt sich nicht selten ein Missbrauch aus einem vorher ärztlich legitimierten Gebrauch. Das ist der Mechanismus, der sehr großen Anteilen der aktuellen Opiatkrise in den USA zugrunde liegt. Über Jahrzehnte wurden Opiate und Opioide, also Schmerzmittel, die chemisch vom Harz des Schlafmohns abgeleitet sind, wahllos als Schmerzmittel verordnet – auch in Situationen, in denen ein Schmerzmittel kleineren Kalibers wie Ibuprofen es wahrscheinlich auch getan hätte. In den Vereinigten Staaten hat die Pharmaindustrie einen wahnsinnigen Marketingdruck sowohl in Richtung der Ärzte als auch der Patienten aufgebaut.

Ärzte wurden mit kostenlosen Fortbildungen in Luxushotels und Geschenken geködert – natürlich immer ganz unverbindlich und ohne den Gedanken dahinter, dass man sich ja mit vermehrten Verschreibungen erkenntlich zeigen könnte. Die Patienten wiederum wurden auf allen Kanälen mit Werbung überflutet, die ihnen suggerierte, dass sie unbedingt von ihren Ärzten Opiatschmerzmittel verlangen sollten, da diese die besseren Medikamente wären. In Deutschland ist es übrigens verboten, für verschreibungspflichtige Medikamente Werbung in der Öffentlichkeit zu machen – das darf nur in der Fachpresse und auf Fachveranstaltungen wie Kongressen erfolgen.

In den USA war das leider in den letzten 20 Jahren nicht so. Die sehr lockere Verschreibungspraxis von Opiatschmerzmitteln führte bei vielen Betroffenen zur Entwicklung einer Abhängigkeit. Das Ausbleiben weiterer Verschreibungen oder auch die weniger starke Wirksamkeit der Opioide in Tablettenform durch den Gewöhnungseffekt führte zu einer Umorientierung der mittlerweile abhängigen Ex-Schmerzpatienten hin zu den stärkeren Schwarzmarktdrogen, wie z.B. Heroin oder dem synthetischen Opioid Fentanyl. Diese Substanz erkauft ihre hohe Wirkstärke mit der damit einhergehenden Gefahr einer lebensbedrohlichen Überdosierung durch Koma und Atemstillstand. Dies stellt in manchen Bundesstaaten ein solches Problem dar, dass nicht nur viele Polizeistreifen ein Naloxon-Nasenspray als schnelles Gegenmittel mit sich führen, sondern dass diese Sprays auch in vielen Bundesstaaten in den Schulen an Kinder und Jugendliche ausgegeben werden, damit diese im Falle eines Notfalls in ihrem Umfeld damit die Zeit überbrücken können, bis der Rettungswagen eintrifft. Dieses Mittel besetzt die Opiat-Bindungsstellen an den Rezeptoren und hebt damit die Wirkung von Fentanyl und Co. auf. Viele Vertreter sozialer Projekte, die diese Sprays in den Schulen vorhalten, berichten, dass es Schüler gibt, die regelmäßig Ersatz für ihr Spray brauchen, da so viele der Menschen in ihrem häuslichen Umfeld von der Opiatabhängigkeit und damit der Gefahr von Überdosen betroffen sind.

Für mich ist das eine gruselige Vorstellung. Auch in unseren Breiten gibt es natürlich Menschen, die opiatabhängig sind. Aber als Notarzt in Berlin sieht man diese Fälle definitiv nicht in einer solch hohen Anzahl, wie man es von den USA hört – ich habe in den letzten zwei Jahren nur einmal Naloxon anwenden müssen. Oft verlagert sich der Grund für die Einnahme von Opiaten im Laufe der Zeit weg von der Stillung körperlicher oder seelischer Schmerzen hin zur Suche nach einer euphorisierenden oder antidepressiven Wirkung.

Übrigens werden auch in unserem Körper Opiatbotenstoffe gebildet: Das sogenannte endogene Opioidsystem funktioniert u.a. mit den sogenannten Endorphinen als Botenstoffen. Sie regulieren die Wahrnehmung von Schmerzen und Hunger und erzeugen euphorische Stimmung und Glücksgefühle. Gerade in Notfallsituationen oder bei großen Belastungen setzt der Körper sie frei, um den Organismus vor überstarken schädlichen Reizen zu schützen und seine Handlungsfähigkeit zu erhalten.

Die Anwendung von Mohnprodukten als Schmerz- oder Schlafmittel hat eine sehr lange Geschichte. Bereits in der Antike war die schmerzlindernde, entspannende, hustenstillende und schlaffördernde Wirkung bekannt.[73,74] Opium wurde in Form von Tinktur eingenommen oder auch auf die sogenannten Schlafschwämme aufgebracht, die mit Mohnsaft, Bilsenkraut und Schierlingsauszügen getränkt wurden. Um eine Narkose zu erzeugen, wurden die mit Wasser getränkten Schwämme auf Mund und Nase des Patienten gelegt, die auf die Schleimhäute wirkenden alkaloidhaltigen Tropfen aus dem Schwamm erzeugten dann den erwünschten Bewusstseinsverlust. Als ich davon das erste Mal gehört habe, hat es mich fast vom Hocker gehauen: In der Antike und im Mittelalter gab es die Möglichkeit, für eine OP eine Narkose zu machen! Ich war bis dahin immer davon ausgegangen, dass vor der Erfindung der Äthernarkose um 1846 hochprozentiger Alkohol in großen Mengen das einzige zugängliche Betäubungsmittel war und die Menschen in den Jahrhunderten zuvor schlicht und ergreifend Pech hatten, wenn ein vereiterter Zahn entfernt oder ein infizierter Fuß amputiert werden musste. Fakt ist, dass die Narkose mit dem Schlafschwamm wohl bis ins 18. Jahrhundert hinein Anwendung fand, aber aufgrund des hohen Risikos für den Patienten immer mehr in Verruf geriet. Denn genau wie oben beim Fentanyl beschrieben, ist auch bei anderen Opiumaufbereitungen der »Sweet Spot« zwischen guter Wirkung und Überdosis oft schwer zu treffen. Von genug Betäubung, um eine Operation durchführen zu können, bis so viel Betäubung, dass der Patient im Atemstillstand verstirbt, ist es im Zweifel nicht weit. In den Zeiten, bevor wir gelernt haben zu beatmen, war das oft schlicht und ergreifend das Todesurteil für den Betroffenen. Heute sind Narkosen zwar durch die Möglichkeit zur Atemwegssicherung und Beatmung, z. B. mit einem Tubus, also einem Kunststoffrohr, das über den Mundraum in die Kehle eingeführt wird und in der Luftröhre zu liegen kommt, deutlich sicherer als früher. Aber harmlos oder gar belanglos sind Narkosen bis heute beileibe nicht.

Aber wir waren eigentlich bei den Opiaten: Wie gesagt, begleiten Schmerzmittel aus Mohnsaft die Menschen schon seit Jahrtausenden. Neben den Wirkstoffen, die heute noch aus Mohnkapseln gewonnen werden, gibt es mittlerweile auch die halbsynthetischen und die synthetischen Opioide. Diese besitzen eine andere chemische Struktur als die Opiate, die aus den Mohnkapseln gewonnen werden. Sie reagieren aber mit den gleichen Opioidrezeptoren des Nervensystems. Von denen gibt es übrigens mehrere – mit unterschiedlicher Wirkung und unterschiedlicher Häufung in bestimmten Bereichen des zentralen Nervensystems und auch darüber hinaus im restlichen Körper. Die Effekte, die eine solche Aktivierung der Opioidrezeptoren auslöst, unterscheiden sich je nach Rezeptor stark. Einer der Rezeptoren ist vor allem für die schmerzlindernde, stimmungssteigernde und atemantriebsenkende Wirkung verantwortlich, sorgt aber auch für Darmträgheit und Verstopfung. Ein weiterer sorgt für die beruhigende, angstlösende und antriebsenkende Wirkung. Daneben gibt es weitere Rezeptoren, die durch die endogenen Opioide angesprochen werden. Die von außen zugeführten Opiate und Opioide greifen ebenfalls an den eben beschriebenen Rezeptoren an, allerdings jeweils mit einem eigenen Profil in Bezug darauf, wie sie mit den einzelnen Bindungsstellen interagieren. Manche sind reine Agonisten, also rein aktivierend an bestimmten Rezeptoren wirksam, andere wirken aktivierend an einem Rezeptor und hemmend an einem anderen. Dadurch haben die verschiedenen Opiatmedikamente verschiedene Wirkprofile. Wir schauen uns mal die aus heutiger Sicht vier wichtigsten an: Morphin, Heroin, Fentanyl und Methadon.

Morphin wurde erstmals 1804 von einem deutschen Apotheker aus Opium isoliert und ist bis heute eines der am häufigsten verwendeten Opiate in der Notfallmedizin. Alle anderen Opiate werden klinisch mit Morphin verglichen, so ist ein Maß für die Stärke eines Opiats die Potenz der Substanz im Vergleich zu Morphin.[75] Es wird heute in der Schmerztherapie, aber vor allem in der Behandlung von Atemnot, Husten und Angst verwendet. Aufgrund seiner herzschützenden Eigenschaften bei Herzinfarkten gehört es zum Standardrepertoire jedes Akutmediziners. Bei Lungenkranken und Menschen, die im Sterbeprozess Angst und Luftnot erleben, lindert es zuverlässig die Beschwerden. Wer die Serie *Babylon Berlin* gesehen hat, konnte die Hauptfigur Gereon Rath in der ersten Staffel immer wieder beim Aufbrechen und Austrinken von kleinen braunen Ampullen beobachten. Morphin wurde von vielen Kriegstraumatisierten im und nach dem Ersten Weltkrieg benutzt, um aufsteigenden Panikattacken und psychisch bedingten Zitteranfällen zu begegnen. Das Abhängigkeitspotenzial war auch damals hoch, der Gebrauch aber bis zum Inkrafttreten des Opiumgesetzes im Jahr 1930 nicht verboten. Teilweise galt Morphin insbesondere in Künstlerkreisen als chic. Insbesondere die kreativitätsfördernde Wirkung wurde geschätzt. Heute ist Morphin außerhalb der medizinischen Anwendung als Schwarzmarktdroge eigentlich nicht mehr zu finden – es wurde von den stärker wirksamen Substanzen Heroin und Fentanyl verdrängt.

Heroin ist übrigens eines der vorhin angesprochenen halbsynthetischen Opioide. Es wird also über eine chemische Aufbereitung aus Rohopium hergestellt. Auch Heroin wurde in Deutschland entwickelt und patentiert, wie übrigens ziemlich viele andere psychoaktive Substanzen auch. Die Firma Bayer brachte es im Jahr 1898 erstmals auf den Markt. Gedacht war es zur oralen Aufnahme als Schmerz- oder Hustensaft. Anfänglich ging man davon aus, dass Heroin deutlich weniger Nebenwirkungen als Morphin habe. Es wurde sogar ein Morphinentzug unter Anwendung von Heroin als Entzugsmedikament propagiert. Erst einige Jahre später kamen Ärzte auf den Trichter, dass Heroin noch stärker abhängig machte als Morphin und klassisches Opium. Viele Nutzer waren zu dem Zeitpunkt bereits dazu übergegangen, die Substanz zu schnupfen oder intravenös zu spritzen. Wir erinnern uns: Je direkter der Zugangsweg der Substanz zum Körper, desto schneller das Anfluten im Gehirn und desto höher das Abhängigkeitspotenzial.

Danach gab es zwei Jahrzehnte, in denen das Gefährdungspotenzial durch Heroin klar auf der Hand lag, die Regierungen in Europa und den USA sich aber nicht dazu durchringen konnten, Heroin zu verbieten. Erst infolge des eben erwähnten Opiumgesetzes stellte Bayer die Produktion dieses absatzstarken Medikaments ein. Heroin wurde ab diesem Zeitpunkt größtenteils in illegalen Laboren hergestellt, quasi den Meth-Küchen der Weimarer Republik. Bis heute existiert Heroin vor allem auf dem Schwarzmarkt. Viele Regionen in Entwicklungsländern, insbesondere in Südostasien und am Hindukusch, sind wirtschaftlich stark von der Schlafmohnzucht abhängig. Während vor Ort zumeist Rohopium genutzt wird und oft gerade sehr armen Menschen über Hunger und Schmerzen hinweghilft, kommt das aufbereitete Heroin auf die Märkte der westlichen Welt. Gerade in den USA hat Heroin als Suchtdroge in den letzten 100 Jahren eine relevante Rolle gespielt. In den 1970er-Jahren kamen viele Veteranen süchtig aus Vietnam zurück, die zweite große Heroinwelle erlebt das Land seit etwa 2005.

Den Mechanismus des Zugangs über die Opiatschmerzmittel habe ich schon beschrieben, der Rest ist Geschichte. Interessant ist, dass auch in den USA der Trend weg vom Heroin hin zu einer noch gefährlicheren Substanz geht: dem Fentanyl. Im Gegensatz zu den beiden anderen besprochenen Opiatsubstanzen basiert Fentanyl gar nicht mehr auf Rohopium als Ausgangsbasis. Es wurde 1960 ebenfalls in Europa entwickelt – dieses Mal allerdings von einem belgischen Chemiker. Fentanyl wirkt 120-mal so stark wie Morphin. Zum Vergleich: Heroin ist nur 2,5-mal so stark! Fentanyl kann ebenso wie Heroin in die Vene oder in die Muskulatur gespritzt werden, über die Schleimhäute der Nase oder in Lutscherform über die Mundschleimhaut aufgenommen werden. Ja, richtig gelesen – es gibt Fentanyl-Lollis. Aber die sind im zivilen Umfeld nicht erhältlich, sondern werden vor allem bei militärischen Einsätzen verwendet. Das Konzept ist es, den Lutscher mit Pflaster an den Daumen des Verwundeten zu kleben und ihn daran lutschen zu lassen. Wenn er durch zu viel Fentanyl langsam das Bewusstsein verliert, rutscht ihm der Lutscher von selbst aus dem Mund und verhindert so die starke Überdosis. Irgendwie fänd ich es nett, wenn wir dieses Prinzip der Verabreichung in milderer Version auch in der Kindernotfallversorgung einsetzen könnten, da wäre ein Anti-Aua-Lolli wirklich Gold wert.

Außerdem gibt es Fentanyl-Depotpflaster, die den Wirkstoff langsam und kontrolliert über mehrere Tage freisetzen und für viele Krebspatienten ein Segen sind. Medizinisch wird Fentanyl in der Narkoseeinleitung sowie bei stärksten akuten und chronischen Schmerzen eingesetzt. Es wirkt stark schmerzlindernd und sedierend. Die stark euphorisierende Wirkung ist oft der Grund für die missbräuchliche Anwendung. Das Suchtpotenzial ist hoch und die Komplikationsrate ebenso: Aufgrund der extrem hohen Wirksamkeit ist es unglaublich leicht, sich in der Dosierung zu vertun. Außerdem wird Fentanyl mittlerweile von Dealern auch benutzt, um Heroin zu verschneiden – aufgrund der großen Unterschiede in der Wirksamkeit kann das mächtig ins Auge gehen.

Bevor wir uns mit dem beschäftigen, was Menschen, die Opiate konsumieren, suchen, schauen wir uns noch eine letzte wichtige Substanz an: das Methadon. Auch dieses vollsynthetische Opioid stammt aus einem deutschen Labor. Es wurde 1937 erfunden und ist vor allem stark schmerzstillend. Seine Hauptrolle hat es allerdings in der Substitutionstherapie, wenn es also darum geht, Patienten von Heroin und anderen Opiaten zu entwöhnen. Der Mechanismus ist, dass die meist orale Einnahme von Methadon schmerzstillend ist und die Entwicklung von schweren Entzugssymptomatiken verhindert. Allerdings wirkt es viel weniger auf die dopaminergen Zentren in Gehirn, sodass die Euphorie und das plötzliche massive Wohlgefühl, das gerade intravenös gespritzte Opiate gerne auslösen, ausbleiben. Statt eines riesigen High erleben die Patienten also einen Zustand der einfach nur »in Ordnung« ist, schmerzfrei, und vielleicht sind etwas besser »drauf«. Das liegt einmal an dem Wirkungsprofil an den Rezeptoren im Nervensystem, andererseits aber eben auch wieder an der langsameren Aufnahme in den Körper.

Um den Entzug von Heroin oder Fentanyl zu gestalten, werden Suchtpatienten kontrolliert auf eine Substanz umgestellt, die als weniger gefährlich angesehen wird. Statt eines sogenannten »kalten Entzuges«, bei dem der Patient schlicht und ergreifend von einem Tag auf den anderen kein Opiat mehr erhält, wird er auf eine Substanz umgewöhnt, die weniger intensiv Wohlbefinden auslöst und zudem durch die Aufnahme als Methadon-Saft und die damit verbundene langsamere Anflutung weniger risikobehaftet ist. Außerdem reicht hier eine einzige Gabe am Tag aus, um Entzugssymptome zu verhindern. Die Anbindung an niedergelassene Substitutionsärzte und die tägliche Ausgabe des Medikamentes in der Praxis sorgen dafür, dass die Patienten im Blick ihrer Behandler bleiben.

Aber braucht es diese Umstellung auf Methadon denn wirklich zwingend, um Patienten vom Straßenheroin wegzubekommen? Der Begriff »Straßenheroin« ist hier wirklich entlarvend. Es geht gar nicht wirklich darum, dass die Menschen, die an einer Heroinabhängigkeit leiden, unbedingt vom Heroin wegmüssen, um ihre Gesundheit und ihre Lebensqualität zu verbessern. Eigentlich müssen die Patienten nur weg von der gepanschten Dreckbrühe, die sich die Konsumenten aus gebrauchten Spritzen unter der Brücke zwischen die Zehen jagen. Rund ein Prozent der Substitutionspatienten werden in Deutschland mit Diamorphin behandelt – von der Pharmaindustrie medizinisch rein hergestelltes Heroin. Und das klappt eigentlich erstaunlich gut. Denn eine Sache darf man bei der ganzen Debatte nicht vergessen: Medizinisch reines Heroin, also unverschnittenes, ungestrecktes Heroin, gegeben in sicherer Umgebung und mit sterilen Spritzbestecken verabreicht, hat all die gruseligen Nebenwirkungen nicht, die das Straßenheroin mit sich bringt: Spitzenabszesse, Blutvergiftung, allergischer Schock und Vergiftungen durch unklare Beimischungen. Die Gefahr, sich beim Teilen von Spritzen mit HIV, Hepatitis und anderen Infektionskrankheiten anzustecken, ist sehr groß – genau wie bei der Beschaffungsprostitution. Dazu kommt, dass in ärztlich überwachten Konsumräumen im Falle einer Überdosis sofort Erste Hilfe geleistet werden kann. Über die Tatsache, dass ärztlich verabreichtes Heroin auf Krankenkasse unendlich viel Beschaffungskriminalität verhindern würde, habe ich dabei noch kein Wort verloren.

Wie bereits erwähnt, rutschen viele Menschen über körperliche oder seelische Schmerzen in die Opiatabhängigkeit. Und gerade für seelische Schmerzen ist Heroin ein hervorragendes Medikament. In einem Bericht, den ich vor kurzem sah[76], beschrieb ein Patient einer solchen Heroinpraxis das Gefühl, das er verspürt, wenn er sich Heroin spritzt, mit den Worten: »Jetzt wird mir innerlich ganz warm. Das fühlt sich an, als würde meine Mutter mich in den Arm nehmen und wiegen.« Das klingt nicht nach der Jagd nach dem großen Kick, sondern vielmehr nach der Suche nach ganz basalen menschlichen Bedürfnissen nach Sicherheit und Geborgenheit. Und es erinnert an das, was wir zu den Gründen für die Suche nach Bewusstseinsveränderung und der Bedürfnispyramide gesagt haben. In diesem Augenblick ist Heroin dann plötzlich nichts weiter als ein wirksames psychiatrisches Medikament für Menschen mit schweren psychischen Problemen – gerade solchen, die ganz tief in den Menschen stecken, weil ihre Wurzeln sehr früh im Leben des Betroffenen liegen. Ja, diese Substanzen haben ein Abhängigkeitspotenzial. Aber das haben viele Medikamente in der Behandlung von psychischen Erkrankungen.

Man stelle sich vor, Antidepressiva würden kriminalisiert, weil sie abhängig machen können, und depressive Patienten wären gezwungen, sich zu prostituieren, um an ihr SSRI zu kommen. Absurde Vorstellung? Leider nur so halb. Genau so geht nämlich unsere Gesellschaft gerade mit den Opiatpatienten um.

Dass Drogenpolitik irrsinnig viel mit moralischem Überlegenheitsgefühl und irrationalen Abwertungen zu tun hat, haben ich ja bereits angerissen. Und nur, wenn man diesen Aspekt mitdenkt, wird verständlich, warum früher die Maxime galt, schwangere Heroinabhängige zwar mit Methadon zu versorgen, diese Gabe aber am Tag der Entbindung zu beenden und die Frauen im Kindbett einer Entzugsbehandlung zu unterziehen. Da ist dann kein Gedanke an den Schaden verschwendet worden, den dieses Vorgehen für die Beziehung zwischen Mutter und Kind bedeuten kann – gerade in einer Situation, in der beide Seiten aufgrund der Umstände noch verwundbarer und schutzbedürftiger sind, als sie es eh schon wären. Man verständigte sich darauf, zwar das Kind im Mutterleib vor dem Schaden durch Heroin oder auch den Folgen einer Entzugsbehandlung zu schützen, aber die betroffenen Frauen sahen sich gesellschaftlich für ihre Abhängigkeit verurteilt und erhielten nach der Entbindung nicht die notwendige Unterstützung. Heute wird das Gott sei Dank anders gehandhabt: Die Frauen werden im Methadonprogramm belassen – immerhin.

Dennoch fungiert Methadon oft als das den Betroffenen von unserer Gesellschaft zugestandene Heftpflaster auf einer Verletzung, die eigentlich einen Druckverband brauchte. Ja, von außen ist die Wunde abgedeckt, wie es darunter aussieht und ob das so wirklich heilen kann, wird dabei nicht hinterfragt. Aber natürlich ist eine Methadonbehandlung für viele Patienten besser als ein oft sehr schwieriger Entzugsprozess oder gar ein Leben in der Beschaffungskriminalität, um am Ende des Tages nur an verunreinigten, minderwertigen Stoff zu kommen, der einen unerwartet das Leben kosten kann. Interessant ist, wie viele Methadonpatienten den Beikonsum anderer Substanzen aufrechterhalten, weil ihnen bei ihrem Substitutionsmedikament eben Teile der Wirkung von Heroin fehlen, die aber für die Betroffenen zur Gefühlsregulation und Stabilisierung notwendig sind.

Ein Heroin- oder Fentanyl-Entzugssyndrom ist übrigens extrem unangenehm, aber normalerweise, im Gegensatz z. B. zum Alkoholentzug, nicht lebensbedrohlich. Die Symptome sind extreme Muskelschmerzen, depressive Verstimmung, Herzrasen, Zittern, Durchfälle und Schlafstörungen. Heroinabhängige spüren die ersten Entzugssymptome schon nach 6–8 Stunden, die dann binnen ein, zwei Tagen ihr Maximum erreichen und bis zu einer Woche anhalten.

Fassen wir zusammen, warum Menschen Opiate nehmen: seltener, um sich sehr gut zu fühlen, sehr oft, um sich nicht zutiefst schlecht zu fühlen. Gar nicht unähnlich ist die Dynamik bei der nächsten Untergruppe psychoaktiver Substanzen, der wir uns jetzt zuwenden werden: den Beruhigungsmitteln, auch »Downer« oder »Tranquilizer« genannt.

Auch hier gibt es parallel mehrere Gruppen von Nutzern, die sich zum Teil aber auch überschneiden: Beide Hauptwirkstoffklassen, die Benzodiazepine und die Barbiturate, haben einerseits einen festen Platz in der medizinischen Behandlung von Angsterkrankungen, Spannungszuständen und als Schlafmittel. Andererseits werden sie von vielen Menschen auch ohne ärztliche Verordnung genutzt, um Schlaf zu fördern, Stress abzubauen, sich zu beruhigen und auch, um die Wirkung anderer psychoaktiver Substanzen aufzuheben – beispielsweise als »Downer« am Morgen nach einer langen Nacht mit Aufputschmitteln im Club oder auf der Party.

Der Grund für den medizinischen Gebrauch weicht gar nicht so sehr von dem der Selbstmedikation und des Freizeitgebrauchs ab. Auch hier stehen die beruhigenden, angstlösenden und entspannenden Aspekte im Mittelpunkt. Die Benzodiazepine spielen mit diesen Eigenschaften eine so große Rolle, dass die WHO sie in die Liste der unentbehrlichen Medikamente aufgenommen hat – so etwas wie die Weltkulturerbeliste der Arzneimittel.

Wir haben eine Kennsubstanz der Benzodiazepine, das Diazepam, schon kennengelernt und uns auch ihren Wirkmechanismus angesehen. Daneben gibt es sicher 25 weitere Substanzen dieser Klasse, die je nach ihrem Wirkschwerpunkt verordnet werden. Bei manchen steht die angstlösende Komponente im Vordergrund, für andere sind die Muskelentspannung, Lösung von Krampfanfällen oder die Wirkung als Schlafmittel interessant. Sie unterscheiden sich teilweise sehr in Wirkdauer und Dosierung, beinhalten aber alle ein Potenzial für eine Dosissteigerung und die Entwicklung einer Abhängigkeit.

Aber auch schon vor den Benzodiazepinen gab es wirksame Beruhigungsmittel, von denen einige, wie das Brom (Aha, schon wieder ein Element des Periodensystems als psychoaktiv wirksames Medikament!), wegen ihres Nebenwirkungsprofils schon lange wieder vom Markt verschwunden sind. Ähnlich alt sind auch die Barbiturate, Barbitursäure wurde bereits 1903 erstmals hergestellt. Wo? Richtig – auch die Geschichte der Barbiturate nahm in Deutschland ihren Anfang. Und wenn es auch heute gesamtgesellschaftlich nicht mehr so weit verbreitet ist wie in den 60er- und 70er-Jahren des letzten Jahrhunderts, so findet es auch heute immer noch Verwendung als Beruhigungsmittel und in der Behandlung von Krampfanfällen. Wir hatten ja vorhin bei beim Diazepam schon die Aktivierung des dann am zentralen Nervensystem hemmenden GABA-A-Rezeptors besprochen. Auch die Barbiturate wirken vor allem, aber nicht nur über diesen Mechanismus. Sie sind definitiv hochwirksame Medikamente, wenn es um Beruhigung und Schlafförderung geht. Allerdings kauft man sich diese Wirkung im Zweifelsfall sehr teuer ein: Weil es binnen Tagen zu einer Gewöhnung kommt, werden schnell Dosissteigerungen notwendig. Hohe Dosen bergen jedoch das Risiko einer Bewusstlosigkeit mit Atemstillstand und können tödlich enden. Außerdem kommt es schnell zu einer Abhängigkeitsentwicklung. Der Barbituratentzug kann ähnlich wie der Alkoholentzug verlaufen und lebensgefährlich sein. Im Vergleich dazu sind die Benzodiazepine zwar nicht harmlos, aber weniger toxisch und besser steuerbar. Abhängig machen sie allerdings immer noch.

Wir besprechen die Tranquilizer an dieser Stelle, weil es neben dem medizinisch-psychiatrisch indizierten Gebrauch auch einen nichtmedizinischen als Selbstmedikation und Freizeitdroge gibt. In diesem Zusammenhang spielen die Barbiturate jedoch fast keine Rolle – sie sind Mitte des letzten Jahrhunderts von den Benzodiazepinen und im Verlauf von weiteren, ähnlich wirkenden Substanzen wie Gamma-Hydroxy-Buttersäure (kurz »GHB« genannt) verdrängt worden. Als Medikament findet sich GHB u.a. in der Intensivmedizin, wenn der Schlafrhythmus von Patienten wiederhergestellt werden soll. In der Partyszene unter dem Namen »Liquid Ecstasy« verbreitet, hat es pharmakologisch nichts mit MDMA zu tun, der Substanz, die man eigentlich mit Ecstasy meint. GBH erzeugt in geringen Mengen eine Stimmungssteigerung und eine Enthemmung, wirkt entspannend und sexuell anregend. Die Wirkung wird von Konsumenten als entspannend wahrgenommen und manchmal mit einem starken Alkoholrausch verglichen. Dummerweise ist es unglaublich leicht, GHB falsch oder überzudosieren, u.a. weil die Konzentrationen in Lösungen stark abweichen können – generell ein häufiges Problem bei illegalen, nicht standardisiert hergestellten Subtanzen. Schon ein unvorsichtiger Schluck aus dem Fläschchen kann einen voll auf die Bretter schicken. Ich habe vor einigen Jahren in Berlin-Prenzlauer Berg einen Spät-Teenie ohne jedes weitere Medikament intubieren können, als er nach dem »Vorglühen« für eine Party mit GHB tief bewusstlos auf dem teuren Eichenparkett seiner elterlichen Wohnung gelandet war. Als wir eintrafen, atmete er kaum noch – wenn seine Freunde nicht den Notruf gewählt hätten, hätte das ganz anders ausgehen können. Aufgrund genau dieser Eigenschaft, schnell das

Bewusstsein zu verlieren, sind das GHB und einige der stark betäubenden Benzodiazepine in den letzten Jahren auch als sogenannte Date-Rape-Drogen bekannt geworden. Bei uns spricht man auch von K.o.-Tropfen und meint damit Substanzen, die Menschen ohne deren Wissen etwa in Getränke gemischt werden. Oft geht es darum, das Opfer sexuell gefügig zu machen. Nebeneffekt ist zumeist auch eine retrograde Amnesie, der berühmte Filmriss, der dafür sorgt, dass Betroffene sich nicht mehr an das Geschehen unter der Substanzwirkung erinnern und in der Folge Täter nicht zuverlässig identifizieren können. An dieser Stelle noch ein Hinweis, bei dem ich von Herzen hoffe, dass keiner meiner Leser ihn jemals brauchen wird: Wenn du vermutest, dass dir jemand K.o.-Tropfen untergejubelt haben könnte, geh bitte so schnell es geht in die Notaufnahme des nächsten geeigneten Krankenhauses. Nicht nur, weil dort bei Verdacht auf einen sexuellen Übergriff eine Spurensicherung am Körper durchgeführt werden sollte, sondern auch, weil es wichtig ist, eine Blutentnahme zur Feststellung, ob entsprechende Substanzen in deinem Blutkreislauf vorhanden sind, möglichst binnen weniger Stunden nach dem Ereignis durchzuführen. Die Verstoffwechselung dieser Date-Rape-Drogen erfolgt nämlich so schnell, dass nach zwölf Stunden meistens kein Nachweis des Stoffes im Blut mehr möglich ist.

Wenn Menschen Diazepam und andere Tranquilizer als Freizeitdrogen verwenden, tun sie das normalerweise nicht in Dosierungen, die dazu führen, dass sie platt in der Ecke liegen. Gerade sogenannte Z-Benzos, eigentlich potente Schlafmittel, werden gerne mit Alkohol kombiniert, da sie die durch Alkoholkonsum entstehende Euphorie deutlich verstärken können.

In diesem Zusammenhang lohnt es sich zu erwähnen, dass bei der Kombination von psychoaktiven Substanzen eins plus eins selten zwei ergibt. Die Mischung von mehreren Substanzen auf einmal kann unerwartete oder auch unerwartet starke

Effekte produzieren. Zwei Wodka-O plus fünf Milligramm Zolpidem wirken komplett anders als beide Substanzen verteilt auf zwei getrennte Abende. Und wenn es sich erst um Mischungen aus mehreren Substanzen handelt, die an komplett unterschiedlichen Punkten des Nervensystems angreifen, wird das Ganze schnell sehr unübersichtlich und unvorhersehbar: Alkohol plus Ketamin plus Kokain wäre so ein beliebtes Beispiel mit der Option auf eine Freifahrt im Rettungswagen.

Vorhin fiel ja schon mal der Begriff Ketamin. Hier, am Übergang von den Substanzen mit einer Doppelrolle zwischen medizinischem Gebrauch und Freizeitnutzung, ist der perfekte Ort, um diesen Stoff in unserer Systematik einzureihen. Auch Ketamin kommt eigentlich aus der klinischen Anwendung und hat seine feste Rolle sowohl in der Human- als auch in der Tiermedizin. Es wurde in den 1960er-Jahren in den USA entwickelt und fand in den folgenden Jahren weltweit Verbreitung. Es ist ein wirklich wertvolles Medikament, das vermutlich schon sehr vielen Menschen das Leben gerettet hat. Mir tut es immer in der Seele weh, wenn ich in der Presse Artikel lese, die Ketamin hauptsächlich als Betäubungsmittel für Pferde oder Kühe darstellen. Zwar wurde Ketamin initial für die Tiermedizin freigegeben, aber es wird mittlerweile seit über 50 Jahren erfolgreich am Menschen eingesetzt.

Es handelt es sich um ein sogenanntes dissoziatives Anästhetikum, also eine Substanz, die vor allem über eine Entkoppelung des Erlebten vom Bewusstsein wirkt. Das führt z. B. dazu, dass Menschen mit Brandverletzungen oder Knochenbrüchen nach Unfällen bei vollem Bewusstsein schmerzarm versorgt und geborgen werden können. Ketamin hat dabei deutlich weniger Auswirkungen auf das Herz-Kreislauf-System als Opiate oder die klassischen Narkosemittel wie Propofol oder Etomidate, die alle zu Blutdruckabfällen und einer Einschränkung der Atemtätigkeit führen können. Dies funktioniert so gut und ist so sicher, dass die Feuerwehr Berlin die Nutzung von Ketamin auch für die Notfallsanitäter ohne die Anwesenheit eines Notarztes freigegeben hat. Allerdings zwingend in der Kombination mit einem kurzwirksamen Benzodiazepin, dem Midazolam. Es geht darum, durch Kombination dieser beiden Wirkstoffe einen bestimmten Teil des Wirkspektrums des Ketamins zu unterdrücken. Neben der schmerzstillenden Wirkung und der Wahrnehmungshemmung bezüglich Schmerzreizen führt es auch zur Entstehung von starken inneren Bildern, die in ihrem Charakter den Pseudohalluzinationen unter Substanzen wie LSD oder Psilocybin nicht unähnlich sind. Es handelt sich hier nicht um so extreme Bewusstseinsphänomene wie bei den klassischen Psychedelika, aber durchaus um relevante Bewusstseinsveränderungen, abhängig von Dosis und der Empfänglichkeit des Betroffenen.

Neben den beschriebenen inneren Bildern kommt es auch zu sehr typischen Veränderungen in der Körperwahrnehmung, einem sogenannten »Body High« und einem Wohlgefühl, das sich bis zu einem absoluten Glückserleben entwickeln kann. Dazu kommen Veränderungen der akustischen Wahrnehmung, die von vielen Freizeitkonsumenten wegen des verstärkten Musikgenusses gesucht werden, aber z.B. bei Verwendung im Rettungsdienst beängstigend wirken können, wenn plötzlich alle Stimmen oder das Martinshorn übermäßig intensiv in den Ohren hallen. Des Weiteren gibt es kognitive Effekte, die sich auf die Denkstruktur, die Fähigkeit, konzeptuell zu denken, und die Erinnerungsfähigkeit auswirken. Es lässt sich letztlich sagen, dass all die Phänomene, die der Freizeitkonsument hier sucht, in der medizinischen Anwendung als Notfallmedikament als unerwünscht und potenziell schädlich angesehen werden.

Freizeitkonsumenten wiederum fürchten sich vor dem sogenannten K-Hole, einem Zustand, in dem es bei hohen Dosen Ketamin zu einer kompletten dissoziativen Abkopplung des Bewusstseins kommt, in Verbindung mit einer komaähnlichen Unfähigkeit, den Körper zu steuern. In noch höheren Dosen kommt es dann auch zu kurzfristigen Phasen von Atemstillstand. Diese Situation wird klinisch genutzt, um Patienten ohne Zuhilfenahme kreislaufunterdrückender Substanzen in ein künstliches Koma zu versetzen.

Der Hauptwirkort im zentralen Nervensystem ist übrigens ein Rezeptor, mit dem wir bisher nur beim Alkohol zu tun hatten: der NMDA-Rezeptor. Die Hauptfunktion dieses Rezeptors besteht, wie im vorigen Kapitel bereits angesprochen, in der Übertragung von Nervenreizen vom Rückenmark zum zentralen Nervensystem. Die Funktion des Ketamins ist eine Inaktivierung dieses Rezeptors, der die Kommunikation mit den eigentlichen Botenstoffen verhindert. Wir hatten dieses Phänomen schon unter der Metapher »Dietrich im Schloss« kennengelernt – in diesem Fall sperrt der Dietrich allerdings zu und nicht auf.

Mit einer Steigerung der Anzahl von Nervenzellen, deren NMDA-Rezeptor inaktiviert wird, kommt es zu einer zunehmenden Abkopplung der Neuronen voneinander – klinische Entsprechung ist das zunehmende dissoziative Erleben, eben bis zur totalen Abkoppelung mit Komafolge.

Ketamin hat sich in den letzten Jahren zu einer der beliebtesten Drogen der Partyszene entwickelt. Im Raum London hatte es vor der Corona-Krise Ecstasy und Amphetamine von der Spitze der Hitliste vertrieben. Im Vergleich zu anderen Schwarzmarktdrogen ist das weiße Pulver, das man angeboten bekommt, auch mit ziemlicher Sicherheit Ketamin. Ketaminpulver ist schlicht getrocknetes Flüssigketamin, wie es in der Tiermedizin in Literflaschen angeboten wird. Der Unterschied zwischen medizinischer Verwendung und Freizeitgebrauch besteht normalerweise in der Art der Aufnahme. In der Notfallmedizin wird Ketamin größtenteils in die Vene gespritzt und nur selten mit einem Zerstäuber durch die Nase verabreicht oder in den Muskel gespritzt. In der Partyszene wird Ketamin meist in kristalliner Pulverform geschnupft und seltener intramuskulär gespritzt.

In der Klinik wird zudem mittlerweile S-Ketamin verwendet, ein Extrakt aus dem ursprünglichen Ketamin, der doppelt so stark betäubend ist, dafür aber viel weniger psychoaktive Eigenschaften hat. Für Nutzer, die vor allem die Rauscherfahrung suchen, ist diese Variante natürlich weniger interessant.

Bei einmaligem oder seltenem Gebrauch sind beide Sorten Ketamin normalerweise gut verträglich und haben überschaubare Nebenwirkungen. So kommt es zu einem vermehrten Speichelfluss und zu einer Steigerung des Blutdrucks. Das kann bei vorbestehendem Bluthochdruck die Gefahr von Schlaganfällen erhöhen und ist auch bei grünem Star aufgrund der Druckerhöhung im Auge gefährlich. Bei regelmäßigem Gebrauch kann sich jedoch eine Abhängigkeit entwickeln, und bei wirklich langjährigem Missbrauch kann es zu einer nicht umkehrbaren Störung des Harntrakts kommen, zur sogenannten Ketaminblase. Eine Kampagne titelte mal mit »Heute Keta, morgen Katheter«. Nicht unbedingt eine verlockende Vorstellung.

Einen Aspekt von Ketamin als Medikament haben wir bislang verschwiegen: Es gibt zunehmend Belege dafür, dass Ketamin gegen Depression wirkt. Und zwar nicht in dem Sinne, dass ich jeden Tag Ketamin geben muss, wie man es bei den normalen Antidepressiva kennt. Vielmehr geht es darum, mit wenigen Ketamingaben einen relevanten therapeutischen Effekt zu erreichen. Grundsätzlich gibt es zwei Herangehensweisen an die Therapie von Depression mit Ketamin.

Die erste versteht sich als Behandlung, bei der vor allem die Wirkung der Ketaminabbauprodukte im Gehirn für eine antidepressive Wirkung verantwortlich sind. Diese Art der Behandlung findet meist nach Überweisung durch den Psychiater in anästhesiologischen Praxen statt. Die psychoaktiven Komponenten der Ketaminwirkung werden als lästig und nach Möglichkeit zu vermeiden in Kauf genommen und nur toleriert, um den pharmakologischen Effekt zu erzielen. Auf diese Schiene fällt auch die mittlerweile in Deutschland zugelassene Therapie mit einem S-Ketamin-Nasenspray, das in den USA entwickelt wurde und bei Kosten von über 400 $ pro Dosis aber nichts anderes enthält als die alte, billige Substanz in neuer Verpackung.

Die andere Variante nennt sich »Ketamin-assistierte Psychotherapie« und baut auf zwei Säulen auf. Die erste ist ebenfalls das Einwirken des Metaboliten im Gehirn und hängt vermutlich mit einem Reset bestimmter Rezeptoren und der Neubildung bestimmter Nervenverästelungen im Großhirn zusammen, die bei chronischer Depression oft geschädigt sind.

Der zweite Wirkfaktor ist jedoch die Einbettung der Ketaminerfahrung in ein therapeutisches Konzept, bei dem die psychoaktive Wirkung als wertvoll und therapeutisch nutzbar betrachtet wird. Hier wird besonders viel Wert auf eine unterstützende therapeutische Begleitung gelegt, die u.a. die aufsteigenden inneren Bilder nutzbar macht und versucht, auf verschiedene Arten und Weisen die antidepressive Wirkung des Gesamtpaketes über den Zeitraum hinaus zu verlängern und zu verstärken.

> Ketamin bewirkt bei Depression schon nach einmaliger Gabe eine Verbesserung der Symptomatik für einige Tage. Danach nimmt die Wirkung erneut ab, und es erfolgt eine weitere Runde der Medikamentengabe.

Die ketaminaugmentierte Psychotherapie bedient sich der neuropharmakologischen Effekte der Substanz, versucht aber, die Verbesserung der Symptomatik von der Medikamentengabe unabhängig weiterzuentwickeln und zu befördern. Es handelt sich bei der Gabe von psychoaktiven Substanzen als Hilfsmittel in der Psychotherapie um ein hochspannendes und stark in

Bewegung befindliches Feld, auf das wir später noch zurückkommen werden. Insbesondere dann, wenn wir uns mit den wissenschaftlichen und klinischen Entwicklungen auseinandersetzen werden.

Jetzt geht es mit der Gruppe der Psychostimulantien oder »Upper« weiter. Wir haben ja die beiden häufigsten Vertreter dieser Gruppe schon intensiv kennengelernt: Koffein und Nikotin. Im Folgenden gehe ich auf einige andere Mitglieder dieser Substanzfamilie ein: die Amphetamine, das Kokain und seine bösen großen Brüder, Methamphetamin und Crack.

Natürlich könnte ich hier noch eine ganze Menge anderer Substanzen ansprechen, zu den Stimulantien gehören u.a. das Theobromin aus der Kakaobohne und einige andere pflanzliche Alkaloide – das im Mittleren Osten verbreitete Khat hatte ich ja schon erwähnt. Auch die Entaktogene und klassischen Psychedelika wie MDMA und LSD könnte man jetzt in der Systematik hier einreihen – aber darauf gehe ich später gesondert ein.

Wie die Bezeichnung »Stimulantien« schon andeutet, handelt es sich um Substanzen, die auf die eine oder andere Art anregend wirken. Dabei beeinflussen die Stoffe unterschiedliche Neurotransmittersysteme und wirken dort auf verschiedene Art und Weise. Wenn man den Begriff etwas weiter fasst, fallen auch die anregend wirkenden Antidepressiva wie die vorhin angesprochenen SSRI in diese Kategorie.

Und wieder steigen wir in die Betrachtung der einzelnen Substanzen mit einem deutschen Qualitätsprodukt ein: Amphetamin wurde erstmals 1887 in Berlin synthetisiert. In seiner molekularen Struktur ähnelt es den körpereigenen Stoffen Dopamin und Noradrenalin und wirkt über eine höhere Konzentration genau dieser Substanzen im synaptischen Spalt. Der Effekt wird nicht durch den Dietrich-im-Schloss-Mechanismus vermittelt, den wir bei anderen Substanzen besprochen haben. Obwohl die Amphetamine den körpereigenen Katecholaminen so ähnlich sind, wirken sie stattdessen durch eine Freisetzung der körpereigenen Moleküle aus Speicherbläschen und den Mechanismus der Wiederaufnahmehemmung, der uns ja auch schon begegnet ist.

Spürbare Veränderungen sind gesteigerte Wachheit, verbesserte Aufmerksamkeit und erhöhte Konzentrationsfähigkeit. Dabei ist vor allem das Durchführen einfacher, sich wiederholender Aufgaben erleichtert – komplexe Problemlösungen können jedoch eher erschwert sein.

Daneben kommt es zu einer Verbesserung der Stimmung bis hin zur Euphorie, die mit einer Steigerung des Selbstbewusstseins, mehr sexuellem Antrieb und höherer körperlicher Aktivität einhergeht. Hungergefühl und Appetit werden gedämpft und die Schmerzempfindung vermindert.

All diese Wirkungen sind es, die Menschen motivieren, diese Substanzen zu sich zu nehmen. Die unschönen Seiten der Wirkung, wie Zittern, Herzrasen und Schweißausbrüche, werden dabei ebenso in Kauf genommen wie die höhere Aggressivität und Risikobereitschaft, die mit der Einnahme von Amphetaminen einhergeht. Typisch sind auch Verkrampfungen der Kaumuskeln, die zu den typischen mahlenden Kiefern und verspannten Gesichtsausdrücken führen, die sicherlich viele meiner Leser schon in Clubs bei den Mitfeiernden bestaunen durften und zu einer hohen Beliebtheit von Kaugummi als Entspannungshilfe bei vielen Party-People führen. Bei längerem Missbrauch kann es zu körperlicher und psychischer Abhängigkeit kommen, die mit Gewichtsverlust, Nierenschäden und einem erhöhten Risiko für die Entwicklung einer Psychose verbunden ist.

Die Absetzsymptome beim Versuch, einen Dauergebrauch zu beenden, können sehr unangenehm sein. Es kommt zu starker Erschöpfung und oft zu einer ausgeprägten depressiven Stimmungslage bis hin zu Selbstmordgedanken. Das Fehlen der Wirkverstärkung der Katecholamine führt zu einem ausgeprägten »Down« nach dem »High«. Die körperlichen Entzugssymptome sind eher mild, der psychische Entzug ist jedoch mit einem starken Craving, also dem Bedürfnis, zu konsumieren, verbunden.

In der Medizin spielen Amphetamine bei der Therapie verschiedener Erkrankungen eine wichtige Rolle. Sie werden zur Behandlung der Narkolepsie, auch Schlafkrankheit genannt, verwendet. In den USA werden Amphetamine neben dem strukturähnlichen Ritalin zur Therapie von Aufmerksamkeitsdefizit-/Hyperaktivitätssyndromen (ADHS) eingesetzt. Eigentlich ziemlich witzig: Obwohl dieses »Zappelphilipp-Syndrom« mit einer gesteigerten Unruhe und Überaktivität einhergeht und Amphetamine und Ritalin ja eigentlich noch aktiver machen, bewirkt die Gabe dieser Substanzen durch eine Verbesserung der Signalübertragung ins Gehirn eher eine Beruhigung und Steigerung der Konzentrationsfähigkeit. Diese Wirkung – gerade auf Kinder – kennen wir übrigens schon seit den 1930er-Jahren. Die Häufigkeit der Verordnung von Medikamenten bei Überaktivität hat allerdings in den letzten 20 Jahren sehr stark zugenommen und sollte durchaus kritisch bewertet werden. Nicht jedes wuselige Kind braucht eine Pille, um besser zu funktionieren – für die schwer von ADHS betroffenen Kids ist es allerdings oft ein echter Segen und nimmt den Kindern den Leidensdruck, der durch das ewige Anecken in Schule und Familie entsteht, wenn Kinder wirklich hyperaktiv sind.

Ein weiteres Anwendungsgebiet ist das Doping im Sport, bei dem die Leistungssteigerung und die Erhöhung der Schmerzschwelle im Mittelpunkt stehen. Amphetamine befinden sich schon seit 1972 auf der Verbotsliste der Welt-Anti-Doping-Agentur (WADA). Eingenommen werden Amphetamine im medizinischen Kontext am ehesten in Tablettenform, im Freizeitgebrauch ist das Schniefen von Amphetaminpulver oder die Aufnahme über andere Schleimhäute üblicher. Geschnieft kommt es zu einem schnelleren und stärkeren Wirkungseintritt, den Konsumenten als »Kick« bezeichnen. Auch hier gibt es wieder den schon mehrfach erwähnten Zusammenhang zwischen schneller Wirkung und dem Abhängigkeitspotenzial.

Kokain hat in vielen Punkten ein sehr ähnliches Wirk- und Konsumprofil wie Amphetamine, wird aber im Gegensatz zu ihnen aus einem Naturprodukt hergestellt, den Blättern des Kokastrauches. Auch wenn Kokain durch chemische Verarbeitung der Kokablätter erstmals um 1860 isoliert wurde – auch das geschah mal wieder in Deutschland, genauer gesagt, in Göttingen –, wurde Koka in Südamerika schon seit Jahrtausenden in verschiedenen Kontexten verwendet. Der Kokastrauch ist vor allem an der Ostflanke der Anden heimisch, seine Anbaugebiete liegen heute vor allem in Peru, Bolivien und Kolumbien. Gerade in den indigenen Gruppen dieser Länder, aber auch darüber hinaus wurden Kokablätter sowohl als Heilmittel, Genussmittel und im Rahmen von schamanischen Ritualen verwendet. Dabei werden die Blätter des Kokastrauches gemeinsam mit Kalk gekaut. Die dabei freigesetzten Alkaloide wirken anregend, hungerstillend, schmerzhemmend sowie gegen Übelkeit. Kokatee wird in vielen Andenregionen bei Aufstieg in hohe Höhen gerne eingenommen, da es die Symptome der Höhenkrankheit lindert.

Eine Bekannte erzählte mir einmal, dass in den Anden nicht nur Menschen auf Koka und seine Wirkungen stehen. In einer Herberge in den Anden hätten einige Lamas ganz selbstverständlich die gebrauchten Kokateebeutel aus den leeren Teetassen gefischt und sie genüsslich aufgefressen. Wieder ein Beispiel von Tieren, die gerne psychoaktive Substanzen zu sich nehmen! In dieser Form zu sich genommen haben die Koka-Alkaloide übrigens keinen oder nur sehr wenig Suchtpotenzial – weder für Menschen noch für Lamas, denke ich –, ganz im Gegensatz zum kristallinen Kokain, das in Europa und den USA nach wie vor sehr beliebt ist.

Dabei wird die Extraktion meistens nicht unter Laborbedingungen vorgenommen, sondern vor Ort in den Anbaugebieten unter Verwendung zweifelhafter Lösungsmittel und wenig hygienischen Bedingungen. Aber natürlich ist der hochkonzentrierte Extrakt deutlich leichter zu transportieren als Berge von Grünzeug – gerade da es sich ja meistenteils um Schmuggelware mit Transportziel Übersee handelt.

Kokain und Produkte aus Kokablättern sind heute in weiten Teilen der Welt illegal, was auch dazu führt, dass das in unseren Breiten auf der Straße erhältliche Kokainpulver sehr stark mit Streckmitteln verschnitten ist. Dazu werden bei Kokain meist harmlose Substanzen wie Milchzucker oder der Zuckeralkohol Mannit verwendet.

Aber Kokain führte nicht immer ein Dasein als verbotene Substanz: Coca-Cola trägt deshalb diesen Namen, weil sie fast 20 Jahre lang aufputschend wirkende Kokaextrakte enthielt, auch wenn die Firma das heute aus Marketinggründen abstreitet. Später verschwand zwar das Kokain aus der Cola, der Name des aufgrund seines Koffeingehaltes immer noch anregenden Getränks ist aber bis heute erhalten geblieben. Interessant ist, dass die Hersteller von Coca-Cola bis heute eine Sondergenehmigung zur Einfuhr und Verarbeitung von Kokablättern aus Peru und Bolivien in die USA besitzen.[77] In Europa gab es im 19. Jahrhundert mit Kokain versetzte sogenannte Stärkungsweine, die sogar von Königin Victoria höchst selbst genossen wurden.

Nach dem Ersten Weltkrieg fand sich das damals noch legale Kokain in allen großen Städten diesseits und jenseits des Atlantiks – Kokain war der Treibstoff der Roaring Twenties, bis es in den 30er-Jahren von den billigeren synthetischen Amphetaminen verdrängt wurde. Trotz seiner weiten Verbreitung und den sicherlich sichtbaren Folgen des Dauerkonsums galt Kokain lange als ungefährlich und wurde u.a. von Sigmund Freud als Hilfsmittel beim Morphinentzug empfohlen. Als dann später eindeutig klar wurde, dass auch Kokain ein hohes Risiko zur Suchtentwicklung in sich trägt, zog er seine Empfehlung zurück und positionierte sich ab dann kritisch zum lockeren Umgang mit der Substanz, die er zuvor wohl auch im Selbstversuch erprobt hatte.

Heute ist Kokain in Deutschland grundsätzlich als Betäubungsmittel gelistet, wobei der Besitz von Kokablättern und d-Kokain, also einer chemischen Variante des Kokains, grundsätzlich strafbar ist. Methyl-Kokain findet in der Medizin immer noch Anwendung: Es hat in Form von Augentropfen oder Augensalben eine Rolle als Oberflächenbetäubungsmittel bei augenärztlichen Eingriffen. Womit wir bei den Wirkungen des Kokains gelandet wären.

Aufgrund des sehr ähnlichen Wirkprofils als Wiederaufnahmehemmer von Katecholaminen überschneiden sich die Effekte des Kokain- und des Amphetaminkonsums sehr stark. Auch hier finden sich allgemein eine Stimulation, Stimmungsaufhellung, Leistungssteigerung, Wachheit und eine reduzierte Wahrnehmung unangenehmer Empfindungen wie Hunger oder Müdigkeit. Auch eine sexuell anregende Wirkung ist beschrieben.

Körperlich kommt es zu einer Erhöhung der Körpertemperatur und der Herzfrequenz sowie einer Erhöhung des Blutdrucks durch eine Verengung der Blutgefäße. Die Atmung wird schneller, und es können lebensbedrohliche Herzrhythmusstörungen eintreten, insbesondere dann, wenn eine genetische Veranlagung dazu besteht. Der hohe Blutdruck erhöht das Risiko für Schlaganfälle und Hirnblutungen. Weitere Nebenwirkungen können Übelkeit und Erbrechen, Paranoia bis hin zur Entwicklung einer Psychose und eine gesteigerte Aggressivität sein.

Hohe Überdosen führen zu Muskelzittern, Krämpfen und massiver Erhöhung der Körpertemperatur.

Das Kokain-High ist nach Aufnahme durch Schniefen und anderen Schleimhautkontakt von einem sehr schnellen Wirkeintritt mit starken euphorischen Empfindungen verbunden, dem ein schnelles Abflachen der Wirkung, auch »Crash« genannt, folgt. Diese heftige Dynamik von schnellem Wirkeintritt und Wirkverlust ist für das hohe psychische Abhängigkeitspotenzial und das oft zwanghafte Nachdosieren der Substanz verantwortlich.

Neben der Wirkung über das zentrale Nervensystem hat Kokain aber auch deutliche Effekte, wenn es lokal aufgetragen wird. Heute nur noch in der Augenheilkunde üblich, war Kokain das erste bekannte Lokalanästhetikum. Viele der heute üblichen lokalen Betäubungsmittel, z.B. beim Zahnarzt, sind bei der Herstellung strukturell dem Kokain nachempfunden worden und heißen deshalb in sprachlicher Anlehnung an die Ursubstanz auch Prilocain, Lidocain usw. Außerdem hat Kokain eine gefäßzusammenziehende Wirkung, die bei Dauerkonsum u.a. zu Durchblutungsstörungen bis hin zum Absterben der Nasenscheidewand führen kann – in Großstädten haben sich manche HNO-Ärzte geradezu auf die Reparatur dieser Defekte spezialisiert.

Nachdem wir uns die beiden Leitsubstanzen der Stimulantien, also Amphetamine und Kokain, angesehen haben, werfen wir nun noch einen Blick auf ihre fiesen Verwandten: Crack und Crystal Meth.

Crack entsteht, wenn man Kokain mit Backnatron vermischt und diese Mischung dann erhitzt. Das Produkt dieses Vorgangs ist im Gegensatz zum reinen Kokain rauchbar und hat es in sich: In einer Pfeife geraucht, kommt es bereits nach 8–10 Sekunden zu einem schnellen Anfluten und einem sehr hohen Wirkungspeak. Die Effekte sind eine intensive Besserung der Stimmung, massive subjektive Leistungssteigerung und die Tendenz zur Selbstüberschätzung – gewissermaßen alle Kokainwirkungen noch einmal mit sich selbst multipliziert. Und genauso hochrechnen lassen sich die Nebenwirkungen und das Abhängigkeitspotenzial. Nicht umsonst ist die »Crack-Hure« auch bei uns im Sprachgebrauch fast sprichwörtlich – Crack verursacht vermutlich die heftigste psychische Abhängigkeit aller verfügbaren Drogen, und die betroffenen Abhängigen würden oft buchstäblich praktisch alles tun, um ihre Entzugssymptomatik zu lindern. Perfiderweise ist die Abhängigkeitsentwicklung bei Crack-Cocaine sehr schnell. Schon wenige Züge an einer Crack-Pfeife können zur Sucht führen.

Ähnlich ist es auch bei Methamphetamin, umgangssprachlich auch Crystal Meth genannt. Wir hatten über diese Substanz im Zusammenhang mit dem Thema Wege der Substanzaufnahme und Unterschiede im Suchtpotenzial schon gesprochen. Als Mitglied der Amphetaminfamilie wirkt auch Methamphetamin vor allem über eine Freisetzung von Dopamin, Noradrenalin und Serotonin am synaptischen Spalt, die von einer Wiederaufnahmehemmung noch verstärkt wird. Im Gegensatz zu Amphetamin ist es aber an den dopaminergen Nervenzellen direkt toxisch und führt zu einer Störung Dopamin-vermittelter neuronaler Prozesse, was die vermehrte Entwicklung von Psychosen und anderen psychischen Erkrankungen bei Dauerkonsum mit erklären könnte.

Über das Wirkprofil der Stimulantien haben wir ja schon viel gesagt. An dieser Stelle vielleicht nur der Hinweis, dass Methamphetamin sich vom Amphetamin sowohl durch die chemischen Eigenschaften als auch die Aufnahmewege durch eine schnellere Überwindung der Blut-Hirn-Schranke unterscheidet. Das, was für Crack im Vergleich zum Kokainpulver gilt, zeichnet auch Crystal Meth aufgrund der eben aufgezählten Eigenschaften gegenüber den Amphetaminen aus: eine deutlich heftigere Wirkung durch die schnellere Aufnahme in den Organismus.

> Das schnellere Anfluten durch die direktere Applikationsform und die stärkere Überwindung der Blut-Hirn-Schranke sowie die noch stärkere Freisetzung von Dopamin machen Methamphetamin zu einer perfekten Venusfliegenfalle: Es ist sehr einfach, daran hängen zu bleiben, wenn man ihm einmal zu nahegekommen ist.

Auf das mehrstündige Hoch folgt bei Ausbleiben einer weiteren Dosis Crystal Meth eine ausgesprochen unangenehme Entzugsphase, die von Lethargie, Depressivität und Angst geprägt ist. Typisch ist jedoch das massive Verlangen nach einer weiteren Pfeife oder einer weiteren Line, das auf den Abhängigen einen fast zwingenden Charakter hat. Diese Entzugssymptome halten meist 3–4 Wochen an – eine schier unendlich lange Zeit, die die hohe Rückfallquote sicher mit erklären kann.

Besonders gefährlich ist auch hier, dass viele Konsumenten von psychoaktiven Substanzen nicht bewusst genug mit dem Thema der Toleranzentwicklung umgehen. Bei vielen Substanzen muss ich die Dosis erhöhen, wenn ich nach längerem Gebrauch noch eine Wirkung erzielen will. Nach einer längeren Phase ohne Konsum der betroffenen Substanz, z. B. während einer Entzugsbehandlung, nimmt die Toleranz wieder ab. Wenn ein Konsument also die gleiche Menge einer Droge nach einer längeren Pause zu sich nimmt, kann es sein, dass er sich ungeplant eine Überdosis verpasst. Diese Fehleinschätzung kann tödlich sein: So ist z. B. Amy Winehouse im Jahr 2011 nicht etwa an einem obskuren Drogencocktail verstorben. Nein – sie starb an einer Alkoholvergiftung, weil sie nach einer längeren trockenen Episode die Menge Alkohol zu sich genommen hatte, die vor ihrem Entzug für sie normal gewesen war. Dieses Phänomen findet sich bei vielen der stark suchterzeugenden Drogen wie Heroin und Kokain und ist einer der Gründe, warum gerade Menschen, die einen Rückfall erleiden, durch Überdosen besonders gefährdet sind.

Während bei allen gerade beschriebenen psychoaktiven Substanzen, inklusive Koffein und Antidepressiva, tödliche Überdosierungen möglich sind, kommen wir jetzt zu einer Substanz, von der davon auszugehen ist, dass es noch nie einen Todesfall nur durch die Aufnahme dieser Substanz gab. Und, schon eine Idee? Es geht um: Cannabis.

Während der Unterschied zwischen einer Wirkdosis und einer tödlichen Dosis sich für die meisten Substanzen im Milligramm- oder maximal einstelligen Grammbereich befindet, gibt es aus der Tierforschung Hinweise darauf, dass man unvorstellbar große Mengen Cannabis rauchen müsste, um sich damit umzubringen.[78] Und nicht mal das ließe sich mit Sicherheit vorhersagen. Wir sprechen hier wohlgemerkt von natürlichem, pflanzlichem Cannabis, nicht den labordesignten synthetischen Cannabinoiden, die mit Cannabis aus der Pflanze genauso viel zu tun wie Erdbeeraroma im Joghurt mit echten Erdbeeren – also, kurz gesagt, gar nichts. Auch was das Risikoprofil angeht, stehen die synthetischen Cannabinoide schlicht auf einem ganz anderen Blatt. Aber mit den Fakes beschäftigen wir uns erst, wenn wir uns mit dem Original vertraut gemacht haben.

Im Zentrum unseres Interesses steht also nun eine Pflanze, die in unserem Kulturraum schon seit über 5000 Jahren eine Rolle spielt. Und zwar nicht in erster Linie als Rauschmittel, sondern als Nutzpflanze. Hanf wurde zur Herstellung von Bekleidungsstoffen verwendet. Das Segeltuch bestand ebenso aus Hanffasern wie die überall verwendeten superrobusten Seile. Später wurden diese Fasern auch zur Herstellung von Papier verwendet – die noch heute so berühmten Gutenberg-Bibeln sind auf Hanfpapier gedruckt, einem Material, das im Gegensatz zum im Mittelalter häufig verwendeten Pergament nicht aus teuren und seltenen Tierhäuten hergestellt wurde, sondern aus leichter in Massen anbaubaren Pflanzenmaterialien. Hanföl aus den Samen der Pflanze wurde zudem in der Küche verwendet und lieferte damit überlebenswichtige Fette.

Dementsprechend war Hanf über Jahrtausende hinweg in Europa, Asien und dem Orient eine überall verbreitete Nutzpflanze. Aber auch das Potenzial als Medizin und Rauschmittel war natürlich schon sehr lange bekannt: In China fanden sich Grabbeigaben stark psychoaktiver Cannabisblüten aus der Zeit um 2700 vor unserer Zeitrechnung und in Israel 2800 Jahre alte Kultstätten, in denen Reste von Cannabis-Harz auf den Opfersteinen einen Hinweis auf die kultische Rolle dieser Pflanze im Mittelmeerraum geben. Auch die medizinische Nutzung von Cannabisprodukten ist bis in die vorchristliche Zeit aus medizinischen Schriften aus China und dem antiken Griechenland bekannt. Hildegard von Bingen empfahl Cannabis um 1150 gegen Übelkeit und Schmerzen. Spätestens seitdem gibt es also Belege für eine regelmäßige medizinische Verwendung von Cannabismedikamenten in Deutschland. Noch im 19. Jahrhundert war Cannabis aufgrund der geringen Kosten und der hohen Verfügbarkeit das Schmerzmittel der kleinen Leute, also all derer, die sich die teureren Opiumschmerzmittel nicht leisten konnten.

Klipp und klar: Der Rauschstoffanteil der damaligen Hanfblüten ist überhaupt nicht vergleichbar mit dem der heutigen genmanipulierten Turbo-Sorten. Aber bevor wir uns mit der Frage beschäftigen, was an Cannabispflanzen eigentlich psychoaktiv ist, bringen wir gerade noch den Ausflug in die Geschichte der Pflanze zu Ende.

Wenn wir aus der heutigen Perspektive zurückschauen, stellt sich vor allem eine Frage: Wie konnte es dazu kommen, dass aus einer über Jahrhunderte geschätzten und sehr gebräuchlichen Nutzpflanze eine botanische Persona non grata wurde, deren

Anbau mit der gleichen Wucht rechtlich geahndet wurde wie das Kochen von Designerdrogen im Waschkeller?

Ich erinnere mich noch sehr gut, dass um 1990 in meinem beschaulichen Heimatdorf einmal Nachbarn eine Polizeirazzia mit mehreren Streifenwagen auslösten, weil die Besitzer des Nebengartens die Unverfrorenheit besessen hatten, versteckt zwischen den Bohnenranken zwei Hanfpflanzen aufzuziehen. Für uns Kinder war das damals ganz großes Kino: Rauschgift in Winden! Was damals schon überzogen war, wirkt heute fast surreal – auch wenn ich natürlich, was den Umgang mit Cannabis angeht, nicht von den mich umgebenden Berliner Verhältnissen auf Rest-Deutschland schließen darf. Tatsache ist: Der Konsum von Cannabis ist in Deutschland genau wie der von MDMA, Amphetaminen und Psychedelika schlicht eine soziale Realität. Allerdings eine, der die Rechtslage auch im Jahre 2022 noch keine Rechnung trägt.

Zurück zum Untergang der Hanfpflanze als Kulturgut in Europa und den USA. Dieser hatte letztlich zwei Komponenten. Die erste war die zunehmende gesellschaftliche Abwendung von Cannabis als Rauschmittel, die zweite hatte ganz handfeste wirtschaftliche Implikationen: Hanffasern waren eine Konkurrenz für andere Nutzfasern, insbesondere für die in den USA ab Ende des 18. Jahrhunderts in großem Stil angepflanzte Baumwolle und später auch für die ersten industriell hergestellten Kunstfasern. Der schlechte Ruf des Cannabis als Rauschmittel war ein prima Vorwand, um sich mittels eines Anbauverbotes des unliebsamen Konkurrenten zu entledigen und die endgültige Marktdominanz der Baumwolle zu sichern. Sie besteht bis heute und hat eine tiefgehende Verquickung mit der Geschichte der Sklaverei in den Südstaaten sowie einen direkten Zusammenhang mit ökologischen Desastern wie der heute fast kompletten Austrocknung eines der größten Binnengewässer der Erde: Das Wasser des Aralsees wurde zu Sowjet-Zeiten intensiv genutzt, um in großem Stil die kasachische und usbekische Steppe in weiß-puschelige Baumwollplantagen zu verwandeln. Diese Entscheidung hat dazu geführt, dass die ehemaligen Fischerorte am Aralsee heute teilweise 90 Kilometer von der Küstenlinie entfernt liegen und die Fischerboote wie in einem *Mad-Max*-Szenario im Sand vor sich hin rosten. Auch wenn auf vielen der ehemaligen Plantagen heute keine Baumwolle mehr angebaut wird, ist der Boden der Region schwer mit Rückständen von Pestiziden und Insektiziden verseucht, die den Anbau von Baumwolle in Mammut-Monokultur erst ermöglicht haben.

Als ich das erste Mal las, dass die Herstellung von Baumwollfaser pro Kilogramm eine Menge von 11 000 Litern Wasser benötigt, wohingegen die von Hanf bei 300–500 Litern Wasser pro Kilogramm Biomasse liegt, konnte ich es schlicht kaum glauben. Dazu kommt noch, dass Hanfpflanzen im Gegensatz zu Baumwolle kaum mit Pflanzenschutzmitteln gegen Insekten abgeschirmt werden müssen – sie sind extrem robust und genügsam. Wenn Stalin sich damals für den Anbau von Hanf statt Baumwolle entschieden hätte, hätten die Fischerboote am Aralsee vielleicht auch heute noch ein paar Handbreit Wasser unter dem Kiel.

Heute erlebt der Nutzhanf ein Comeback als Lieferant für Textilmaterial, Dämmstoffe und pflanzliche Fette. Dafür werden extra Sorten gezüchtet, die kaum psychoaktives Potenzial haben und deshalb auch in unseren Breiten legal angebaut werden dürfen. Fast jeder wird das Wogen der fedrigen Blätter im Hochsommer schon einmal im Vorbeifahren bestaunt haben. Herausgezüchtet wurde dabei vor allem das sogenannte THC, also Delta-9-Tetrahydrcannabinol, die hauptsächlich rauscherzeugende Komponente aller Cannabisprodukte.

Aber was sind eigentlich die psychoaktiven Anteile der Hanfpflanze? Gesehen auf die Gesamtmasse der Pflanze, nur ein kleiner Teil: nur die Blüten der weiblichen Pflanze und aus den Blütenständen gepresstes Harz oder daraus hergestellte ölige Extrakte. Die Blüten bezeichnet man als Marihuana oder – umgangssprachlich – als Gras oder Weed. Das gepresste Harz wird als Haschisch bezeichnet.

Cannabisprodukte werden als Rauschmittel entweder inhaliert oder über die Mund- oder Magenschleimhaut aufgenommen. Um die Wirkstoffe inhalieren zu können, müssen diese erhitzt werden. Das geschieht entweder durch Verbrennen in Pfeifen oder durch Eindrehen in Zigaretten, die sogenannten Joints. Diese werden entweder nur aus den Cannabisblüten oder, häufiger, unter Zugabe von Tabak oder trockenen Kräutern gemischt. Daneben gibt es noch die Verwendung von Vaporisatoren, in denen das pflanzliche Material erhitzt wird, ohne es zu verbrennen. Seit einigen Jahren werden E-Zigaretten, in denen mit Glycerin versetzte Cannabisextrakte verdampft werden, immer beliebter – auch wenn der illegale Status und der damit verbundene Mangel an Qualitätskontrolle zum Auftreten von Vaping- assoziierten Lungenerkrankungen zu führen scheinen, wie sie in den USA in den letzten Jahren gehäuft aufgetreten sind.

Für eine orale Aufnahme muss das Harz der Cannabispflanze mit Fett als Lösungsmittel in Kontakt gebracht werden. Meist wird Butter oder Öl als Trägersubstanz verwendet und unter Zugabe klassischer Backzutaten meist cannabishaltige Kekse oder Kuchen hergestellt, die als Space Cakes bezeichnet werden.

In der Apotheke finden sich jedoch eher alkoholische Auszüge mit kontrolliertem Wirkstoffgehalt, die oft als Sprays auf die Mundschleimhaut aufgebracht werden, aber auch Cannabisblüten können über die Apotheken vertrieben werden.

Bei den Hanfpflanzen haben wir es neben dem Nutzhanf noch mit zwei weiteren Pflanzenarten zu tun: zum einen mit dem gewöhnlichen oder echten Hanf, auf Latein *Cannabis sativa* und dann mit dem sogenannten indischen Hanf, auf schlau *Cannabis indica*. Ob der indische Hanf wirklich eine andere Pflanze oder doch nur eine Unterart des *Cannabis sativa* ist, ist weiterhin unklar. Klar ist allerdings, dass beide Sorten gekreuzt werden können und dies auch extensiv betrieben wird.

Der Unterschied der beiden Sorten besteht in ihren Wirkprofilen: *Cannabis indica* ist deutlich beruhigender, *Cannabis sativa* wirkt stärker anregend und fördert die Entstehung innerer Bilder und einer Bewusstseinserweiterung.

Pharmakologisch handelt es sich bei Gras oder Haschisch um eine bunte Mischung sehr vieler verschiedener psychoaktiver Bestandteile. Neben den Hauptwirkstoffen THC und dem sogenannten CBD, also Cannabidiol, gibt es noch über 100 andere Cannabinoide sowie mehrere hundert verschiedene Terpene, die in Art und Zusammensetzung je nach Cannabissorte variieren und zum Teil für das unterschiedliche Wirkspektrum der unterschiedlichen Sorten verantwortlich sind.

Ganz grob gesprochen, macht THC high, während CBD entspannt, beruhigt und angstlösend wirkt. Spannenderweise scheinen die in unterschiedlichen Mengen in den verschiedenen Cannabisstämmen vorkommenden Wirkstoffe teilweise als Gegenspieler zu wirken: Ein hoher CBD-Gehalt vermindert die berauschende Wirkung des THC und scheint gleichzeitig der Entwicklung von Psychosen und anderen Nebenwirkungen des THC entgegenzuwirken. Mittlerweile sind CBD-haltige Produkte in Deutschland frei verkäuflich und stehen sogar in Drogeriemärkten im Regal. Die schmerzlindernde und entspannende Wirkung spricht viele Menschen an, die kein Interesse an den Volleffekten von berauschendem Cannabis haben oder CBD dauerhaft nutzen wollen, ohne in ihrer Alltagstauglichkeit eingeschränkt zu sein.

So wie es bezüglich der Opioide ein eigenes System im Körper gibt – das Opioidsystem – existiert auch ein eigenes Rezeptorsystem für Cannabinoide. Praktischerweise heißt es auch genau nach dem, was es ist, nämlich Endocannabinoid-System.

Die bekanntesten Rezeptoren dieser Klasse sind der CB1, der sich vor allem im zentralen Nervensystem findet, und der CB2, den man verteilt im ganzen Körper und insbesondere in den Zellen des Immunsystems findet. THC bindet sowohl an den CB1- als auch an den CB2-Rezeptor, CBD scheint vor allem mit dem CB2 und darüber hinaus mit anderen Rezeptoren zu interagieren. Einer der Gründe, warum es durch Cannabis nicht zu tödlichen Überdosen kommen kann, ist die Tatsache, dass es im Hirnstamm keine CB1-Rezeptoren gibt – also im Gegensatz zu den Einnahmen von Opiaten und anderen Substanzklassen keine Interaktionen zwischen THC und den ganz grundlegenden Funktionen wie Atmung und Herzfrequenz stattfindet, die alle hauptsächlich im Hirnstamm gesteuert werden.

Die CB1-Rezeptoren sind im zentralen Nervensystem so etwas wie der Dimmer für die Deckenbeleuchtung in deinem Wohnzimmer. Wenn dieser Rezeptor aktiviert wird, hemmt er die Wirkung aller zu diesem Zeitpunkt überaktiven Neurotransmitter – sowohl durch körpereigene Botenstoffe als auch durch Cannabis aktiviert, schützt das Endocannabinoid-System das Nervensystem vor dem Heißlaufen. Das ist sozusagen das, was im Hintergrund passiert – spürbar sind vor allem die subjektiven Wirkungen:

Obwohl manche Cannabissorten auch eine anregende Wirkung haben können, ist die Hauptwirkung entsprechend der Wirkung am Neurotransmittersystem eine tendenziell beruhigende und entspannende. Das Risiko für Krampfanfälle sinkt, Schmerzen werden gelindert, kreatives Denken wird gefördert. Es kann zu einem Abfall des Blutdrucks und im Ausgleich dazu zu einem Anstieg der Herzfrequenz kommen, manchmal erlebt als unangenehmes Herzrasen. Viele Menschen erleben eine starke Veränderung des Körperbewusstseins, das sogenannte Body High mit Prickeln, Wärmegefühl und einer Veränderung der Wahrnehmung der eigenen Körperlichkeit. Meist wird das als angenehm wahrgenommen, kann bei höheren Dosen aber auch in unangenehme Körpersensationen und Unwohlsein umschlagen – andere Konsumenten erleben jedoch auch sehr körperlich verankerte Glücksgefühle. Es kann je nach Dosis und Empfänglichkeit des Konsumenten zu optischen Veränderungen kommen. Neben einer Veränderung der Wahrnehmung mit geöffneten Augen sind auch innere Bilder bei geschlossenen Augen möglich, die jenen unter der Wirkung von klassischen Psychedelika ähneln können.

Daneben gibt es viele Veränderungen, die in der Art, wie sie eine Wahrnehmungsqualität betreffen, am ehesten mit einem Entweder-oder beschrieben werden können: Entweder kommt es zu einer Auflösung von Angst oder zu einer Steigerung von Angstgefühlen. Entweder tritt Übelkeit auf, oder es kommt zu einer Verminderung von Übelkeit. Ähnlich könnte man diese Gegenpole für sehr viele Empfindungen formulieren: Libido, Stimmung, Muskelspannung, Musikwahrnehmung, Achtsamkeit im Moment, Zeitwahrnehmung, subjektive Geschwindigkeit von Denkprozessen und auch zwischenmenschliche Wahrnehmungen im Spektrum zwischen Vertrauen und Misstrauen. Diese Beispiele stehen stellvertretend für etliche emotionale, kognitive und körperliche Prozesse, die durch die Einnahme von Cannabisprodukten angestoßen werden können.

Was entscheidet darüber, in welche Richtung man sich in Bezug auf die Entwicklung der Wahrnehmungsqualität bewegt? Nun ja, hier spielen erneut die schon erläuterten Konzepte von Set und Setting, also die inneren und äußeren Rahmenbedingungen, eine zentrale Rolle. Wer ängstlich und unsicher in einer fremden Umgebung kifft, wird tendenziell eine Verstärkung genau dieser Grundbefindlichkeit erleben. Umgekehrt wirkt Cannabis, wenn es bei guter Stimmung eingenommen wird, oft weiter stimmungssteigernd und entspannend. Natürlich kann man die Wirkung der Substanz auch gezielt einsetzen, um therapeutisch Unwohlsein und Angstgefühle zu lösen. Aber das *kann* dann eben klappen – muss aber nicht unbedingt. Auch gibt es Trainingseffekte und die Möglichkeit, Einfluss auf das eigene Erleben zu nehmen. Komplett steuern wird man es aber nicht können, und das gilt für alle im Folgenden beschriebenen Substanzen.

Je höher die aufgenommene Dosis Cannabis, desto größer die Chance, unangenehme Effekte zu erleben – z. B. starke Übelkeit und, aus dieser resultierend, Erbrechen. Durch eine Weitstellung der Gefäße kann es zu Kreislaufbeschwerden bis hin zum Kollaps kommen. Schläfrigkeit bis hin zur fehlenden Reaktion auf die Umwelt ist möglich.

Ich werde häufig gefragt, ob man von Cannabis abhängig werden kann. Die Antwort ist ein klares Ja. Regelmäßiger Cannabiskonsum führt zu einer deutlichen Toleranzbildung, und viele regelmäßige Nutzer erleben beim plötzlichen Verzicht auf ihr Rauchkraut psychische Entzugssymptome wie Unruhe, Reizbarkeit und Stimmungsschwankungen. Cannabisabhängigkeit ist nicht selten – es wird geschätzt, dass ca. 10 Prozent der Menschen, die regelmäßig Cannabis konsumieren, zu irgendeinem Zeitpunkt einmal eine Phase des Missbrauchs dieser Substanz durchleben.

Die Gefahr für schwierige Erfahrungen ist übrigens ganz besonders hoch, wenn man Cannabis mit anderen Substanzen gemischt zu sich nimmt. Da kann es dann zu einer deutlichen Wirkverstärkung beider Substanzen kommen. Gerade bei Alkohol ist es häufig die Kombination mit einem Joint, die das Fass zum Überlaufen bzw. den Teenie in die Notaufnahme bringt.

Apropos Notaufnahme: Dort sind Kiffer deutlich seltener anzutreffen als Nutzer anderer illegaler Substanzen – dies gilt aber nur für »echtes« Cannabis.

Bei den sogenannten synthetischen Cannabinoiden sieht die Sache nämlich schon wieder ganz anders aus. Bei diesen labordesignten Substanzen handelt es sich trotz des Namens keineswegs um künstlich hergestelltes THC, sondern vielmehr um chemische Verbindungen, die sich an den Rezeptoren im zentralen Nervensystem als Liganden ausgeben und so cannabisähnliche Effekte auslösen. Sie werden im Internet oft legal als Kräutermischungen verkauft, wobei es sich um pharmakologisch inaktive Kräuter handelt, die mit synthetischen Stoffen besprüht oder vermischt worden sind. Es gibt eine Vielzahl dieser Komponenten. Die meisten stammen aus chinesischen Laboren und sind in Zusammensetzung und Menge vollkommen unkontrolliert. Während die Kräutermischung in dem einen Tütchen der Lieferung einem einen angenehmen Rausch verpasst, kann die nächste einen auf die Intensivstation bringen, da sie im Gegensatz zu natürlichem Cannabis ein viel heftigeres Profil an unerwünschten Nebenwirkungen hat. Es kann zu Blutdruckkrisen, Herzinfarkten, Schlaganfällen sowie zu Halluzinationen und Krampfanfällen kommen. Ich habe schon Patienten erlebt, die nach dem Rauchen eines Tütchens »Spice« tief komatös auf der Intensivstation gelandet sind und für mehrere Tage nicht erweckbar waren. Solche Phänomene erlebt man auf dem Land übrigens häufiger als in der Großstadt – auch, weil das überall verfügbare Darknet als digitaler Umschlagplatz für solche Substanzen auf dem Land eben oft die einzige Bezugsquelle darstellt. Kein Berliner oder Hamburger, der was auf sich hält, würde auf die Idee kommen, statt Gras »Spice« zu rauchen, da Cannabis in deutschen Großstädten ja relativ unkompliziert verfügbar ist. Davon kann man halten, was man will – mir ist es 100-mal lieber, wenn Finn-Carlo von nebenan einen Haschkeks knabbert, als dass er verdruckst seinen chinesisch bedruckten Briefumschlag mit der Kräutermischung aus Mamas Briefkasten fischt. Die Situation mit den synthetischen Cannabinoiden zeigt mal wieder klar, dass es nicht sinnvoll ist, vergleichsweise harmlose Substanzen zu verbieten und damit die Konsumenten in die Situation zu bringen, sich viel weniger gut bekannte und getestete psychoaktive Substanzen zu besorgen.

Neben den synthetischen Cannabinoiden gibt es noch hunderte weiterer sogenannter Research Chemicals, übersetzt »Forschungschemikalien«. In diesem Kontext werden damit Substanzen mit psychoaktivem Potenzial bezeichnet, die durch die Rechtsprechung nicht erfasst sind und deren Handel somit nicht unter Strafe steht. Das heißt nicht, dass sie als Medikament oder Nahrungsergänzungsmittel für den menschlichen Konsum freigegeben sind. Formell dürfen diese Substanzen nur zu wissenschaftlichen Zwecken erworben und eingesetzt werden. Andere werden, wie das erwähnte »Spice«, als Räuchermischung, Raumerfrischer oder Badesalze angeboten. Jedes Jahr werden Dutzende neuer Substanzen entwickelt, darunter auch hochpotente und dadurch lebensgefährliche synthetische Opioide, die genau wie Fentanyl zum Tod durch Atemstillstand führen können, oder neue Stimulantien mit teilweise krassen Nebenwirkungen. Manche dieser Stoffe orientieren sich als sogenannte Pro-Drugs an bereits bekannten und teilweise auch gut auf ihre Sicherheit getesteten Substanzen wie LSD. Oft werden an bekannten Molekülen nur kleine molekulare Veränderungen vorgenommen, die dafür sorgen, dass Besitz und Handel dieser minimal anderen Substanz in vielen Ländern legal werden.

Andere Substanzen greifen jedoch komplett anders als die bekannten psychoaktiven Substanzen in den Neurotransmitterhaushalt ein. Diese neuen Moleküle gehen eigentlich immer ohne irgendeine Form von Überprüfung auf den Schwarzmarkt.

Wo Pharmafirmen Jahre und viel Geld aufwenden, um die Sicherheit einer Substanz zu belegen, werden im Internet Substanzen gehandelt, deren potenzielle Schädlichkeit für das Gehirn vollkommen unklar ist. Manche dieser Stoffe können schon in der zwei- bis dreifachen Dosis tödliche Komplikationen verursachen – und tun dies auch. Die Produzenten und Dealer spielen ein permanentes Katz-und-Maus-Spiel mit den Behörden: Wird eine Substanz oder eine Gruppe von Substanzen verboten, kommt übermorgen die nächste auf den Markt – und ist dann erstmal eben auch wieder legal. Dieses Spiel haben wir in Deutschland gerade mit den LSD-Derivaten 1CP- und V-LSD erlebt: Als die eine Variante gesetzlich verboten wurde, wurde der schlupflochbasierte Handel binnen Tagen auf die neue, nicht reglementierte Variante umgestellt. Politisch und juristisch also ein »Griff ins Klo«. Das Ziel, den Handel mit weitgehend toxikologisch ungetesteten Substanzen einzudämmen, wurde klar verfehlt. Die entsprechenden Anbieter verkaufen zum Teil in der »Packungsgröße« von 1000 Stück an ihre Kunden – ohne irgendwelche Sicherheitsmaßnahmen oder Harm-Reduction-Angebote und ohne ihre Ware toxikologisch prüfen zu lassen.

Dagegen wäre es aus gesundheitspolitischen Gründen, unter Berücksichtigung der Belastung der Strafverfolgungsbehörden und auch unter steuerlichen Aspekten deutlich sinnvoller, gerade Cannabis und vielleicht auch noch einige andere gut beforschte und für weitgehend harmlos befundene Substanzen freizugeben. In Kalifornien hat das übrigens ziemlich gut geklappt: Die Angst, dass plötzlich die gesamte Bevölkerung kiffen würde, hat sich nicht bewahrheitet, und die Steuereinnahmen aus dem Cannabisverkauf sind für den Staat erheblich. Gerade weil dort auch der Freizeitgebrauch freigegeben worden ist.

Aber auch wenn man nicht so weit gehen will – ein Thema, das noch aussteht, heißt Cannabis als Arzneimittel. Da die Substanz mittlerweile auch in Deutschland auf Kassenrezept erhältlich ist, sollten wir das Thema hier unbedingt noch anschließen.

Seit 2017 gibt es eine grundlegende Neuregelung der Rolle von Cannabis in der Medizin: Während zuvor nur einige wenige aus Cannabis hergestellte Fertigarzneimittel abgegeben werden durften, können Ärzte nun nach eigenem Ermessen auch Extrakte aus getrocknetem Cannabis auf Kosten der Krankenkasse verschreiben. Dabei sind die verschreibenden Ärzte gesetzlich nicht an bestimmte Indikationen gebunden. Diese Entwicklung hat dazu geführt, dass Cannabis aktuell für die verschiedensten Krankheitsbilder verordnet wird: von chronischen Schmerzen über Depression, Juckreiz, Epilepsie, Schuppenflechte, Parkinson, Übelkeit und Erbrechen bei Chemotherapie, Appetitverlust bei AIDS, Muskelverspannungen bei Multipler Sklerose, Unruhezustände bei Erwachsenen-ADHS und Menstruationsbeschwerden. Manchmal frage ich mich fast, wozu Cannabis *nicht* verordnet wird. Und das, was gerade zu lesen war, entspricht lediglich der Indikationsliste für das verschreibungspflichtige, THC-haltige Cannabis. Daneben gibt es ja noch die frei verkäuflichen Präparate, die vor allem CBD und nur Spuren von THC enthalten und ebenfalls für ein breites Spektrum an Symptomen und Beschwerden eingesetzt werden. Und das durchaus erfolgreich – vor allem in der Schmerztherapie.

Gerade dadurch, dass die Beforschung der Cannabis-Wirkung jahrzehntelang durch die Einstufung als Substanz ohne medizinischen Nutzen komplett lahmgelegt war, fehlen uns bis heute die harten wissenschaftlichen Nachweise für viele der aktuellen Anwendungsbereiche. Für einige Indikationen ist schon gut belegt, dass es einen eindeutigen therapeutischen Nutzen gibt. Gerade bei chronischen, nervenbedingten Schmerzen, Übelkeit und Erbrechen unter Chemotherapie und Muskelverkrampfungen bei Multipler Sklerose und Querschnittslähmung belegen vorliegende Studien den Nutzen bereits eindeutig. Bei vielen anderen Erkrankungen ist die Lage eben noch nicht so klar – und so manche Cannabis-Therapie bei exotischer Indikation muss einfach als individueller Versuch gesehen werden, Menschen mit eingeschränkten Behandlungsmöglichkeiten Hilfe zukommen lassen zu wollen. Das erlebe ich aus meiner Perspektive als Ärztin durchaus als gerechtfertigt. Unter solchen Umständen gibt es da unter ärztlichen Kollegen ein geflügeltes Wort: »Wer heilt, hat recht.«

Und Cannabis hat definitiv eine wichtige Rolle unter den Arzneimitteln verdient. Gerade für chronisch schwer erkrankte Menschen bringt es in vielen Fällen Linderung von quälenden Beschwerden. Aber es ist ebenso wenig wie irgendein anderes Medikament ein Allheilmittel. Wir stehen erst am Anfang der Wissensbildung bezüglich dessen, was dieses Heilkraut medizinisch bewirken kann.

10 The End Of The World As We Know It – Psychedelika und Entaktogene

Von einer früher verpönten psychoaktiven Substanz, die ihren Platz im Kreis der Heilmittel bereits gefunden hat, machen wir jetzt den Sprung zu einer Gruppe von Substanzen, die sich derzeit anschicken, diese Aufwertung ebenfalls zu vollziehen: MDMA, Psilocybin, LSD und Ayahuasca. Was sich auf den ersten Blick liest wie die Inventarliste der Asservatenkammer des Drogendezernats der Kripo Frankfurt, ist in Wahrheit eine Auflistung von Substanzen, die sich derzeit in unterschiedlichen Phasen von Arzneimittelprüfungen, also letztlich Marktzulassungsstudien, für eine Einstufung als verschreibungsfähiges Medikament befinden.

Dieser Zulassungsprozess ist für MDMA nicht anders als für einen neuen Blutdrucksenker und besteht grundsätzlich aus drei Stufen der Testung am Menschen: Nachdem sich im Tierversuch gezeigt hat, dass keine relevante Gefahr für den Organismus besteht, wird die Substanz zunächst an einer kleinen Gruppe freiwilliger gesunder Probanden getestet. Wenn es dabei keine Sicherheitsbedenken gibt, folgt in Phase 2 die Anwendung der Testsubstanz an einer immer noch kleinen Gruppe von Patienten, die an der Krankheit leiden, die die Substanz heilen oder bessern soll. In dieser Stufe geht es darum, die Sicherheit und Wirksamkeit bei den Zielpatienten zu belegen und die richtige Dosis für eine möglichst erfolgreiche und gleichzeitig nebenwirkungsarme Behandlung zu finden. In Phase 3 werden die Erkenntnisse der vorhergegangenen Studien in einer größeren Gruppe Patienten umgesetzt. Wenn sich dann zeigt, dass sich die positiven Ergebnisse verallgemeinern lassen, kann eine Zulassung als Medikament angestrebt werden: Die Substanz kommt als Medikament für eine festgelegte Erkrankung auf den Markt und darf unter bestimmten Bedingungen verordnet und angewendet werden.

Dieser Prozess einer Arzneimittelzulassung ist zeit- und kostenintensiv. Gerade bei Substanzen, die bisher nach dem Betäubungsmittelgesetz als nicht verkehrsfähig eingestuft sind, ist der bürokratische Aufwand, um überhaupt forschen zu dürfen, sehr hoch. Dazu kommt, dass man in einem solchen Verfahren nicht einfach irgendeine Form dieser Substanz an Probanden anwenden darf: Die Testsubstanz muss nach sehr strikten internationalen Vorgaben, den sogenannten Good Manufacturing Practices (GMP), hergestellt worden sein. Da kosten dann 200 Kapseln künstliches Psilocybin plötzlich mehrere zehntausend Euro. Trotz all dieser hohen Hürden befinden sich die oben erwähnten Substanzen alle derzeit entweder in den USA oder in Europa in einem solchen Zulassungsprozess.[79]

Manche, wie MDMA für Posttraumatische Belastungsstörung und Psilocybin bei therapieresistenter Depression, nähern sich mit Riesenschritten der Marktzulassung. Andere befinden sich weiter am Anfang dieses Prozesses. Schauen wir uns diese Substanzen doch einmal aus der Nähe an:

Zu MDMA, auch bekannt als Ecstasy oder Molly, habe ich bereits am Anfang dieses Buchs einiges gesagt. Hier noch einmal kurz die Eckpunkte: Es handelt sich um einen Ableger der Amphetaminfamilie mit einem vor allem emotional öffnenden und angsthemmenden Wirkprofil. Man spricht in diesem Zusammenhang von einer entaktogenen Wirkung: Es entsteht ein engerer Kontakt mit den eigenen Gefühlen und Befindlichkeiten. Die Erstsynthese erfolgte bereits 1912 durch die Pharmafirma Merck, ab den 1970er-Jahren wurde MDMA im Rahmen von Psychotherapien verwendet, um den therapeutischen Prozess zu unterstützen. Nachdem es zu einer massenhaften Nutzung der Substanz in der Rave-Szene der frühen 80er-Jahre kam, folgte 1985 die Listung als Betäubungsmittel erst in den USA und dann weltweit. Der Kampf um die erneute Freigabe des MDMA in therapeutischen Kontexten ist fast so alt wie das Verbot. Bereits 1986 wurde in Amerika MAPS gegründet, eine Organisation, die sich seither für die Beforschung des Therapiepotenzials und die offizielle Zulassung von MDMA als Medikament einsetzt. Und sie sind weit gekommen: Aktuell ist in den USA die erste mehrerer geplanter Phase-3-Studien zur Behandlung von Posttraumatischer Belastungsstörung – einer schweren, durch extreme traumatische Erfahrungen verursachten Erkrankung – beendet, und die Forschungsarbeit wird sogar von den amerikanischen Gesundheitsbehörden und der Veteranenbehörde gefördert.[80] Den Wirkmechanismus hatten wir ja schon als Beispiel für eine vermehrte Ausschüttung und Wiederaufnahmehemmung angeschaut. Die Schlüsselrolle spielt hier, wie schon angesprochen, das für die Gefühlvermittlung wichtige Serotonin.

Auch wenn die in die Studien eingeschlossenen Patienten die Tausendermarke noch nicht überschritten haben, gibt es seit 35 Jahren einen riesigen Feldversuch: Jedes Jahr konsumieren hunderttausende Menschen MDMA unter unkontrollierten Bedingungen. Und dafür gibt es dann doch erstaunlich wenige Notfallgeschehen und Todesfälle – obwohl diese Substanz oft unklug konsumiert und auch oft mit Alkohol und anderen Drogen gemischt werden. Häufig enthalten die verkauften Pillen auch schlicht und ergreifend andere Stoffe mit einem ähnlichen Wirkspektrum, aber teilweise stärkeren Nebenwirkungen und tückisch verzögertem Wirkeintritt, der zu teilweise fatalen Dosierungsfehlern führen kann.

Trotzdem ist MDMA eine der Lieblingsdrogen all derer, die sich unter Substanzwirkung mit ziemlicher Sicherheit gut fühlen wollen – das Potenzial für eine schlechte Erfahrung ist hier deutlich geringer als bei vielen anderen psychoaktiven Substanzen –, auch wenn die körperlichen Komplikationen nicht unwesentlich sind. Gefühlen von emotionaler Öffnung, Euphorie und Zufriedenheit, gesteigerter Kreativität und deutlicher Verstärkung des Einfühlungsvermögens mit anderen und der Einsichtsfähigkeit in eigene innere Prozesse stehen eine Erhöhung der Körpertemperatur, gesteigerter Herzschlag und teilweise massive Blutdruckerhöhung gegenüber.

Eine gefürchtete Komplikation ist das Serotoninsyndrom[81]: Bei einem zu hohen Angebot an freigesetztem Serotonin kommt es zu einem Übersteuern des Nervensystems. Alle Prozesse, die durch Serotonin angestoßen werden, werden im Übermaß ausgelöst, und es kommt zu einem schweren Krankheitsbild mit körperlicher Überhitzung und starkem Schwitzen, Blutdruckanstieg und einer Erhöhung der Pulsfrequenz. Dazu kommen große innere Unruhe, unkontrollierbares Zittern und Krampfanfälle. Im schlimmsten Fall kann es zum Tod durch Überhitzung und Kreislaufversagen kommen. Bei Verdacht auf ein Serotoninsyndrom sollte man unbedingt sofort den Notarzt rufen! Auch ohne Überhitzung ist es wichtig, unter dem Einfluss von MDMA ausreichend Flüssigkeit zu sich zu nehmen: Durch eine Aktivierung der Nierenfunktion kommt es zu erhöhtem Wasserausscheiden und einem Elektrolytverlust, der durch das starke Schwitzen noch verstärkt werden kann. Pures Wassertrinken reicht da manchmal nicht, um die Verluste auszugleichen, und kann zu Kopfschmerzen und Unwohlsein führen. Schlimmstenfalls könnte es zu akutem Nierenversagen kommen – aber das ist bei nicht vorerkrankten Menschen eher nicht zu erwarten.

Auch ohne Komplikationen während der Wirkung selbst

kann es am nächsten Tag zu einem bösen Serotonin-Kater kommen. Da die Speicherbläschen an den Nervenenden ja geleert worden sind, besteht nach Abklingen der Wirkung erst einmal ein Mangel an Serotonin im System. Und mit den Folgen eines Serotoninmangels haben wir uns ja beim Thema Depression und Antidepressiva schon beschäftigt. Auf die Wohlfühlphase im Serotoninrausch folgt oft eine depressiv anmutende Episode, die von schlechter Stimmung und Antriebslosigkeit geprägt ist. In der Partyszene spricht man dann von einem »Monday Blues« oder auch »Tuesday Blues«, der auf das durchgefeierte Wochenende folgt. Normalerweise normalisiert sich der Zustand des Neurotransmittersystems binnen einiger Tage wieder – allerdings gilt unter Forschern in dem Bereich relativ einhellig die Meinung, dass man den Konsum von MDMA in der Häufigkeit nicht übertreiben sollte,[82] da unklar ist, ab welcher Gesamthäufigkeit mit einer bleibenden Schädigung des Gehirns gerechnet werden muss, womit die Gefahr einer Beschleunigung der Entwicklung einer Demenz besteht.[83]

Es wird geschätzt, dass bis zu zehn Einnahmen während der Lebensspanne mit großer Sicherheit als ungefährlich einzustufen sind. Ob das Risiko einer Schädigung ab der 30. oder 50. Einnahme anzusteigen beginnt, ist aktuell Spekulation. Auch da werden wir in 10–20 Jahren mehr wissen, wenn die Hardcore-Raver der wilden 80er-Jahre so langsam ins Rentenalter kommen.

Eine Abhängigkeit von MDMA, wie wir sie von Kokain oder Amphetaminen kennen, entwickelt sich übrigens schwerlich. Das hängt mit dem eben beschriebenen Wirkmechanismus und dem Serotonin-Kater zusammen. Allerdings gibt es schon Menschen, die trotz der mit der Zeit deutlich herabgesetzten Wirksamkeit sehr regelmäßig MDMA konsumieren und in eine gewisse emotionale Dependenz von diesem tiefen Wohlgefühl kommen, ohne die Kriterien einer Substanzabhängigkeit im engeren Sinne zu entwickeln. Ein Wort noch zu den möglichen Kollateralschäden des MDMA-Konsums: Neben der erhöhten Ausschüttung von Serotonin spielt im Wirkgeschehen dieser Substanz auch das Oxytocin, vielen bekannt als das Nähe- oder Kuschelhormon, eine wichtige Rolle: Oxytocin wird z.B. durch das Stillen im Hirn der Mutter freigesetzt, um die emotionale Bindung zum Säugling zu verbessern. Der Cocktail aus Serotonin und Oxytocin, der nach der Einnahme von MDMA durch die Adern fließt, lässt sich – bezogen auf die ausgelösten Emotionen – am ehesten mit einem doppelseitigen Klebestreifen vergleichen: Alles, was in seine Nähe kommt, bleibt gefühlstechnisch daran hängen. Man fühlt sich den Menschen um einen herum emotional verbunden, auch wenn es sich um jemanden handelt, der einem im nüchternen Zustand vielleicht eher unsympathisch wäre. Der berühmte Ausspruch »Don't marry two weeks after MDMA« birgt mehr als nur ein Fünkchen Wahrheit in sich.

Zurück zum Thema Abhängigkeit: Von den im Folgenden angeführten Subtanzen kann man übrigens aller Wahrscheinlichkeit nach nicht abgängig werden. Weder Psilocybin noch LSD, Ayahuasca oder 5-MeO-DMT haben in irgendeiner Form das Talent zum Suchtstoff. Die Erklärung dafür findet sich in den neurobiologischen Funktionsmechanismen, die sich die sogenannten klassischen Halluzinogenen teilen:

Ihr Hauptwirkort ist ein ganz bestimmter Untertyp des Serotonin-Rezeptors: der Serotonin-5-HT$_2$A-Rezeptor.[84] Herauszufinden, wo genau eine Substanz im Nervensystem ihre Wirkung entfaltet, ist reine wissenschaftliche Detektivarbeit. Auch wenn schon der Erfinder des LSD in den 1950er-Jahren aufgrund der strukturellen Ähnlichkeit den Verdacht hatte, dass LSD vor allem mit dem serotonergen System interagieren könnte, dauerte es bis in die 80er-Jahre, bis Forscher den 5-HT$_2$A-Rezeptor als Schlüsselfaktor im Geschehen identifizieren konnten – und der sichere Beleg dieses Zusammenhangs ließ dann noch einmal 15 Jahre auf sich warten.

Spannend ist, dass mithilfe eines Stoffs, der diesen Rezeptor gezielt blockiert, eine durch Psilocybin ausgelöste psychedelische Erfahrung sofort komplett abgebrochen werden kann. Von 100 auf 0 in zehn Sekunden abgebremst. (Denjenigen, die Terry Pratchett kennen, ist vielleicht gerade der Klatschianische Kaffee mit seinem legendären Potenzial, radikale Nüchternheit zu erzeugen, in den Sinn gekommen.) In unserem Universum heißt der Stoff mit dem Potenzial zur kompletten Nüchternheit übrigens Ketanserin. Klassische serotonerge Psychedelika wirken also über eine Aktivierung des schon mehrfach erwähnten Serotonin-Rezeptors. Dieser Rezeptor ist der, der hauptsächlich für die Entstehung einer psychedelischen Wirkung verantwortlich ist – allerdings wirken die zugeführten Substanzen natürlich nicht nur an dieser einen speziellen Unterart von Rezeptoren im serotonergen System. Es werden auch benachbarte Rezeptoren mitaktiviert, z. B. Rezeptoren, die im Hirnstamm für das Erzeugen von Übelkeit zuständig sind – gerade bei Psilocybin eine häufige Nebenwirkung. Außerdem werden durch LSD und Co. auch noch andere Rezeptoren, z. B. im dopaminergen System, aktiviert.

Aber bleiben wir beim 5-HT_2A-Rezeptor. Eine Kollegin von der Uni Zürich hat zu diesem Thema eine spannende Frage aufgeworfen: Wenn die Aktivierung dieses Rezeptors psychedelisches Erleben hervorruft, warum verursacht dann Serotonin selbst keine Halluzinationen? Anders gefragt: Warum sehen wir nicht ständig rosa Einhörner, wenn wir gerade besonders happy sind? Des Rätsels Lösung scheint zu sein, dass die serotonergen Psychedelika den Rezeptor anders aktivieren, als es sein eigentlicher Botenstoff Serotonin tut – und dadurch spannenderweise auch eine andere Signalkaskade aktivieren. So wie, wenn an einem Treppenaufgang zwei Klingelknöpfe sind, die beim Draufdrücken dazu führen, dass es in verschiedenen Wohnungen läutet. In etwa so ...

Aufgrund der Art, wie Psychedelika mit dem 5-HT_2A interagieren, kommt es zu einer Freisetzung von Glutamat, dem wichtigsten erregenden Neurotransmitter im zentralen Nervensystem. Gerade eine bestimmte Gruppe von Nervenzellen in der Tiefe der Hirnrinde scheint darauf besonders anzuspringen. Außerdem nimmt der eben angesprochene Serotonin-Rezeptor direkt Einfluss auf die nachgeordneten Glutamat-Rezeptoren – gerade im präfrontalen Kortex, also dem Hirnareal, das für die Verknüpfung von Erinnerungen und den dazu gehörigen Gefühlen zuständig ist. Wundert einen nicht wirklich, wenn man sich die Wirkung von Psychedelika anschaut, oder? (Etwas später gehe ich auf die Konzepte der modernen Neurowissenschaften ein, die versuchen, zu erklären, was da im Zusammenspiel zwischen den einzelnen Hirnarealen passiert.[85])

Aber die Eine-Million-Dollar-Frage habe ich immer noch nicht beantwortet: Warum machen serotonerge Psychedelika nicht abhängig? Nun, schon nach einer Einnahme einer solchen Substanz kommt es zu einer sofortigen kurzfristigen Toleranzentwicklung: Jemand, der heute 150 Mikrogramm LSD einnimmt, um einen intensiven psychedelischen Trip zu erleben, müsste morgen schon ein Vielfaches der Dosis einnehmen, um einen vergleichbaren Effekt zu erzeugen. Am dritten oder vierten Tag nacheinander wäre der Effekt noch krasser. Es passiert nicht mehr viel, wenn ich den Rezeptoren nicht die Chance gebe, sich wieder zu erholen – was etwa fünf Tage bis eine Woche dauert. Das ist der eine Faktor, der relativ sicher vor Abhängigkeit schützt. Der andere ist, dass Psychedelika normalerweise sehr komplexe Bewusstseinszustände erzeugen, die wenig mit den stark am Belohnungszentrum oder dem Opioidsystem angreifenden typischen Suchtdrogen gemein haben. Sie sind einfach nicht zuverlässig entspannt, wohlig, selbstwertsteigernd oder lustvoll genug, um eine psychische Abhängigkeit auszulösen.

Viele »Psychonauten«, wie sich Menschen, die psychedelische Selbsterfahrung suchen, gerne nennen, beschreiben ein regelrechtes Muffensausen vor jeder Erfahrung, die sie mit psychedelischen Substanzen machen. Und ein gewisser Respekt vor der Kraft dieser Substanzen ist sicher geboten – Selbsterkenntnis kann sehr schmerzhaft sein.

Ein zweiter Erklärungsansatz zum fehlenden Suchtpotenzial der Psychedelika besagt, dass es eine ausgeprägte Aktivierung von Dopamin-Rezeptoren als Trigger für Lernverhalten in bestimmten Hirnarealen wie dem Nucleus accumbens braucht, um ein Suchtverhalten zu erzeugen. Dieser Mechanismus der dopamininduzierten Abhängigkeiten greift z. B. auch bei nichtsubstanzbasiertem Suchtverhalten, wie Spiel- oder Sexsucht.

Doch jetzt schauen wir uns eine der schon so oft erwähnten Substanzen genauer an: das Psilocybin. Dabei handelt es sich um die psychedelisch wirksame Substanz, die sich in verschiedenen Pilzarten weltweit findet. Es handelt sich mal wieder um ein Alkaloid, dieses Mal um einen Vertreter der oft psychoaktiv wirksamen Tryptamine. Psilocybin kommt in insgesamt knapp 200 Pilzarten weltweit vor. Viele dieser Sorten gehören zur Gattung der Kahlköpfe – so auch der in Deutschland am weitesten verbreitete psychoaktive Pilz: der Spitzkegelige Kahlkopf. Man kann Pilze mit solchen Eigenschaften fast überall in Europa, in Nord- und Südamerika, aber auch in der Karibik und in Teilen Australiens und Asiens finden. Die Rechtslage zum Sammeln und zum Gebrauch der Pilze ist verworren und von Land zu Land unterschiedlich. In Großbritannien ist es z. B. verboten, die »Liberty Caps«, also Freiheitskappen genannten Pilze zu sammeln und aufzubewahren. Auch der Konsum von getrockneten Kahlköpfen ist verboten. Vollkommen legal ist es allerdings, die Pilze an Ort und Stelle frisch und gerade gepflückt auf einer

Wiese zu sich zu nehmen. In den Niederlanden sind der Verkauf und Verzehr von frischen psychoaktiven Trüffeln legal, und dies hat dazu geführt, dass gerade im Raum Amsterdam Anbieter von Selbsterfahrungs-Workshops mit Trüffeln geradezu, nun ja, wie Pilze aus dem Boden geschossen sind. Die Qualität der Angebote ist dabei sehr unterschiedlich: Manche Seminaranbieter gehen sehr gewissenhaft vor und fragen z.B. Vorerkrankungen und Risikofaktoren ab. Andere verlassen sich komplett auf die »heilende Weisheit der Pilze«, die es im Zweifel schon richten soll.

Auch in Deutschland findet man immer wieder Vorkommen von Spitzkegeligen Kahlköpfen. Die Pilze wachsen vorzugsweise auf Tierweiden mit magerem Boden, am liebsten auf ungedüngten, nicht zu kalkigen Böden.[86] Die häufigsten Standorte sind Wiesen im Mittelgebirge, z.B. im Schwarzwald oder Almwiesen[87], was sicherlich mit der fehlenden künstlichen Düngung vieler dieser Naturgraslandschaften zusammenhängt. Ein Hinweis: Sowohl das Sammeln als auch der Besitz von psilocybinhaltigen Pilzen ist in Deutschland verboten.

Obwohl die psilocybinhaltigen Pilze zu unserer natürlichen Umgebung gehören, war das Wissen um ihre Wirkung bis in die Neuzeit hinein in unseren Breiten weitgehend verloren gegangen. Aufmerksam wurden Menschen in den westlichen Kulturkreisen auf das psychoaktive Potenzial dieser Pilze erst über einen transatlantischen Umweg: Im Jahr 1955 nahm der amerikanische Banker und Hobbyforscher Gordon Wasson im mexikanischen Hinterland an einer schamanischen Zeremonie unter Verwendung von Psilocybinpilzen teil. Wie genau es dazu kam und was die Konsequenzen für alle Beteiligten waren, ist heute Stoff für viel Diskussion und Legendenbildung – ich werde darauf im nächsten Kapitel zurückkommen.

Sicher ist, dass Wasson Exemplare dieser Pilze mit zurück in den Westen brachte und er auch derjenige war, der die Pilze

LSD-Erfinder Albert Hofmann zur Verfügung stellte, der daraus 1958 erstmals Psilocybin als aktiven Wirkstoff isolierte.[88,89] Später war es Hofmann, der als Erster synthetisches Psilocybin herstellte, das von seinem Arbeitgeber Sandoz als Indocybin vertrieben wurde. In den heute durchgeführten wissenschaftlichen Studien wird übrigens synthetisch hergestelltes reines Psilocybin verwendet – u. a. wegen der beschriebenen Herstellungsverordnungen, die es praktisch unmöglich machen, Pflanzenprodukte, also Mischungen verschiedener pflanzlicher Inhaltsstoffe, in eine Arzneimittelzulassung aufzunehmen. Allerdings sollte man sich da nicht vertun: Auch wenn der Hauptwirkstoff, ob natürlich gewachsen oder synthetisch hergestellt, der gleiche ist, kommt die Wirkung der Pilze durch ein feines Zusammenspiel verschiedener psychedelisch wirksamer Teilsubstanzen zur Entfaltung und hat einen potenziell anderen Charakter als der bei der Verwendung einer Monosubstanz entstehende.

In diesem Fall erfolgt bei der wissenschaftlichen Erforschung dieser Stoffe eine Güterabwägung: Man gibt die möglichen weiteren positiven Aspekte des Naturstoffs Pilz auf, um mit der künstlich hergestellten Substanz ein Maximum an Standardisierung und Sicherheit für den Patienten zu erreichen.

Allerdings sollte man im Hinterkopf behalten, dass in der Zukunft, wenn die Beforschung der Einzelsubstanz weiter gediehen sein wird, durchaus auch das Potenzial der natürlichen Quellen wieder in den Blick genommen werden sollte. Wenn wir Menschen etwas aus der Natur nachbauen, entsteht oft halt doch eben genau das: eine mehr oder weniger gute Kopie des Originals und eben ein Verlust der Vorteile, die das Zusammenspiel der verschiedenen aktiven Pflanzenstoffe mit sich bringt – soweit man denn an dieser Stelle die Pilze der Einfachheit halber den Pflanzen zuordnen möchte.

Neben LSD waren psychoaktive Pilze die zweite Leitsubstanz der Hippie-Ära. Das Bruderpaar Terence und Dennis McKenna, zwei US-amerikanische Wissenschaftler, veröffentlichten 1976 ein Verfahren zur Anzucht von psychoaktiven Pilzen aus importierten Sporen.[90,91] Das war der Startschuss zur Verbreitung der Zucht von psychoaktiven Pilzen, wie sie heute noch in vielen stillen Wohnzimmerecken und WG-Winkeln zu finden ist.

In der Wirkung ähneln sich LSD und Zauberpilze sehr, auch wenn sie sich chemisch deutlich unterscheiden und auch die Dauer der Wirkung voneinander abweicht. Pilze werden im frischen oder im getrockneten Zustand entweder gegessen oder als Tee zubereitet aufgenommen. Seltener werden Pilzteile geraucht, aber generell ist auch das möglich.

Die Wirkstoffmengen variieren zum Teil zwischen verschiedenen Sorten Pilze und je nach Zuchtbedingungen deutlich, sodass die Abschätzung der Dosis oft schwierig und unpräzise ist. Aber das Problem der unterschiedlichen Wirkstoffmengen haben wir ja auch schon bei Kokain und Heroin kennengelernt – auch wenn es da nicht um Schwankungen in einem Naturprodukt ging, sondern das Problem durch das Strecken der Substanzen durch die Dealer entsteht. Bei getrockneten Pilzen beginnt die Wirkdosis meist bei etwa einem halben Gramm Trockenmasse. Eine übliche Dosierung für einen psychedelischen Trip liegt bei etwa einem bis zweieinhalb Gramm, und eine starke bis überwältigende Erfahrung kann bei Dosen bis zu fünf Gramm erwartet werden.

Ich hatte ja bereits versucht, in einem der Einstiegskapitel das Erleben in einer psychedelischen Erfahrung zu beschreiben. Versuchen wir also nun, die möglichen Erfahrungsqualitäten strukturiert darzustellen. Die Wirkung von Zauberpilzen beginnt meist nach ca. 20–45 Minuten und erreicht dann innerhalb der ersten eineinhalb Stunden ihren Höhepunkt. Die Plateauphase der stärksten Bewusstseinsveränderungen hält dann etwa zwei Stunden an, um dann langsam abzufallen. Insgesamt ist von einer Wirkdauer mit relevanten Bewusstseinsphänomenen von etwa 5–6 Stunden auszugehen, bei hohen Dosen eventuell auch länger.

Körperlich kommt es oft anfangs zu Übelkeit, einem erhöhten Speichelfluss, Müdigkeit, Gähnen und Muskelverspannungen. Dazu kommen Veränderungen der Selbstwahrnehmung, eine Steigerung der Wahrnehmungsfähigkeit für Berührungen und eine Intensivierung des Geruchs- und Geschmackssinns. Häufig kommt es zu einer Veränderung der optischen Wahrnehmung bei offenen Augen, die mit einer Veränderung der Farb- und Formwahrnehmung sowie einer Überlagerung von Flächen mit geometrischen Mustern einhergeht. Typisch sind auch Verzerrungen der optischen Wahrnehmungen sowie ein Verlust des dreidimensionalen Sehens.

Etwas plakativer gesagt: Alles wird sehr bunt, voller kaleidoskopartiger Muster, und die Umgebung ist plötzlich auch mal platt, ohne Tiefenschärfe. Schon eine Berührung am Handgelenk kann sich superintensiv anfühlen, und der Biss in eine Dattel mag erscheinen, als wäre einem gerade aller Zucker der Welt im Kopf explodiert. Ähnlich kann es mit der akustischen Wahrnehmung laufen: Musik ist intensiver, aber auch verzerrt und voller Echos und Abbrüche. Die Zeitwahrnehmung kann total verändert sein – vom Zeitraffer bis zum zähen Tropfen der Sekunden ist da alles drin. Manchmal verschmelzen Sinneseindrücke auch zu sogenannten Synästhesien: Vom Töne-Schmecken bis Farben-Fühlen ist da alles möglich. Es gibt übrigens auch Menschen, deren Hirn dauerhaft dazu »verdrahtet« ist, solche Verbindungen zwischen Sinnesqualitäten herzustellen. Wer die Bilder Wassily Kandinskys kennt, kann sich gut vorstellen, dass er Töne sehen konnte – und auch Billy Joel und Lady Gaga sind synästhetisch begabt. Unter der Wirkung von Psychedelika wie Psilocybin ist es möglich, kurzzeitig ähnliche Phänomene zu erleben.

Es können starke Gefühle von Euphorie, Liebe für ein Wesen

oder das ganze Universum, ein Gefühl überbordender Komik oder das Erleben tiefsten Leides und Trauer auftreten. Also die ganze Bandbreite menschlicher Gefühle – eben normalerweise deutlich stärker als im »Normalzustand«.

Am ungewöhnlichsten sind jedoch die Veränderungen der geistigen Vorgänge von strukturellen Veränderungen der Art, *wie* man denkt, über ungewöhnliche Inhalte und vorher nicht hergestellte Verbindungen. Außerdem kann es zu Gedankenschleifen mit der quasi unendlichen Wiederholung des gleichen Gedankenfetzens oder, im Gegenteil, zu einer blitzschnellen Folge von Assoziationen und Gedankenfolgen kommen.

Unter der Wirkung von Psilocybin oder LSD ist es oft erstaunlich leicht, Blickwinkel einzunehmen, die einem vorher überhaupt nicht zugänglich waren. Beispielsweise ist es möglich, sich an einen Konflikt zu erinnern und plötzlich in der Lage zu sein, die Position des Gegenübers wirklich von innen heraus nachvollziehen zu können – ohne sich selbst dabei komplett aufzugeben. Oft sind solche Prozesse von tiefen Einsichten in die eigenen Verstrickungen in Themen wie Schuld oder Angst verbunden. Oft wird es möglich, Dinge, die einem sonst zu nahe sind, um sie einer kritischen Betrachtung zu unterziehen, aus der Vogelperspektive zu betrachten und tiefe Konflikte mit Einsicht und Mitgefühl aufzulösen.

Häufig tauchen vergessene oder fast vergessene Erinnerungen plötzlich ungewöhnlich intensiv oder detailreich auf – wobei man Psychedelika auf keinen Fall mit einem Wahrheitsserum verwechseln sollte. Nicht alle Dinge, die sich einem da plötzlich glasklar zu offenbaren scheinen, sollten ungeprüft für bare Münze genommen werden. Unser Geist zeigt uns nämlich in diesen Situationen nicht unbedingt eine historisch korrekte Wiedergabe vergangener Geschehnisse, sondern oft das, wonach wir in uns besonders intensiv gesucht oder wovor wir uns besonders intensiv versteckt haben. Gerade bei vermeintlich stark traumatischen Erinnerungen, für die es vorher überhaupt keinen Anhalt gab, lohnt die kritische Selbstprüfung, bevor man voller Schuldzuweisungen in die Welt zurücktritt. Ich sage nicht, dass es solche perfekt verdrängten Traumata nicht gibt oder diese nicht manchmal unter der Wirkung starker psychedelischer Substanzen plötzlich und unerwartet an die Oberfläche kommen können. Sie sollten, ja müssen dann auch gehört werden. Aber es gibt eben auch das Phänomen, dass uns unser Bewusstsein genau das als inneres Bild liefert, vor dem wir vielleicht am meisten Angst haben – schlicht, weil diese Angst schon eine Form der Energiekonzentration auf eben genau diesen Punkt darstellt, die innere Bilder entstehen lassen kann.

Generell ist ein weiteres besonderes Merkmal psychedelischer Substanzen, dass sie besonders suggestibel, also gedanklich lenkbar machen. Das ist auch und gerade bei Psilocybin so: Ein paar Akkorde eines Musikstücks, ein kurzer Wortwechsel oder auch nur ein besonderer Geruch können den inneren Prozess in eine ganz neue Richtung lenken. Und zwar im Guten wie im Schlechten.

Manche dieser inneren Prozesse scheinen weit verbreitet, wenn nicht gar universell zu sein: Gefühle des Einswerdens mit der Natur, die Wahrnehmung einer über das eigene Ich hinausgehenden Lebenskraft in der Welt, Verbundenheit und ein Eingebundensein in etwas Selbstübersteigendes. Ich hatte das ja mithilfe der erwähnten wissenschaftlichen Skalen schon mal aufgedröselt und auch die potentiell negativen oder unangenehmen Seiten schon beleuchtet. Und derer kann es auch in jedem normalen Pilztrip einige geben: Auf der körperlichen Ebene ist die Tryptamin-bedingte Übelkeit oft ein sehr unangenehmer Begleiter. Manche Menschen haben stark tränende Augen oder Schwierigkeiten, sich sprachlich auszudrücken. Es kann zu Phasen kommen, in denen es sehr schwierig oder gar unmöglich ist, sich zu bewegen. Selbst der Gang zur Toilette kann dann zu einer echten Herausforderung werden. Da ist es dann wirklich wichtig, einen nüchternen Begleiter, einen sogenannten Tripsitter, zu haben, der einen zur Not auch mal ins Bad helfen kann. Sehr selten kommt es bei Menschen mit einer Neigung zur Epilepsie unter Psilocybineinfluss zu Krampfanfällen – aber dazu braucht es zumeist wirklich eine klare Anlage zu Krampfgeschehen und ziemlich viel Energie auf den Neuronen. Noch viel stärker als beim Cannabis ist die Wirkung abhängig von Set und Setting, in denen eine Substanz eingenommen wird. Dies ist der allerwichtigste Punkt, wenn es um den sinnvollen Umgang mit psychoaktiven und gerade mit psychedelischen Substanzen geht.

> Es ist äußerst wichtig, in welchem Gefühlszustand und in welcher Umgebung man eine Erfahrung im erweiterten Bewusstsein macht! Das gilt natürlich umso mehr, je länger die Wirkung einer Substanz anhält.

Denn eines muss man sich klarmachen: Wenn ich die Pilze, die Pille oder das Löschpapier mit der psychoaktiven Substanz zu mir genommen habe und der Wirkstoff in meinem System angekommen ist, ist der einzige Weg hin zum Normalbewusstsein der durch die Erfahrung hindurch. »The only way out is in«, wie man das auf Englisch so schön formulieren kann. Und da ist dann im Laufe der Zeit viel Platz für Erfahrung, umso mehr, wenn es sich um eine Substanz von acht- bis zwölfstündiger Wirkdauer handelt, wie bei unserem nächsten Gast im Rampenlicht: LSD.

Hinter diesen drei von Mythen umrankten Buchstaben steckt ja, wie wir schon sahen, das Lysergsäurediethylamid, ein halbsynthetisches Alkaloid aus dem Mutterkornpilz. Kaum eine andere Droge hat die Gemüter in den vergangenen 60 Jahren derartig erhitzt wie das LSD. Während es die einen als Teufelszeug verdammt haben, war es für andere der entscheidende Schlüssel zu mehr Selbsterkenntnis und Einsicht in die tiefen Prozesse der Existenz. Gerade in den USA hat man sich an diesem Molekül so aufgerieben, dass es zum Symbol einer gesellschaftlichen Spaltung geworden ist: auf der einen Seite die Konservativen, die sich eher die Hand abhacken lassen würden, als sich auf einen Acid Trip einzulassen – auf der anderen Seite die Progressiven und Kreativen, die LSD zu einem Teil ihres kulturellen Erbes erklärt und verklärt haben. Diese Polarisierung geht so weit, dass es nach wie vor viel schwieriger ist, Forschung mit LSD als mit Psilocybin zu betreiben, obwohl sich die psychedelische Wirkung so wenig unterscheiden lässt, dass vermutlich nur wenige erfahrene Konsumenten innerhalb der ersten drei Stunden klar sagen könnten, was sie eingenommen haben, wenn man ihnen in einem Blindversuch entweder Psilocybin oder LSD verabreicht hätte.

In den letzten Jahren hat sich zudem auch noch eine Kultur der regelmäßigen Einnahme geringster Mengen psychedelischer Substanzen entwickelt, das sogenannte Microdosing, bei dem minimale psychoaktive Effekte an oder unterhalb der Wahrnehmungsschwelle erzeugt werden, die dann helfen sollen, die Stimmung zu verbessern, konzentrierter oder kreativer zu sein. LSD light für Silicon-Valley-Workaholics sozusagen. Damit ist nämlich die potenteste aller psychedelischen Substanzen plötzlich mitten in der Leistungsgesellschaft angekommen. Vom Hippie-Ticket zum Manager-Booster. Und da ist dann plötzlich kaum jemand mehr aktiv dagegen, es macht ja auch nicht high und steigert sogar noch die Leistungsbereitschaft. Welche Rolle das Microdosing im Zusammenhang mit der Behandlung von psychischen Erkrankungen haben kann, wird aktuell noch systematisch erforscht.[92] Und auch hier wird es wieder darum gehen, Wirkung und Placeboeffekt klar voneinander abzugrenzen, und auch hier ist die Depression wieder ein heißer

Kandidat. Viele Menschen, die Microdosing betreiben, berichten, dass sie sich präsenter im Moment, emotional verbundener und kreativer erleben. Üblich ist es, alle zwei oder drei Tage eine nicht bewusst wahrnehmbar hohe Menge LSD einzunehmen, also etwa zehn Mikrogramm pro Dosis. Die Erzeugung der typischen Wahrnehmungsveränderungen wird dabei bewusst vermieden. Nicht nur LSD wird zum Microdosing verwendet. Obwohl die ersten Berichte über diese Praxis erst aus dem Jahr 2013 stammen, experimentieren einige Menschen auch mit minimalen Dosen anderer Substanzen, wie Psilocybin oder Ibogain[93], einem Wurzelextrakt, der aus Zentralafrika stammt und vor allem in Gabun in Heilungs- und Initiationsritualen verwendet wird.

Aber zurück: LSD war auch nicht immer so umstritten wie in den letzten 50 Jahren. Für einige Jahrzehnte war es sogar eine Substanz, die Ärzte selbst einnahmen oder verabreichten, wenn es um therapeutische Arbeit oder Selbsterfahrung im veränderten Wachbewusstsein ging. Und das kam so: LSD wurde im Jahr 1938 zum ersten Mal vom Schweizer Chemiker Albert Hofmann synthetisiert. Im Rahmen einer Forschungsreihe zu Mutterkornderivaten stellte er auch eine Substanz her, die er LSD-25 nannte.[94] Da diese allerdings im Tierversuch nicht die erhoffte Wirkung auf den Blutdruck zeigte, verschwand LSD-25 erstmal im Archiv, bis Hofmann sich 1943 erneut damit beschäftigte und sich selbst vermutlich versehentlich eine minimale Menge der Substanz zuführte. Überrascht von den Auswirkungen auf seine Wahrnehmung, startete er ein paar Tage später einen Selbstversuch mit einer Dosis der neuen Substanz, die er aus seinem Wissen als Chemiker heraus als ungefährlich eingestuft hatte. Heute wissen wir, dass LSD die – bezogen auf die Menge – die wirkstärkste aller psychoaktiven Substanzen ist und die 250 Mikrogramm, die Hofmann damals einnahm, ausreichen, um einen sehr intensiven psychedelischen Zustand auszulösen.

Diese Erfahrung machte auch unser Baseler Chemiker: Die Geschichte des ersten LSD-Trips der Menschheit, inklusive längerer Fahrt mit dem Fahrrad nach Hause, ist heute legendär und wird von vielen interessierten Menschen jedes Jahr am 19. April als »Bicycle Day« festlich begangen.

Hofmann hatte beileibe keine nur einfache erste Erfahrung mit der Substanz, erkannte aber durchaus ihr Potenzial. Sandoz, die Pharmafirma, in deren Auftrag er in Basel arbeitete, beschloss nach gezielten Testreihen, im Jahr 1949 LSD unter dem Namen Delysid auf den Markt zu bringen. Anfangs wurde es vor allem zu Selbsterfahrungszwecken für Ärzte vermarktet. Die Idee dahinter war, dass diese Substanz zeitlich begrenzt einen psychoseähnlichen Zustand erzeugen würde, der es Psychiatern und Psychotherapeuten ermöglichen sollte, sich tiefer in ihre psychisch kranken Patienten einzufühlen. Dieses Konzept wurde sowohl in Europa als auch den USA von vielen Kliniken aufgegriffen. Eine Firma in der Tschechoslowakei stellte LSD für den Gebrauch in den Ostblockstaaten her. Wer hätte gedacht, dass es hinter dem Eisernen Vorhang eine Tradition der Forschung mit LSD gab, die auch nach dem Verbot der Substanz in der westlichen Welt fortgesetzt wurde? Noch heute gibt es in Prag ein staatliches Institut[95], das intensiv in die psychedelische Wissenschaft eingebunden ist.

Zu den Wissenschaftlern, die in dieser Zeit Kontakt mit der Substanz hatten, gehörte auch eine Gruppe klinischer Psychologen an der Harvard University. Einer von ihnen war Timothy Leary, der es laut dem damaligen Präsidenten Richard Nixon mithilfe von LSD zum gefährlichsten Mann der USA bringen sollte, eine wirklich drollige Vorstellung aus heutiger Sicht. Über ihn und einige andere fand das LSD seinen Weg in die langsam entstehende Hippie-Subkultur und wurde zu einem der entscheidenden Motoren dieses Lebensstils. In dieser Zeit fand aber auch sehr ernsthafte Therapieforschung mit LSD statt. Zwar entsprachen die damals durchgeführten Versuche nicht den heutigen Anforderungen an klinische Studien, zeigten aber teilweise ganz erstaunliche Erfolge, u.a. bei der Behandlung von Alkoholabhängigkeit und anderen psychischen Erkrankungen. So wurde u.a. der spätere Gründer der Anonymen Alkoholiker, des größten Selbsthilfeverbandes für Alkoholkranke, selbst im Rahmen einer LSD-Psychotherapie abstinent.[96]

Mitte der 1960er-Jahre war die immer noch legale Einnahme von LSD ein unter Jugendlichen und jungen Erwachsenen weit verbreitetes Phänomen. Als Indikator für einen Lebensstil, der die Werte der Nachkriegsgeneration ablehnte und z.B. die Beteiligung von US-amerikanischen Truppen am Vietnamkrieg als einen Fehler auffasste, waren LSD, Cannabis und Psilocybin den amerikanischen Behörden zunehmend ein Dorn im Auge. 1966 wurde LSD in den USA verboten, 1971 auch in Deutschland.

Timothy Leary, einer der kulturellen Hauptakteure, wurde 1970 wegen Besitzes einer kleineren Menge Marihuana zu zehn Jahren Haft verurteilt. Die Herstellung und der Vertrieb von LSD wurden teilweise mit lebenslangen Freiheitstrafen geahndet. Klinische Forschung und medizinische Anwendung waren damit für die folgenden 50 Jahre weitgehend passé. Die einzige mir bekannte Ausnahmegenehmigung zur Behandlung von Patienten mit LSD hatte zeitweise eine Gruppe von Psychiatern in der Schweiz, die auch heute noch nach Einzelfallprüfung die Lizenz zur Therapie mit LSD und MDMA von den Schweizer Bundesbehörden zugesprochen bekommen.[97] Ebenfalls in der Schweiz werden aktuell Forschungsprojekte zur Therapie mit LSD bei Patienten mit lebensbedrohlichen Erkrankungen durchgeführt.[98] Der Gedanke dahinter ist, den schwer von ihren unheilbaren Krankheiten belasteten Menschen eine sie selbst übersteigende, sinnstiftende Erfahrung im erweiterten Wachbewusstsein zu ermöglichen, die es ihnen ermöglicht, besser mit ihrer Lebenssituation umzugehen. Bisher sind die Forschungsergebnisse sehr positiv.

LSD funktioniert ebenfalls über den schon angesprochenen 5-HT_2A-Serotonin-Rezeptor, wirkt jedoch auf eine andere Art an den Bindungsstellen des Rezeptors und bleibt wesentlich länger vor Ort als z. B. Psilocybin, das ja schon nach wenigen Stunden durch Stoffwechselprozesse vom Rezeptor abgelöst wird.

Im Vergleich bindet LSD stärker an den Rezeptor und löst zusätzlich auch noch Effekte in den Dopamin- und Noradrenalin-Systemen aus, die für den zweigipfligen Verlauf der LSD-Wirkung mitverantwortlich sind. Während der Verlauf der Wirkung sich in den ersten zwei 2–3 Stunden wenig von dem von Psilocybin unterscheidet, kommt es etwas später zu einem zweiten Wirkhöhepunkt, der oft von noch intensiverem inneren Bilderleben geprägt ist. Es ist gewissermaßen ein Innenschaukino im HD-Modus. Ähnlich wie bei Zauberpilzen kommt es bei LSD oft zu tiefen Einsichtsprozessen, die mit einer großen Bandbreite optischer, akustischer und gefühlsmäßiger Phänomene verbunden sein können.

Die möglichen negativen Effekte und Folgen wie die Drogenpsychose nach Psychedelikaeinnahme habe ich ja schon mehrfach angerissen, widme diesem Thema im weiteren Verlauf aber auch noch ein komplettes Kapitel. Dass Psychedelika, richtig angewendet und therapeutisch eingebettet, ein heilendes Potenzial für diverse psychische Erkrankungen besitzen, wird immer klarer, und auch die eingefleischten Skeptiker werden angesichts der Studienlage in Zukunft Mühe haben, diese Tatsache schlicht zu leugnen. Aber dass es irgendwie wirkt, erklärt noch lange nicht, warum es wirkt. Und da so ein »Ich weiß jetzt auch nicht, warum ... Wirkt halt – noch Fragen?« für jeden ernsthaften Wissenschaftler in etwa so befriedigend ist wie eine XL-Packung Tiefkühlfritten für einen Sternekoch, gibt es natürlich immer wieder Versuche, Antworten auf diese Fragen zu finden.

In der Vorreiterrolle ist in diesem Zusammenhang eine Gruppe von Forschern am Imperial College in London. Diese Gruppe aus Neurowissenschaftlern und Psychiatern führt, wie einige andere Arbeitsgruppen weltweit auch, sowohl mit gesunden Probanden als auch Patienten, die unter der Wirkung verschiedener psychedelischer Substanzen wie LSD, Psilocybin und DMT stehen, u. a. funktionelle MRT-Scans durch. Bei dieser Art der Untersuchung wird mithilfe eines starken Magnetfeldes die Veränderung von Stoffwechselprozessen einzelner Hirnareale unter der Wirkung einer psychoaktiven Substanz gemessen. Daraus werden Rückschlüsse auf die Aktivität der betreffenden Gehirnstrukturen gezogen. Das macht es möglich, herauszufinden, welche Areale besonders an einer Reaktion beteiligt sind und welche Bereiche mehr oder weniger intensiv als sonst zusammenarbeiten. Und aus diesen Erkenntnissen lassen sich Theorien zu den zugrundeliegenden Mechanismen hinter der beobachteten Wirkung erarbeiten.

Eines ihrer derzeit favorisierten Erklärungsmodelle lässt sich ganz gut wiedergeben: Verschiedene Strukturen in unserem Gehirn verbinden sich zu Netzwerken, um bestimmte Aufgaben zu erfüllen. Ein Beispiel ist die Steuerung der Atmung: Im Hirnstamm, also in einem der ältesten Teile unseres Gehirns, gibt es einen Bereich, der dafür sorgt, dass du ständig ein- uns ausatmest.[99] Egal, ob du gerade joggst, schläfst oder Eis isst. Weiter »oben« in deinem Gehirn gibt es aber Areale, die es dir ermöglichen, deine Atmung bewusst zu steuern, also z. B. die Luft anzuhalten, wenn du vom Dreimeterbrett ins Schwimmbecken springen willst. Damit das klappt, sind die beiden dafür zuständigen Areale miteinander verknüpft – es entsteht ein Netzwerk.

So ähnlich ist es auch mit unserem Bewusstsein. In unserem Gehirn gibt es einen Zusammenschluss von Strukturen, der für den ständigen Erhalt eines Standardmodus deiner Selbstwahrnehmung in Abgrenzung zu allem anderen draußen in der Welt zuständig ist. Der Fachbegriff lautet »Default Mode Network«.[100] Dieses Netzwerk regelt also unser Gefühl für uns selbst. Es ist in uns allen aktiv und beeinflusst die Art, wie wir uns selbst und der Welt begegnen. Spannenderweise springt es besonders dann an, wenn wir gerade nicht auf andere Aufgaben konzentriert sind. Gerade wenn unser Hirn im Leerlauf ist, ist das Default Mode Network besonders aktiv. Bei bestimmten psychischen Erkrankungen hat man im MRT übrigens eine Überaktivität genau dieses Netzwerks gefunden, z. B. bei Menschen mit Zwangserkrankungen.[101] Diese Erkrankungen sind dadurch charakterisiert, dass Menschen bestimmte Handlungen wie unter Zwang immer wieder wiederholen müssen, z. B. Hände waschen oder Dinge zählen.

Wenn man jemanden mit viel Meditationserfahrung in den MRT-Scanner legt und ihn dann bittet, dort zu meditieren, kann man beobachten, wie das Default-Mode-Netzwerk willentlich heruntergefahren wird.[102] Das ist die neurowissenschaftliche Entsprechung der »Stille im Kopf«, von der jeder, der sich schon mal etwas mit Meditation beschäftigt hat, schon gehört hat.

Einen ähnlichen Effekt kann man im Scan beobachten, wenn der Proband eine psychedelische Substanz wie LSD eingenommen hat: Während das Default-Mode-Netzwerk weniger aktiv ist, werden andere Areale aktiver und beginnen, mehr miteinander zu kommunizieren, da das Default Mode Network nicht mehr alles dominiert. Insgesamt wirkt sich dieser Prozess wohl so aus, als hätte man das überaktive System der Selbstwahrnehmung mit einem Knopfdruck auf null zurückgesetzt – wenn einem der Vergleich des Gehirns mit einem Computer liegt, könnte man von einem Reset oder gar einem Defragmentieren der Festplatte sprechen.

Daneben gibt es noch viele andere Versuche, die Vorgänge neurobiologisch aufzuschlüsseln, aber das ginge jetzt zu weit.

Allerdings möchte ich noch ein paar Worte zum Thema Neuroplastizität verlieren. Damit ist die Fähigkeit von Nervenzellen gemeint, sich neu zu vernetzen, um Aufgaben besser erfüllen zu können. Während die Gehirne von Babys und Kindern noch sehr stark zu diesen Neuverknüpfungen fähig sind, nimmt die Neuroplastizität im Erwachsenenalter deutlich ab, was ein Teil der Erklärung ist, warum ältere Menschen neue Dinge schlechter lernen als Kinder. Wenn man aber Nervenzellen unter Laborbedingungen in einer Petrischale mit psychedelischen Substanzen in Verbindung bringt, zeigen sie eine gesteigerte neuroplastische Aktivität. Ob das allerdings auch in lebenden menschlichen Gehirnen funktioniert, ist bisher noch unklar und mit Sicherheit eine der spannendsten Fragen der psychedelischen Forschung derzeit.

Während LSD das Kopfkind und Laborbaby eines Wissenschaftlers ist, hat Ayahuasca eine ganz andere Geschichte und Herkunft. Es handelt sich um einen Pflanzensud, der unter verschiedenen Namen von den peruanischen Anden über Bolivien, Kolumbien und Ecuador bis ins brasilianische Amazonasbecken bekannt ist. Im Grundsatz handelt es sich immer um eine Kombination von mindestens zwei pflanzlichen Bestandteilen, die kombiniert einen besonderen Effekt auslösen. Eine Pflanze ist immer eine Quelle von DMT (Dimethyltryptamin), einer sehr stark psychoaktiven Substanz. DMT wird vermutlich auch in geringer Menge im menschlichen Organismus selbst produziert, allerdings durch die sogenannte Monoaminoxidase (MAO), einem körpereigenen Enzym, sofort abgebaut und dadurch unwirksam gemacht. Aufgrund dieses Enzyms, das auch in den Abbau anderer Neurotransmittern involviert ist, wirkt oral aufgenommenes DMT nicht, geraucht aber z.B. schon, da es ohne Umweg über den Magen-Darm-Trakt im Blut ankommt.

DMT muss also, um als Tee wirksam zu sein, mit einem Stoff gemeinsam eingenommen werden, der den Abbau durch das

Enzym verhindert. Man spricht von einem sogenannten MAO-Hemmer. Auch in der Psychiatrie gibt es Medikamente, die als solche MAO-Hemmer wirken und gerade bei Depression die Lebensdauer der Botenstoffe verlängern sollen. Die häufigste Kombination in den Ursprungsländern ist die aus der Ayahuasca-Liane und den Blättern eines bestimmten Strauchs, der umgangssprachlich Chacruna genannt wird. Dabei liefern die Blätter das DMT und die Liane den MAO-Hemmer. Daneben gibt es allerdings noch viele andere mögliche Pflanzenkombinationen. Auch die Kombination aus chemisch extrahiertem DMT-Pulver und MAO-hemmenden Tabletten wird gerade in der westlichen Welt verwendet und ist unter dem Namen Pharmahuasca bekannt.

Da in der Vorstellung der traditionell praktizierenden indigenen Stämme jedoch nicht die chemischen Verbindungen, sondern die Seelen der verwendeten Pflanzen die entscheidende Rolle spielen, wäre die Vorstellung eines solchen Kunstproduktes für einen traditionellen Ayahuasca-Schamanen vermutlich schlicht und ergreifend absurd. Wie lange Ayahuasca in Lateinamerika bereits genutzt wird, ist nicht klar. Die Annahme, dass es bereits eine bis zu 5000 Jahre alte Tradition gibt, lässt sich archäologisch nicht untermauern.[103] Durch die fehlende Schriftkultur der prä-kolumbianischen Zeit, also vor der Eroberung Südamerikas durch die Spanier, gibt es wenige Dokumentationen jenseits der mündlichen Überlieferungen der Ayahuasca-nutzenden indigenen Stämme. Aber egal, ob Ayahuasca im Amazonasgebiet erst seit einigen hundert Jahren oder doch schon sehr viel länger verwendet wird: Der traditionelle Gebrauch dort ebnete nach dem Umweg über die Großstädte Lateinamerikas den Weg für die Entstehung einer globalen Ayahuasca-Kultur.

Während Ayahuasca, auch Yagé oder Daime genannt, im Westen bis etwa ins Jahr 2000 weitgehend unbekannt war, wird der

Tee heute nicht nur in Lateinamerika genutzt, sondern hat sich auch in den USA und Europa in verschiedenen Kontexten weit verbreitet.

Während in den Ursprungsländern der Gebrauch von Ayahuasca oft stark reglementiert, rituell überformt und mit exakt einzuhaltenden Ritualen verknüpft ist, gibt es gerade in den USA viele pseudo- oder neoschamanische Rituale, die sich häufig einer wilden Mischung von Elementen verschiedener kultureller Hintergründe bedienen – auch ohne die Bildsprache der ursprünglichen Rituale wirklich zu kennen oder nachvollziehen zu können. Daneben stehen sowohl in Südamerika als auch in unseren Breiten synkretistische Ayahuasca-Kirchen, also religiöse Gemeinschaften, die christliche Elemente und vor allem afro-brasilianische religiöse Elemente mit dem Gebrauch von Ayahuasca als Sakrament verbinden.[104] Was in der katholischen Kirche Brot und Wein sind, ist hier das Ayahuasca.

Und das wird im Rahmen langer und komplexer Zeremonien von den Kirchenmitgliedern eingenommen, um das Göttliche direkt und unmittelbar im erweiterten Bewusstseinszustand erleben zu können. Mittlerweile haben die großen dieser Kirchen, wie die Santo-Daime-Gemeinschaft, nicht nur Niederlassungen in ganz Brasilien, sondern weit darüber hinaus. Man findet sie außerhalb des südamerikanischen Kontinents auch in den USA, in Kanada, Europa, Australien und sogar Japan. Die Vorstellung von Japanern, die in weißen Gewändern auf Portugiesisch brasilianische Heilige ansingen, führt uns wirklich vor Augen, in was für einer, auch spirituell, globalisierten Welt wir mittlerweile leben. Diese Kirchen haben es in einigen Ländern übrigens sogar geschafft, dass ihnen unter dem Grundsatz der Religionsfreiheit der Gebrauch des sonst oft verbotenen Ayahuasca offiziell von den Behörden erlaubt wurde. Ähnliches hat die Native American Church, eine Glaubensgemeinschaft nordamerikanischer Ureinwohner, für die Nutzung des Peyote-

Kaktus erwirkt, der das ebenfalls psychedelisch wirksame Meskalin enthält.

Aber bleiben wir beim Ayahuasca. Wie schon angesprochen, ist die psychoaktiv wirkende Komponente das DMT. Es wirkt wie Psilocybin und LSD über eine teilweise Aktivierung des 5-HT_2A-Rezeptors, der uns ja mittlerweile zur Genüge bekannt sein dürfte.

Je nach »Rezept« befinden sich in der Mischung der Ausgangsstoffe noch weitere psychoaktive Pflanzen, die die Wirkweise des Tees nachhaltig und manchmal unerwartet verändern können. In traditionellen Kontexten wird Ayahuasca von Schamanen und traditionellen Heilern, den Curanderos, eingesetzt, um körperliche und geistige Leiden zu behandeln. In den letzten Jahren hat die moderne Therapieforschung ebenfalls begonnen, sich mit dem therapeutischen Potenzial des traditionellen Heilmittels auseinanderzusetzen. Wie beim Cannabis stößt man dabei auf die Schwierigkeit, dass sich ein Naturprodukt nur sehr schwer im Sinne eines Arzneimittels nach rechtlichen Vorgaben standardisieren lässt.

Versuche mit depressiven Patienten und Menschen mit Posttraumatischer Belastungsstörung zeigen jedoch vielversprechende Erfolge und haben neben dem Ayahuasca-Tourismus der Menschen auf der Suche nach tieferer Selbsterfahrung auch einen Patienten-Tourismus in den Amazonas ausgelöst, der aber sowohl für die Hilfesuchenden als auch für die traditionellen Heiler und Schamanen Tücken in sich bergen kann. Sei es durch Sprachbarrieren oder kulturelle Differenzen im Verständnis von Krankheitsentstehung – oft sind die Auffassungen und kulturellen Bezüge von Patienten und Behandlern in diesen Kontexten nur schwer übereinzubringen. Und das kann zu erneut traumatischen Erfahrungen und viel Enttäuschung führen.

Oft stimmen die romantisch verklärten Vorstellungen von den heilsamen Erfahrungen jenseits der Zivilisation kein bisschen mit den Gegebenheiten vor Ort überein, die in einer auch finanziell globalisierten Welt oft von simplen materiellen Sachzwängen bestimmt werden. Außerdem wird in solchen Kontexten häufig nicht beachtet, dass die als Dauertherapie vorhandene Einnahme einiger Psychopharmaka in diesem Zusammenhang zu massiven Zwischenfällen führen kann, bis hin zu Todesfällen.

Wie unterscheiden sich die Erfahrungen unter Wirkung von Ayahuasca von LSD oder Psilocybin? Nun, schon rein körperlich gibt es sehr große Unterschiede: Einige der Pflanzenstoffe aus der Ayahuasca-Liane führen bei einem Großteil der Konsumenten zu sehr ausgeprägter Übelkeit, Erbrechen und Durchfall. Diese Wirkungen werden aber traditionell nicht als unerwünscht angesehen, sondern als hilfreiche Reinigung des gesamten Systems aus Körper und Geist verstanden. Dazu kommen sehr ausgeprägte veränderte Körperwahrnehmungen, wie ein Schweregefühl und – gegenteilig – das Gefühl, federleicht zu sein. Es kommt teilweise zu Muskelzittern oder Verspannungen und Reaktionen des autonomen Nervensystems, etwa zu Schweißausbrüchen oder Zittern.

Optische Wahrnehmungsveränderungen wie das Sehen von Farben oder Mustern sind häufig, dazu kommen nicht selten Verkennungen von Gegenständen. Dann wird z.B. ein Stock plötzlich als liegende Schlange wahrgenommen.

Geometrische Muster sind ein oft beschriebenes Phänomen, das auch im traditionellen Kunsthandwerk der ursprünglich Ayahuasca nutzenden indigenen Stämme Eingang gefunden hat. Berühmt sind in diesem Zusammenhang u.a. die geometrischen Stickmuster der peruanischen Shipibo.

Die kognitiven Prozesse, die durch Ayahuasca ausgelöst werden können, sind vielschichtig und komplex und hängen in ihren Inhalten teilweise auch von den Umständen ab, unter denen sie gemacht werden. Set und Setting sind uns ja mittlerweile als Wirkfaktoren gut vertraut, das Konzept der Suggestibilität, also der geistigen Lenkbarkeit, hatten wir auch schon mal kurz erwähnt: Wenn ich eine psychedelische Substanz – und gerade Ayahuasca – in einer traditionellen Erdhütte oder an einer Feuerstelle irgendwo in der freien Natur einnehme, ist es wahrscheinlicher, dass mir Pflanzengeister und Tiergottheiten erscheinen, als wenn ich in einem Yogastudio in Frankfurt-Bornheim sitze. Und gerade solche sehr lebhaften inneren Begegnungen mit Wesenheiten sind relativ typisch für diese Substanz.

Es kommt zu intensiven Verzerrungen von Denkprozessen, die z.B. das Zeiterleben massiv beeinflussen können und zu Déjà-vu-Erfahrungen führen können. Eine gesteigerte Wahrnehmung von Gefühlen und Verbundenheit mit anderen werden beschrieben. Zudem können mehrere Gedankenströme parallel zueinander ablaufen oder sich überlagern. Es kommt zu transpersonalen Erfahrungen, bei denen sich die unter Substanzwirkung befindliche Person in Verbindung mit Geistwesen, Ahnen oder Tiergestalten erlebt.

All diese Phänomene sind auch unter der Wirkung von LSD und Psilocybin erlebbar, allerdings sind sie unter Ayahuasca signifikant häufiger beschrieben, und gerade der vermeintliche Kontakt mit Wesenheiten und Anderswelten ist intensiv und häufig. Solche Begegnungen mit Geistwesen oder erlebte Sprünge in andere Dimensionen und Universen werden auch von Menschen beschrieben, die DMT als Reinsubstanz entweder rauchen oder intravenös zu sich nehmen.

Neben dem DMT gibt es eine verwandte Substanz, die in den letzten Jahren massive Aufmerksamkeit auf sich gezogen hat: das 5-MeO-DMT. Während DMT vor allem in verschiedenen Pflanzenarten wie dem Chacruna-Busch, der Steppenraute oder der Akazie vorkommt, wird 5-MeO-DMT sowohl von einigen Pflanzen als auch von einem Tier hergestellt. Die Kröte *Bufo alvarius*, vor allem in der Sonora-Wüste in Mexico und Arizona vorkommend, produziert größere Mengen der Substanz als giftigen Abwehrstoff gegen Fressfeinde. Um die Substanz zu gewinnen, werden die Kröten gefangen, an den Beinen festgebunden aufgespannt und dann gereizt, um sie zur Ausscheidung des Abwehrsekrets anzuregen. Im besten Falle schadet das den Kröten nicht, aber der zunehmende Bedarf an 5-MeO-DMT durch die gesteigerte Nachfrage in unseren Breiten führt zu einer Störung der Lebens- und Fortpflanzungszyklen der Kröten, sodass eine Gefährdung der Art durch die Praxis der Sekretsammlung zu erwarten ist.

Daneben wird die Substanz auch synthetisch hergestellt, was aber von Teilen der Konsumenten als unauthentisch betrachtet und deshalb abgelehnt wird. Die Geschichte der Nutzung von 5-MeO-DMT ist noch ungewisser als die von Ayahuasca. Auch hier gibt es Vertreter der Meinung, dass getrocknetes Krötensekret schon seit Jahrtausenden rituell geraucht wird, um Visionen zu erzeugen. Andere Quellen gehen davon aus, dass es sich um eine relativ neue Praxis handelt. Unbestritten ist, dass 5-MeO-DMT eine der am schnellsten intensiv wirkenden psychedelischen Substanzen ist, die wir bisher kennen. Bereits 30 Sekunden nach dem Zug an einer 5-MeO-Pfeife befindet sich der Konsument sehr tief in einem psychedelischen Erfahrungsraum. Erfahrungsberichte sprechen davon, blitzschnell in ein Paralleluniversum oder auf einen fremden Planeten geschossen worden zu sein. Dazu kommen tiefe Erfahrungen von Begegnungen mit nichtirdischen Wesenheiten wie Aliens, Geistern oder Göttern. Die Wirkung hält etwa 30–45 Minuten an und kann durch erneutes Rauchen der Substanz nach einigen Stunden wiederholt werden.

Auch 5-MeO-DMT wirkt wieder über den berühmten Serotonin-Rezeptor, der uns schon bei den anderen Psychedelika begegnet ist, und beeinflusst zusätzlich Dopamin und Noradrenalin. Anders aber als bei den bisher beschriebenen Substanzen, bei denen tödliche Komplikationen sehr selten und durch gute Anamnese und Vorauswahl der Nutzer minimierbar sind, kommt es bei der Einnahme von 5-MeO-DMT immer wieder zu Todesfällen. Diese haben teilweise mit totalem Kontrollverlust und dem Ausfall der Schutzreflexe unter der überwältigend starken Wirkung der Substanz zu tun oder beruhen auf einer Fehleinschätzung von Risiken. Es gibt Berichte von Menschen, die bei Bufo-Ritualen an ihrem Erbrochenen erstickt oder in Feuerstellen gefallen sind. Dazu kommen lebensgefährliche Interaktionen mit Medikamenten, die zu einem kompletten Entgleisen des Neurotransmitterhaushalts führen können. Zudem scheint gerade diese Substanz eine Gruppe von sehr machtorientierten und teilweise regelrecht skrupellos leichtfertigen Seminarleitern anzuziehen, die ihrer Sorgfaltspflicht in der Beratung und Begleitung ihrer Ritualteilnehmer nicht immer gerecht werden und dadurch Menschen in teilweise sehr unangenehme Situationen bringen. Im Internet kursieren Berichte von Seminarleitern, die ihre Schützlinge regelhaft mittels der Anwendung von Elektroschockern oder kalten Wassergüssen ins Gesicht zurück ins Hier und Jetzt bringen, wenn diese den Weg zurück aus der Erfahrung nicht selbst finden.

Auch wenn ich das klare Bedürfnis habe, mich bezüglich dieser Substanz und einigen der Seminaranbieter kritisch zu positionieren, ist es nicht meine Absicht, den Erfahrungsraum, den diese Substanz bieten kann, abzuwerten. Viele der Menschen, die 5-MeO-DMT für ihre psychedelischen Erfahrungen nutzen, sind zutiefst berührt, bewegt und begeistert von der Tiefe und Intensität ihrer Erfahrungen und erachten sie als wichtiges Werkzeug, gerade für die Erzeugung mystischer Erfahrungen und eine vertiefte spirituelle Weiterentwicklung. Ähnlich wie die anderen serotonergen Psychedelika scheint auch 5-MeO-DMT ein therapeutisches Potenzial zu besitzen. Auch wenn zu dem Thema erst die Ergebnisse kleiner Pilotstudien vorliegen[105], zeigen diese Vorstudien nach der Einnahme von 5-MeO-DMT eine Abnahme von depressiven Symptomen und eine Zunahme der allgemeinen Zufriedenheit mit dem eigenen Leben. Aufgrund der kurzen Wirkdauer wird die Erforschung des klinischen Nutzens in der Zukunft sicher relevant sein, da einer der großen Kostentreiber bei der möglichen Therapie mit Psilocybin oder gar LSD die stundenlange Wirkdauer der Substanzen ist.

Wie bei allen psychedelischen Substanzen bleibt jedoch anzumerken: Je intensiver der Einfluss einer Substanz auf Geist und Bewusstsein ist, desto verantwortungsbewusster sollte man mit ihr umgehen. Was das konkret heißen soll, besprechen wir später genauer und beschäftigen uns auch noch mal mit »heißen Eisen« wie der Drogenpsychose und anderen schwerwiegenden Komplikationen.

11 Losing My Religion – das Problem der kulturellen Aneignung und die gesellschaftliche Verantwortung

Nachdem wir uns am Ende des Kapitels zu den psychoaktiven Substanzen so intensiv mit den Psychedelika beschäftigt haben, finde ich es wichtig, den Blickwinkel jetzt einmal grundlegend zu verändern: weg vom Fokus auf die eigene Erfahrung und die eigenen Bedürfnisse hin zum globaleren Kontext. Und wenn ich hier global sage, meine ich wirklich auch global. Denn gerade was Psilocybin, Ayahuasca und 5-MeO-DMT angeht, ist die aktuelle Entwicklung sehr klar das Produkt der generellen Globalisierung. Mit Indien und der Veränderung von kulturellen Praktiken unter kolonialen Bedingungen haben wir uns beim Thema Yoga schon befasst. Bleiben wir jetzt ganz bewusst im lateinamerikanischen Kulturraum: Gerade in der Zeit vor Corona war der Amazonas nur einen schnellen Nachtflug von Hamburg oder Seattle entfernt. Die digitale Vernetzung hat es uns ermöglicht, mit wenigen Klicks im Internet ein Retreat im ecuadorianischen Regenwald zu buchen, im Zweifel schon nach Durchsicht der Bewertungen auf TripAdvisor. Als ich 1997 das erste Mal in Südamerika war, habe ich drei Tage lang ein Faxgerät gesucht, um meine Eltern wissen zu lassen, dass ich gut angekommen war, weil ein Telefonat mein Budget gesprengt hätte. Heute ist jedes Café in Quito nur einen WhatsApp-Anruf weit entfernt.

Der rege Austausch gerade zwischen südamerikanischen Ethnien und Traditionen und der westlichen Kulturhemisphäre ist aber beileibe kein neues Phänomen. Während in vergangenen, kolonial geprägten Jahrhunderten vor allem Rohstoffe und Naturgüter aus Südamerika nach Europa transportiert wurden, erfolgte ein oft erzwungener Import von europäischen Kulturgütern nach Lateinamerika. Spanisch und Portugiesisch wurden obligatorische Umgangssprachen im öffentlichen Leben, der Katholizismus als Staatsreligion sollte indigene Rituale und Denkweisen verdrängen. Die damaligen Kolonialherren wussten sehr genau, dass Religion und Sprache entscheidende Instrumente der Herrschaft waren. Es ging darum, das Denken der kolonialisierten Bevölkerungsgruppen unter Kontrolle zu bekommen. Neben schierer Gewalt – auch davon wurde jahrhundertelang ohne großes Federlesen Gebrauch gemacht – war das Erzwingen einer kulturellen Anpassung eines der sichersten Machtmittel. Und dieser Ausbau der Machtbasis ermöglichte erst die drastische Ausbeutung der natürlichen Ressourcen der betroffenen Regionen, von Tropenholz über Edelmetalle bis zu Nutzpflanzen wie Kautschuk und Kakao. Obwohl die Zerstörung des Amazonas-Regenwaldes gerade in den vergangenen Jahren eher noch an Fahrt aufgenommen hat, sind die anderen Wege der Rohstoffausbeutung aus Südamerika, genau wie aus Teilen von Afrika und Asien, mittlerweile seit Jahrzehnten erprobt und etabliert.

Parallel zu dieser Konsolidierung der wirtschaftlichen Ausbeutungsbeziehungen hat sich aber in den letzten Jahrzehnten ein neues Netzwerk von Interaktionen entwickelt: Nachdem sich viele Menschen in den westlichen Kulturkreisen im Laufe der letzten Jahrzehnte von dort althergebrachten religiösen und kulturellen Konzepten entfremdet hatten, entwickelte sich eine Tendenz, die entstandenen Lücken mit als ursprünglich und unverdorben erlebten Ideen und Praktiken zu füllen. Einer dieser Wege führte zur Hinwendung zur östlichen Spiritualität in Anlehnung an hinduistische oder buddhistische Praktiken. Eine andere Orientierung war die hin zu den indigenen Traditionen in Nord- und Südamerika. Diese existieren zum Teil noch in Überresten bei Bevölkerungsgruppen weiter, die es geschafft haben, trotz des intensiven Kontaktes mit westlichem Gedankengut einen Teil ihres kulturellen Erbes zu bewahren. Andere Gruppen sind aufgrund ihrer zurückgezogenen Lebensweise nicht so intensiv in Austausch getreten oder haben es geschafft, ihre Traditionen durch eine Praxis im Verborgenen vor Außeneinfluss zu schützen.

So hatte es auch die mazatekische Pilz-Schamanin Maria Sabina gehalten, bevor sie von ihrem Dorfvorsteher den Auftrag bekam, den amerikanischen Hobbyforscher Gordon Wasson an einem ihrer nächtlichen Rituale teilnehmen zu lassen. Wasson veröffentlichte seinen Erfahrungsbericht im amerikanischen *Life*-Magazin. In diesem Bericht machte er den Namen und Wohnort der Schamanin noch unkenntlich, gab ihn aber wenige Jahre später preis. Daraufhin wurde das Dorf in den mexikanischen Mixeteco-Bergen von Menschen auf der Suche nach ursprünglicher transzendenter Weisheit überrannt. Maria Sabina profitierte durchaus von dieser Entwicklung. Sie wurde durch die eingenommenen Devisen zu einer wohlhabenden Frau. Allerdings führte die Gesamtentwicklung schließlich dazu, dass sie aus der Dorfgemeinschaft ausgestoßen wurde und ihren Heimatort verlassen musste. Und das lag nicht nur daran, dass die nackt über den Dorfplatz hüpfenden Hippies die öffentliche Ordnung störten, sondern zum einen daran, dass die plötzliche Aufmerksamkeit der Polizei den kultischen Pilzgebrauch der Mazateken gefährdete, zum anderen an der Unwucht, die der plötzliche Wohlstand einer Familie ins soziale Gefüge brachte. Das ist übrigens ein Prozess, der gerade bei noch ursprünglich lebenden Gruppen sehr oft zu beobachten ist. Bei Ethnien, die im Amazonas oder den Bergregionen noch näher an alten Lebensmodellen existieren, ist die Grundausrichtung der einzelnen Personen noch viel mehr am Wohl und dem Interesse der Gruppe orientiert. Man spricht von einer kollektivistischen Orientierung im Gegensatz zu einer individualistischen Haltung.

In einem früheren Leben habe ich mal ein paar Semester interkulturelle Kommunikation studiert. Eines der faszinierendsten Themen im Umgang mit verschiedenen kulturellen Gruppen war dabei genau dieser Themenkomplex zwischen kollektiver und individualistischer Grundausrichtung. Zwischen »sehr individuell orientiert« und »sehr kollektivistisch orientiert« liegt ein breites Spektrum, in das sich alle kulturellen Gruppen einsortieren lassen – die eine mehr hier, die andere mehr da. Klassische Beispiele für sehr kollektivistisch orientierte Gesellschaften finden wir im asiatischen Raum, eher individualistisch orientierte in Nordeuropa oder den USA. Der Umgang mit den Corona-Restriktionen ist dafür ein sehr praktisches und pragmatisches Beispiel. Während in Korea und China die wenigsten Menschen auf die Idee kämen, sich der Anordnung, im öffentlichen Raum eine Gesichtsmaske zu tragen, zu widersetzen, führt das Stück Stoff vor Mund und Nase hier zu wütenden Demonstrationen und Auseinandersetzungen mit den Ordnungskräften.

Das kollektivistische Verantwortungsgefühl für die ganze soziale Gruppe wirkt schützend für den Einzelnen. Ähnlich sind viele traditionelle indigene Gruppierungen orientiert. Vorhandene Ressourcen werden im Normalfall der ganzen Gruppe zur Verfügung gestellt. Die wirtschaftliche Besserstellung einzelner Personen führt dann zu einem Kippen des sozialen Gleichgewichts. Ein Kollege, der viel im Amazonas arbeitet und dort auch an Dreharbeiten für diverse Dokumentationen beteiligt war, erzählte mir, dass viele Filmcrews dazu übergegangen seien, ganze Dorfgemeinschaften zu entlohnen, auch wenn nur einzelne Personen an den Dreharbeiten beteiligt waren. Die Dorfgemeinschaft muss sich einigen, was sie als Bezahlung für die Mitarbeit haben möchte, beispielsweise einen neuen Außenbordmotor oder medizinische Vorräte – also Dinge, die allen zugutekommen und niemanden wirtschaftlich aus der Gemeinschaft hervorheben. Dieses Vorgehen ist ein Resultat der Erfahrungen, die man zuvor mit Einzelentlohnung gemacht hat und bei der es viel Unfrieden und Zerwürfnisse gegeben hat. In dem Augenblick, in dem man einen Schamanen nach Europa oder Nordamerika einlädt, muss einem bewusst sein, dass man die Menschen vor Ort im Zweifelsfall ihres Arztes beraubt – und damit eine ohnehin schon schwierige medizinische Versorgungslage vielleicht wirklich eskalieren lässt. Der Wunsch in unseren Breiten, neben den schulmedizinischen Aspekten auch noch Zugriff auf schamanisches Wissen zu erlangen, lässt die Gemeinschaft vor Ort ganz ohne Versorgung zurück.

Eine weitere spannende Frage ist die nach der Natur indigener Spiritualität und danach, ob eine solche Spiritualität überhaupt von Außenstehenden angenommen werden kann. Jeronímo Mazzarassa, ein Dokumentarfilmer, Forscher und vielfacher Amazonas-Reisender, mit dem ich mich intensiv über diese Themen unterhalten habe, erzählte mir, dass sich die Auffassung von Glauben und Spiritualität bei vielen indigenen Völkern stark von unserer Weltsicht unterscheidet. Während wir davon ausgehen, dass eine religiöse Überzeugung oder eine spirituelle Ausrichtung etwas ist, das wir wählen können – oder eben auch nicht –, ist Spiritualität für viele indigene Gruppen ganz tief und praktisch untrennbar damit verbunden, wer sie sind. Glaube ist Teil der Identität, und nicht einem Entscheidungsprozess unterworfen. Es steht einfach nicht zur Disposition, ob und was man glaubt oder nicht. Gerade da sind die missionarischen Vorgänge, die ja nicht nur in der Vergangenheit existierten, sondern etwa durch Pfingstgemeinden immer noch erfolgreich betrieben werden, ein Aspekt, den man im Auge behalten sollte. Jerónimo sagte, dass es aus der Weltsicht vieler indigener Bevölkerungsgruppen heraus gar nicht möglich sei, zu ihrem Glauben »überzutreten«, da die spirituelle Ausrichtung so eng mit der Gruppenzugehörigkeit und der örtlichen Herkunft verknüpft ist, dass ein Außenstehender nie wirklich Teil des Ganzen werden kann. Im Hinblick auf die Westler, die sich in Lateinamerika binnen weniger Wochen im Schnelldurchlauf zu Schamanen ausbilden lassen und dann im vollen Ornat, inklusive Federschmuck und Zeremonialrassel, in Berlin-Kreuzberg schamanische Rituale veranstalten, beschrieb er im Umkehrschluss folgende Analogie:

Wie würden wir reagieren, wenn ein Guaraní oder ein Shipibo in Deutschland ein dreimonatiges Praktikum in einem Krankenhaus machen würde und dann im weißen Kittel mit Stethoskop um den Hals und Reflexhammer in der Hand in seinem Ursprungsland als Arzt auftreten würde und darauf bestünde, die westliche Schulmedizin verstanden zu haben? Es erschiene uns absurd. Im schlimmsten Falle als Betrug, im besten als Scharade. Aber ernstnehmen könnten wir es vermutlich nicht. Umgekehrt wäre die Reaktion vermutlich auch angemessen. Außerdem nehmen die wenigstens westlichen Interessenten die indigenen Glaubensvorstellungen insgesamt an. Wir interessieren uns nicht für indigene Spiritualität an und für sich, sondern nur für die Aspekte, die uns irgendwie zusagen und in unser Weltbild einbaubar sind, ohne große Reibung zu erzeugen. Dazu kommt, dass wir Westler seit den Erstkontakten mit den Ureinwohnern aller möglicher Länder, die wir uns unrechtmäßig angeeignet haben, immer mit einer Bewertung der Kultur und Existenzweise dieser Menschen an sie herangetreten sind. Zu Kolonialzeiten waren die Indigenen zu wild und ohne Kultur – und dieser Zustand sollte durch erzwungene Anpassung und Ausbildung nach westlichen Idealen verändert werden. Erst heute finden in vielen Ländern offene Gespräche über die Praxis statt, indigene Kinder in westlich orientierten Internaten – fern ihrer Familien und Heimat – unterzubringen und ihnen sogar zu verbieten, ihre Muttersprache zu sprechen. Üblich war diese Praxis bis in die 1960er-Jahre hinein auf praktisch allen Kontinenten. Von Australien, über Nordamerika (inklusive Kanada), Teilen von Südamerika und genauso im dänischen verwalteten Grönland. Sogar den Samen in Schweden ist es teilweise so ergangen – mitten im heutigen Europa. Ziel war es immer, den Nachwuchs von der Gedankenwelt, der Sprache und den kulturellen Praktiken ihrer Ursprungsgruppe zu entfremden.

Heute wiederum treten viele Westler mit dem Anspruch an indigene Gruppen heran, diese müssten sich besonders indigen und unberührt von westlicher Kultur präsentieren. Wie man es auch dreht und wendet, die von außen herangetragene Anspruchshaltung geht immer mit dem Unterton »Seid gefälligst anders, als ihr gerade seid« einher. Und eine solche Haltung ist definitiv nicht dazu geeignet, in einen echten Dialog einzutreten. Auch wir wollen nicht an den preußischen Idealen des Kaiserreichs oder, noch schlimmer, an den moralisch verwerflichen, menschenverachtenden Haltungen der Nazis gemessen werden. Wir gehen davon aus, heute eben so zu sein, wie wir eben sind. Geprägt von unserer Vergangenheit, aber eben doch Kinder unserer Zeit, unseres Umfelds und unserer eigenen Erfahrungen. Aber genau das gestehen wir Personen mit einem indigenen Hintergrund oftmals nicht zu. Wir legen unsere mitgebrachten Maßstäbe an und pressen Menschen in Schablonen. Dazu kommen erschwerend all das Unrecht, die Gewalt und die Übergriffe, die fast alle indigenen Gruppen durch die Hand westlicher Eroberer und Landbesetzer erlitten haben. Im Umgang mit den vermeintlich »primitiven Wilden« war keine westliche Nation in den letzten 400 Jahren besonders pingelig. Mein

Kollege hat dazu etwas gesagt, das mich tief berührt hat: »Wir im Westen müssen uns immer wieder an das Unrecht erinnern, das da geschehen ist.« Ein Indigener muss das nicht. Er weiß ganz tief um das Unrecht, er hat es selbst erfahren oder in seiner Familie beobachtet.

Jeronímo begreift die Aneignung oder Übernahme von eingeborener Spiritualität als die nächste Stufe kolonialer Ausbeutung: Statt Bodenschätze und Rohstoffe eignen wir uns jetzt Kulturgüter an, weil uns die eigenen verloren gegangen sind. Aber gerade im Zusammenhang mit den psychedelischen Substanzen ist die Ausbeutung eben nicht nur eine geistige.

> Viele der oft als heilig angesehenen Pflanzen und Tiere, die psychoaktive Substanzen liefern, sind durch die gesteigerte Nachfrage aus dem Ausland mittlerweile vom Aussterben bedroht.

Einige Stämme, die Peyote-Kakteen als integralen Bestandteil ihrer religiösen Praxis erachten, wehren sich in den Vereinigten Staaten gerade mit Händen und Füßen gegen eine allgemeine Legalisierung des Konsums von Peyote[106], da sie befürchten, dass die wenigen noch existierenden Bestände dieser extrem langsam wachsenden Kakteen dann von Pflanzenwilderern geplündert werden könnten und ihnen dadurch der Zugriff auf dieses ganz zentrale Kulturgut verloren gehen könnte. Um die mit Froschsekret benetzten Kambo-Stäbe, mit denen Heilungszeremonien durchgeführt werden, sind mittlerweile regelrechte Stammesfehden ausgebrochen, da man auch für gestohlene Stäbe gutes Geld bei deutlich weniger Aufwand bekommen kann. Auch im Amazonas leben nur wenige Heilige. Menschen aus indigenen Kontexten, die oft in sehr ärmlichen Lebensverhältnissen leben, sind genauso wenig wie wir gefeit vor den hässlichen unter den menschlichen Gefühlen: Gier, Neid und Geltungssucht wird man immer und überall finden können, wenn die Umstände Nährboden dafür bieten. Der sogenannte edle Wilde ist eine Erfindung von Rousseau, Karl May und anderen. Wir werden den Menschen nicht gerecht, wenn wir versuchen, sie in solche Rollen zu pressen.

Aber nicht nur in Bezug auf die Menschen in Lateinamerika und teilweise auch Afrika und Asien ist unser Umgang mit fremden Kulturen und Kulturgütern kritisch zu betrachten. Für manche Pflanzen- oder Tierarten ist unser gesteigertes, oft mythisch überhöhtes Interesse geradezu existenzbedrohend. Wenn in einem schrumpfenden amazonischen Regenwald auch noch die Ayahuasca-Lianen in den entlegensten Regionen abgeerntet werden, weil der Bedarf an diesem Naturstoff in Lateinamerika selbst und weltweilt stark gestiegen ist, kann es sein, dass diese Schlingpflanzen, wie der Peyote-Kaktus, kurz- bis mittelfristig aussterben. Beide Pflanzengattungen können auch angepflanzt werden, um eine nachhaltigere Versorgung zu gewährleisten. Und einige der großen Ayahuasca-Kirchen in Brasilien sind auch schon dazu übergegangen, Lianenplantagen anzulegen. Aber gerade für viele Westler geht schon dadurch wieder ein Teil des ursprünglichen, ungebundenen Zaubers verloren, den sie der wild gewachsenen Liane zusprechen.

Auch *Bufo alvarius*, die Kröte aus der Sonora-Wüste, auf deren Rücken man 5-MeO-DMT-haltiges Sekret findet, und die Kambo-Frösche, deren Abwehrsekret das Immunsystem beeinflussen soll, habe ich schon erwähnt. Selbst wenn hier Tiere nur kurz eingefangen und die Sekrete abgemolken werden, bevor man sie wieder frei lässt, ist das schon ein maximaler Eingriff in das Leben eines Wildtiers. Unklar ist, ob sie nicht doch dauerhafteren Schaden nehmen, als wir denken – gerade falls sie aufgrund des steigenden Bedarfs eben jetzt öfter eingefangen werden oder gar gefangen bleiben, um den Zugriff zu erleichtern. Ich finde, man sollte sich sehr klarmachen, welchen Preis die eigene, möglichst authentische Erfahrung für Flora, Fauna und Menschen vor Ort hat. Spannend ist in dem Zusammenhang, dass die Erzeugung einer tiefen Naturverbundenheit sowohl subjektiv als auch in den Studien ein klares Resultat der inneren Arbeit mit Psychedelika ist. Interessant ist auch, dass dies viele Menschen nicht davon abhält, teilweise mehrfach pro Jahr nach Südamerika zu reisen, um dort solche Erfahrungen zu machen. Die Umweltzerstörung, die das eigene Verhalten dabei auslöst, wird kognitiv elegant umschifft und die Diskrepanz zwischen vermeintlichem Einklang mit der Natur und den Folgen des eigenen Verhaltens schlicht ausgeblendet.

Das Gleiche gilt für den intensiven Gebrauch der schon angesprochenen Naturstoffe, deren Nutzung viele Westler ganz selbstverständlich als ihr Gott gegebenes Privileg wahrnehmen, ohne die Konsequenzen ihres Handelns in den Ursprungsregionen zu berücksichtigen. Aber was ist denn nun ein sinnvoller Umgang mit diesem Spannungsgeld? Ein echtes Problem im Umgang mit asymmetrischen Beziehungen ist immer die Tatsache, dass es für die Person, die mehr Geld oder Einfluss hat, furchtbar einfach ist, im besten Wissen und Wollen alles falsch zu machen. Wie meine ich das? Nun, gerade wenn wir uns in einem interkulturellen Kontext bewegen, passiert es schnell, dass man das Gefühl hat, genau zu wissen, was für das Gegenüber gut und richtig ist – manchmal sogar dann, wenn einem die betroffene Person das Gegenteil signalisiert. Oft bringen wir unsere vorgefertigte Weltsicht mit und nehmen dann nur das wahr, was zu dieser Weltsicht passt. Dementsprechend ist es schwierig, den richtigen Umgang rund um Verständnis, Autonomie und Respekt miteinander zu finden. Ein wesentlicher Punkt ist die Bereitschaft, diese Spannung einfach anzunehmen und auszuhalten, statt sie auf Biegen und Brechen auflösen zu wollen.

Der nächste Schritt ist es, zu akzeptieren, dass man sich über Grenzen von Kultur hinweg gerade bei eher flüchtigen Kontakten immer wieder missverstehen muss. Manchmal passiert das auch dann, wenn man es überhaupt nicht erwartet. Ich habe vor vielen Jahren einmal eine junge kamerunische Frau furchtbar beleidigt, weil ich bei einem internationalen Jugendcamp, das ich als Betreuerin begleitete, an die ganze Gruppe die Bitte des Hauspersonals weitergegeben hatte, bitte doch nach dem Duschen die Kabine auszuspülen, da sich sonst schwarze Ränder im Becken bilden können. Die Afrikanerin verstand diese Äußerung so, dass ich unterstellte, dass sie und ihre Landsleute abfärben würden und in irgendeiner Form schmutzig wären. Nichts lag mir ferner. Und die Idee, dass man das auch so hören konnte, wäre mir im Leben nicht gekommen. Und genau da lag das Problem. Ich war einfach nicht in der Lage, mich so weit in mein Gegenüber einzufühlen, um eine solche Reaktion vorausahnen zu können. Und letztlich ist das meiner Auffassung nach auch in Ordnung. Man wird nämlich ansonsten nachhaltig unentspannt und künstlich im Umgang miteinander – und nichts ist weniger hilfreich, als permanent umeinander herumzuschleichen, um ja keine kulturbedingten Fehler zu begehen. Was nicht rechtfertigt, sich wie die Axt im Walde zu verhalten – eine ganz gute Metapher für viele der sehr selbstzentrierten Amazonas-Reisenden, die vor Ort auf der Jagd nach dem Maximum an Selbstverwirklichung sind und dabei wenig Rücksicht auf die Sensibilitäten und Nöte der Menschen vor Ort zu nehmen.

Ein weiterer Punkt ist der Verzicht darauf, anzunehmen, dass man die Denkweise und Spiritualität eines Volkes von der anderen Seite des Globus wirklich verstehen lernen kann, ohne Jahre mit den Menschen zu leben und sich ganz in ihren kulturellen Kontext zu versenken. Da ist es deutlich ehrlicher und respektvoller, davon zu sprechen, dass die eigene Art, Rituale durchzuführen, von bestimmten schamanischen Ritualen und Überzeugungen inspiriert sei, statt steif und fest zu behaupten, ein authentisches Shipibo- oder Lakota-Ritual durchzuführen. Ein

Übergangsritual für junge Erwachsene in den Pyrenäen ist dann halt trotz Adlerfeder, Rahmentrommel und Fastenphase eben keine Visionssuche, sondern eben ein von Lakota-Traditionen inspiriertes Übergangsritual für junge Erwachsene. Meiner Auffassung nach ist es total in Ordnung, in dieser Art Inspirationen und Ritualfragmente zu übernehmen – wir sollten uns dabei bloß nicht im Glauben wiegen, in einem solchen Moment automatisch zum Schamanen ehrenhalber geworden zu sein.

Wichtig ist es zudem, nicht zu vergessen, dass wir ja auch eigene Traditionen haben. Ein ganz simples Beispiel: Eine amerikanische Bekannte fragte mich kürzlich, warum ich Halloween nicht mag. Es sei ihr Lieblingsfest, und das Verkleiden und das Süßigkeiten-Sammeln seien doch so tolle Rituale. Ich entgegnete ihr, dass wir hier in Deutschland eigene Feste und Feiertage haben, an denen man sich verkleidet. Fasching z. B., der bei uns im Gegensatz zu Halloween eine jahrhundertelange Tradition jenseits verkitschter Rosenmontagszüge hat. Und verkleidet von Haus zu Haus gezogen bin ich als Kind jedes Jahr: als Sternsinger. Nur dass wir neben den Süßigkeiten für uns auch noch Geld für wohltätige Zwecke gesammelt haben. Daneben scheint mir persönlich Halloween als reichlich dümmlich und ist für mich der Versuch der Wirtschaft, mir noch mehr Dinge zu verkaufen, die ich nicht brauche – wie im Dunklen leuchtende Gummiskelette beispielsweise. Derartige Beispiele zu inhaltlich interessanten, aber in Vergessenheit geratenen deutschen oder mitteleuropäischen Traditionen könnte ich jetzt noch einige auflisten, vom Martinsfeuer über das Maibaumstellen und so weiter und so fort.

Mit diesem Schlenker über hiesige Traditionen und Feste sind wir also wieder vor unserer eigenen Haustür angekommen. Und da gibt es ein letztes Thema, dass ich im Zusammenhang mit dem gesellschaftlichen Umgang mit Bewusstseinsveränderung und gerade psychoaktiven Substanzen in diesem Kontext noch ansprechen möchte: Racial Profiling im Zusammenhang mit dem Besitz und Konsum psychoaktiver Substanzen. In den USA ist zudem die Debatte darüber, dass die Protagonisten der psychedelischen Szene sowohl im öffentlichen Leben als auch in der Wissenschaft betont weiß, betont männlich und betont älteren Baujahres sind, bereits im vollen Gange. Konferenzen wie die in San Francisco organisierte Queering Psychedelics und Gruppierungen wie das Sabina Project versuchen dort, die Diskussion stärker inklusiv zu gestalten, um mehr Platz für all die verschiedenen Menschen zu schaffen, die sich mit Psychedelika beschäftigen wollen. Im Grundsatz spiegelt diese Entwicklung schlicht den gesamtgesellschaftlichen Diskurs wider, in dem es gilt, neben der alles dominierenden weiß-männlichen Weltsicht Platz für neue Argumente und Perspektiven zu schaffen. Das ist in den kleineren Kreisen der Psychedelika-Interessierten letztlich nicht anders als in der Gesellschaft an sich. Und auch hier ist es gar nicht so einfach, den richtigen Weg im Umgang zu finden. Wenig hilfreich ist eine Kultur, in der wir zur eigenen Gedankenpolizei werden. Und doch muss den Befindlichkeiten von Minderheiten in Zukunft anders Rechnung getragen werden.

Aber zurück zum Racial Profiling und zum Messen mit zweierlei Maß: Einer der Gründe, warum viele Menschen mit Migrationshintergrund extrem vorsichtig mit dem Thema psychoaktive Substanzen umgehen, ist, dass sie auch bei uns viel eher Gefahr laufen, wegen fünf Gramm Pilze richtig Ärger zu bekommen als jemand, der eine typisch mitteleuropäische Ausstrahlung hat. Ich merke übrigens gerade, wie ich hier um die richtige Wortwahl ringe, eine explizite Beschäftigung mit genau diesen Themen ist immer ein Stück weit ein Ausdrucks-Eiertanz, dem man sich ganz bewusst stellen muss. In weniger blumigen Worten: Menschen, denen man ihren Migrationshintergrund ansieht, haben ein erhöhtes Risiko, im Zusammenhang mit psychoaktiven Substanzen – und ich spreche hier gerade nicht von Crystal Meth – eine Strafverfolgung zu erleben. Was für Pia-Marie im Auge der Öffentlichkeit vielleicht eine lässliche Sünde ist, bringt Achmed potenziell vor den Amtsrichter. Und da die Beschäftigung mit diesen Themen so gefährlich wirkt, wird Achmed vielleicht trotz seines Doktortitels in Neurowissenschaften eher kein Forschungsprojekt mit Psychedelika beginnen. Auch für diese Problematiken gilt es primär, erst einmal ein Gespür zu entwickeln – und die Bereitschaft, in den entscheidenden Situationen gezielt den Mund aufzumachen.

Von der amerikanischen Cancel Culture als zwischenmenschlicher Blockadetechnik halte ich jedoch wenig. Ein adäquates Miteinander erfordert eben, dass beide Seiten auch mal bereit sind, den jeweils anderen und dessen Perspektive auszuhalten – es sei denn, er erzählt wirklich gefährlichen Unfug.

Von diesem Ausflug in die Vogelperspektive rund um kulturelle Aspekte im Zusammenhang mit Psychedelika springen wir jetzt wieder zurück in die ganz persönliche Auseinandersetzung mit dem Thema: Jetzt geht es weiter mit der Integration.

12 Major Tom To Ground Control – Integration und bewusster Substanzgebrauch

Vom *Boom Festival* in Portugal hatte ich im Zusammenhang mit den Kontexten, in denen Menschen psychedelische Erfahrungen suchen, schon einmal berichtet. Was ich noch nicht erzählt habe, ist, was mir durch den Kopf ging, als ich in der Eröffnungsnacht der *Boom* 2014, meinem ersten großen Festival, auf einem Hügel stand und das bunte Treiben auf dem Festivalgelände beobachtete. Es war ein unglaublich intensiver Moment: die Musik, die Beleuchtung, die Kunstinstallationen und die atemberaubend schöne Natur um uns herum. Den Leuten war anzumerken, wie glücklich sie waren, dass das Festival jetzt angefangen hatte, für viele der Anwesenden war es das Highlight des Jahres. Man hatte das Gefühl, dass der Ort regelrecht mit Energie aufgeladen war, die Atmosphäre pulsierte und vibrierte. Auf meinem Hügel stehend, beobachtete ich also das Festivaltreiben – und war in diesem Augenblick einerseits total glücklich, dabei sein zu dürfen, andererseits aber auch sehr froh, erst im Alter von Mitte dreißig dort angekommen zu sein. Wenn ich im zarten Alter von 18 oder 19 auf einem solchen Festival gelandet wäre, hätte die Energie mich vermutlich mitgerissen, und ich hätte wahrscheinlich nicht die Disziplin aufgebracht, mein Medizinstudium durchzuziehen. Ich hätte dieses Lebensgefühl vermutlich dauerhaft haben wollen, die Leichtigkeit, die Verbundenheit mit den Gleichgesinnten, das Sich-hedonistisch-treiben-Lassen.

Ich habe einige Menschen kennengelernt, die genau so leben: im Sommer von einem Festival zum anderen ziehen und den Rest des Jahres in Fußgängerzonen Musik machen oder Kunsthandwerk verkaufen. Das ist sicher kein schlechtes Leben. Viele fühlen sich damit in den Fußstapfen der originalen Hippies des Summer of Love 1968. Aber leider gibt man mit dieser Art, in der Welt zu sein, auch oft auf, wirklich Einfluss auf die Geschehnisse in der Welt zu nehmen. Man lebt in seiner quietschbunten Blase am Mainstream vorbei und überlässt die Steuerung der allgemeinen Belange anderen.

Dieser Rückzug ins Private ist nicht nur bei den Festivalgängern zu beobachten. Auch in der Meditations- und Yogaszene haben viele Menschen das Hauptaugenmerk auf der eigenen Entwicklung und den eigenen Bedürfnissen. Eine auf Flexibilität getrimmte Wirbelsäule erleichtert die Nabelschau ungemein. Allerdings gibt es gerade bei den Menschen, die sich mit ihrem Bewusstsein beschäftigen, auch viele, bei denen der Kontakt mit dem psychedelischen Raum, mit Dingen, die sie als sie selbst übersteigend erleben, den Weg hin zu großem Verantwortungsgefühl für die Bewahrung unseres Planeten führt. Von Konferenzen kenne ich einige Extinction-Rebellion-Aktivisten, die sich wissenschaftlich und kulturell mit Psychedelika beschäftigen, wie z. B. der *Breaking Convention*, die alle zwei Jahre in London stattfindet. Während unsere eigene Konferenz in Berlin sich vor allem an Wissenschaftler, Studenten, Ärzte und Therapeuten richtet, spricht die Londoner Konferenz ein deutlich breiteres Publikum an und bietet neben den Repräsentanten einer psychedelischen Subkultur zwischen Schamanismus, Esoterik und Virtual Reality auch Menschen, die aus dem Thema heraus in anderen Bereichen wie dem Umweltschutz als Aktivisten engagiert sind, eine Plattform.

Aber zurück zu meinem Erlebnis auf dem Hügel im portugiesischen Hinterland: Mir ist an diesem Abend auf dem Festival klargeworden, dass eine wirklich gute Erdung nötig ist, um mit den intensiven und teilweise überwältigenden Erfahrungen umzugehen, die man in erweiterten Bewusstseinszuständen erleben kann. Wer hoch fliegen will, braucht eben auch tiefe Wurzeln, wenn er nicht weggetragen werden möchte. Bei mir haben die Lebensumstände schon von Anfang an einen gewissen Schutz vor dem totalen Abdriften in diese Kontexte geboten: Als ich mit dem Thema veränderte Bewusstseinszustände wirklich intensiv in Kontakt kam, war ich bereits Mutter und kurz vor dem Abschluss meines Studiums und meiner Doktorarbeit. Außerdem habe ich parallel dazu angefangen, eine sehr regelmäßige und körperlich fordernde Yogapraxis zu führen. All diese Dinge waren in meinem Fall ganz gut geeignet, um mich bei einem Prozess zu unterstützen, für den ich damals, vor knapp 15 Jahren, noch gar keinen Namen hatte. Und auch unter Menschen, die sich mit psychedelischen Erfahrungen beschäftigten, war es seinerzeit noch sehr üblich, die Erfahrung selbst in den Mittelpunkt zu stellen. Vielleicht auch, weil es damals noch viel unüblicher war, solche Erfahrungen zu machen und dann auch noch offen damit umzugehen. Auch heute haben viele Menschen Angst vor Unverständnis oder gar rechtlichen Konsequenzen, wenn sie mit anderen in ihrem Umfeld über ihre Erfahrungen in veränderten Bewusstseinszuständen sprechen – selbst wenn es dabei um so harmlose und juristisch komplett unverfängliche Kontexte wie einen Breathwork-Workshop oder einen Meditationskurs geht.

Aber ob die Erfahrung im veränderten Bewusstseinsraum nun bewusst herbeigeführt wurde oder ein Nebenprodukt einer Aktivität, wie körperlicher Belastung oder Meditation, ist – mindestens genauso wichtig wie die Erfahrung an sich ist der Umgang mit dem, was einem in diesem Raum begegnet ist. Diese Erfahrungen können Einzelne vor große Herausforderungen stellen. Nicht selten sehen, erfahren, begreifen und lernen wir

Dinge, die in Widerspruch mit gewohnten Blickwinkeln und Annahmen stehen. Ich habe einmal beobachtet, wie jemand, der das allererste Mal eine Erfahrung im erweiterten Bewusstsein machte, sich nach einer Weile aufsetzte, die Augenbinde abstreifte, sich blinzelnd umschaute und dann genau einen Satz sagte, bevor er sich wieder hinlegte: »Wenn das so ist, dann ist ja alles falsch, was ich bisher geglaubt habe.«

Und genau so kann es einem eben ergehen, wenn man solche Zustände kennenlernt. Dinge, die einem selbstverständlich vorkamen, können plötzlich komplett absurd erscheinen und sicher geglaubte Lebensgrundsätze sich plötzlich in Wohlgefallen auflösen. Kein Wunder, dass diese Art des Umgangs mit dem eigenen Innenleben vielen Menschen Angst macht. Aber was passiert in uns, wenn plötzlich alteingeschliffene Muster aufbrechen und wir beginnen, uns selbst infrage zu stellen? Nun, es entsteht eine innere Spannung, die viel damit zu tun hat, dass unser Geist versucht, unser Selbstbild wieder in Übereinstimmung mit den neuen Erkenntnissen und Erfahrungen zu bringen. Dieses Wiederherstellen einer Übereinstimmung zwischen neuen und alten Erkenntnissen hat einen Namen: Integration. Dabei handelt es sich nicht um eine brandneue Erfindung aus der Arbeit mit psychoaktiven Substanzen. Integration als Begriff für die Auflösung der entstandenen Widersprüche und Inkongruenzen, die einem wirklich zu kauen geben können, gab es schon vorher in anderen Kontexten, z.B. der Gestalttherapie.

Wenn einem plötzlich klar wird, dass man bestimmte Dinge schon seit zehn Jahren nur tut, um seinem mittlerweile verstorbenen Opa zu gefallen, kann das ziemlich unangenehm sein. Das Gleiche gilt für die Realisierung, dass man die Beziehung, in der man lebt, nur deshalb nicht beendet, weil man panische Angst davor hat, alleine zu leben. Da braucht es ganz schön Mut, um diese Einsichten nicht sofort wieder wegzudrücken, sondern in sich wirken zu lassen. Man kann auf zwei Arten mit solchen Dingen umgehen: die erste ist, die Erkenntnis so zuzuschneiden, dass sie in das alte System von Überzeugungen und Gewohnheiten passt. Die zweite ist etwas fordernder, aber meiner Auffassung nach der bessere Weg des Umgangs: die Bereitschaft zu entwickeln, das eigene innere Koordinatensystem aus Werten und Überzeugungen so zu erweitern, dass die neuen Erkenntnisprozesse darin Platz haben. Das kann schmerzhaft sein. Und dauern. Aber dann entsteht mit der Zeit eben genau das, was ich schon angesprochen habe: die Integration von Neuem in das Bestehende. Und das ist kein magischer Vorgang, der dem einen Menschen wie gottgegeben zufällt und dem anderen eben nicht: Integration erfordert Arbeit und Mühe – und auch ein bisschen Know-how über die richtige Technik, denn Integration kann man lernen.

Viele Gruppen, die mit erweiterten Bewusstseinszuständen arbeiten, greifen schon lange auf Sharing-Runden zurück, also auf einen Erfahrungsaustauch in der Gruppe nach dem Ende einer Erfahrung oder am Folgetag. Das hat sich sogar in vielen der gemeinsam von Schamanen und westlichen Therapeuten geleiteten Ayahuasca-Gruppen eingebürgert. Zusätzlich gibt es Gruppen, die direkt beim Ausklang einer Sitzung, etwa beim holotropen Atmen, versuchen, das Erlebte in Form eines Bildes oder einer Collage umzusetzen und dadurch erinnerbarer zu machen.[107]

Die bewusste Beschäftigung mit der Erfahrung direkt im Anschluss kann jedoch nur der Anfang eines Integrationsprozesses sein. Manchmal dauert es Wochen oder Monate, bis dieses Durchsortieren abgeschlossen ist. Und manchmal erweist es sich auch als nur sehr schwer möglich. Die Faustregel könnte sein:

> Je weiter das zu Integrierende von den vorherigen Einstellungen und Glaubenssätzen, dem sogenannten Mindset, entfernt ist, desto komplexer und andauernder ist es, den Integrationsvorgang erfolgreich zu vollenden.

Andererseits ist es manchmal so, dass Dinge ganz simpel wie fehlende Puzzleteile an den richtigen Platz fallen, auch wenn sie zuvor wie aus einer anderen Welt erschienen sein mögen.

Aber was kann man denn nun tun, um eine Erfahrung besser zu integrieren?[108] Das ist eine wirklich spannende Frage, die sich momentan verschiedene Menschen auf der ganzen Welt stellen. Es gibt mittlerweile auch Psychotherapeuten, die sich mit diesem Thema befassen und ihren Patienten Integrationstherapie anbieten. Ein Paradigmenwechsel, wenn man bedenkt, dass sehr viele Therapeuten von ihren Klienten die absolute Abstinenz von psychoaktiven Substanzen fordern und z.B. Menschen, die regelmäßig kiffen, schlicht nicht als Patienten annehmen. Aber nicht jeder Mensch, der Schwierigkeiten damit hat, einen Prozess im erweiterten Bewusstsein zu integrieren, braucht sofort einen Therapeuten – genauso wenig wie jemand, der ein bisschen tanzen lernen will, sofort mit Tutu in die Ballettschule muss. Oft reicht es auch, ein Verständnis für die eigene Art zu entwickeln, mit neuen Erkenntnissen und dem Gefühl der Unsicherheit umzugehen, das aus den Erfahrungen und Einsichten erwächst. Was vermeide ich? Wovor habe ich Angst? Wovon möchte ich mehr in meinem Leben erfahren? Wo sind meine Stärken und Schwächen, worauf kann ich aufbauen? Wichtig ist auch, dass man begreift, dass Erfahrungen, die alle Sinnesqualitäten einschließen, nicht nur über das Sprechen erfasst und integriert werden können. Viele Prozesse im veränderten Bewusstsein haben eine körperliche Komponente, äußern sich in intensiven Gefühlen oder intensiven inneren Bildern oder Bewegungsmustern. Und oft wird die Integration des

Erlebten eben erst möglich, wenn diese verschiedenen Sinne angesprochen werden. Manches Loslassen von seelischem Schmerz muss man eben tanzen. Und manche Erkenntnis muss gepfiffen werden, um ganz in der Realität anzukommen. Da entwickelt auch jeder, der sich intensiver mit diesen Themen beschäftigt, ein eigenes Repertoire an hilfreichen Strategien, die eben ihm oder ihr ganz speziell hilfreich sind. Manchmal muss man das dann einfach ausprobieren. Für viele Menschen sind z. B. kreative Methoden, wie Malen, Collagen kleben, Tonfiguren formen und Skulpturen erschaffen, sehr hilfreich und haben dazu eben noch den Vorteil, dass ein haltbares Endprodukt entsteht, das man sich auch noch nach vielen Jahren hervorholen kann, um sich an eine Erfahrung zu erinnern. Gleiches funktioniert oft auch erstaunlich gut mit Musik: Gerade die Stücke, die während einer Atemerfahrung oder eines psychedelischen Trips gespielt wurden, sind oft ganz stark mit dem bestimmten Moment verknüpft, in dem sie gehört wurden, und können auch viel später noch eine tragfähige Brücke zurück in das ursprüngliche Erleben eines Zustands oder einer Situation bieten.

Aber natürlich sind auch Gespräche als Werkzeug der Integration nicht zu vernachlässigen: Gerade der Austausch mit den Menschen, die den Moment miterlebt haben oder aus anderen Kontexten heraus ein Verständnis für solche Prozesse haben, kann sehr hilfreich sein. Allerdings sollte man nicht versuchen, diese besonderen Erfahrungen und Erlebnisse auf Biegen und Brechen an Menschen heranzutragen, die zuvor keinerlei Kontakt mit veränderten Bewusstseinszuständen hatten. Da sind Befremden und Unverständnis quasi garantiert und führen eher zu einer Beziehungsstörung als zu einem positiven Austausch, von dem beide Seiten profitieren können.

Grundsätzlich ist es wohl ein ganz typisches Phänomen, dass Menschen, die diese Bewusstseinsräume für sich neu entdecken, anfangs geradezu in eine missionarisch geprägte Flitterwochenphase geraten, in der ihnen auch daran gelegen ist, andere Menschen mit ihrer Begeisterung anzustecken. Aus der Beobachtung der letzten 15 Jahre heraus möchte ich anmerken, dass Menschen sich normalerweise auf eine solche Entdeckungsreise ins eigene Ich begeben, wenn sie selbst so weit sind. Und man sollte Menschen auch den Freiraum lassen, sich nicht mit diesen Dingen auseinandersetzen zu wollen – auch wenn man selbst gerade noch so begeistert ist. Eine klarere und realistischere Einschätzung dieser Vorgänge inklusive aller Vor- und Nachteile zu entwickeln braucht leider Zeit. Und die sollte man sich unbedingt nehmen, wenn man sich auf diesen Pfad der Selbsterkundung begeben will. Und noch einmal der Hinweis: Eine gute Erdung ist eine der Hauptvoraussetzungen, um sich sinnvoll in veränderten Bewusstseinszuständen bewegen zu können.

Ich hatte ja bereits das Beispiel des Schiebereglers zwischen Ekstase und Enstase ins Spiel gebracht. Unser Geist pendelt im gesunden Normalfall immer wieder auf ein Neutralnull zwischen kompletter Erregung und tiefster innerer Stille hin aus. Wenn ich also das Pendel sehr stark zum Schwingen bringe, den Regler sehr hoch oder sehr niedrig einstelle, dann kann mein Inneres leicht aus dem Gleichgewicht geraten. Deshalb ist es so wichtig, die verschiedenen Formen der Bewusstseinspraxis in ein gutes Gleichgewicht zu bringen und z.B. regelmäßig zu meditieren, wenn ich mich in psychedelischen Zuständen bewegen möchte. Umgekehrt würde es vermutlich auch einer buddhistischen Nonne nicht schaden, von Zeit zu Zeit wild zu tanzen.

Aber neben der Integration gibt es noch einige andere Aspekte des Umgangs mit veränderten Bewusstseinszuständen, mit denen wir uns beschäftigen sollten. Dabei geht es gerade im Zusammenhang mit den psychoaktiven Substanzen erst einmal um das Thema Safer Use, also all den Dingen, die einen möglichst sicheren und gefährdungsfreien Gebrauch von Substanzen ermöglichen sollen. Das Thema Set und Setting habe ich als besonders auf Psychedelika bezogenes, wichtiges Thema schon mehrfach aufgegriffen. Die anderen Grundregeln der »Harm Reduction«, also der Minimierung möglicher Schäden, sind allgemeiner auf alle psychoaktiven Substanzen anwendbar. Auf Englisch sind sie ganz knackig in folgendem Slogan zusammengefasst: »Know your drug, know your dose, know yourself, know your environment, and your peers.« Übersetzen würde ich das mit: »Kenne deine Substanz, kenne deine Dosis, kenne dich selbst, kenne deine Umgebung und deine Freunde.«

Das sind alles Dinge, die man auch gut den eigenen Teenie-Kindern mitgeben kann, wenn sie das erste Mal mit den Kumpeln in die Disco schieben. Auch bei Alkohol sind diese Regeln gut anwendbar: Habe ich da Bier im Glas oder einen Cocktail auf der Basis von Stroh-Rum? Vertrage ich Alkohol, oder muss ich mich im Normalfall schon nach dem ersten Glas übergeben? Bin ich gerade körperlich fit und emotional ausgeglichen? Bin ich in einer sicheren Umgebung, oder kann mir hier etwas zustoßen, wenn ich nicht zu 100 Prozent Herr meiner Sinne bin? Was ist mit meinen Freunden? Können die mit Alkohol umgehen, oder muss ich mir da Sorgen machen?

In gleicher Weise lassen sich diese Fragen auf alle anderen psychoaktiven Substanzen anwenden. Je nach potenziellem Risiko ist es notwendig, diese Fragen eben deutlicher oder weniger deutlich aussprechen, und auch die notwendigen Konsequenzen zu ziehen, wenn man merkt, dass einem die Antworten nicht zusagen. Im Zweifelsfall sollte immer gelten: Bei Unsicherheiten – egal, ob sie die Substanz, die eigene Person oder das Umfeld betreffen – sollte man auf einen Substanzkonsum verzichten. Oder eben die Bedingungen so abändern, dass man geschützt und ohne böse Überraschungen befürchten zu müssen eine Erfahrung machen kann. Es sollte einem jedoch klar sein, dass sich diese Überraschungen, also körperliche und psychische Komplikationen, nie ganz ausschließen lassen (→Kap. 13).

Neben den Problemen, die die Substanz mit sich bringen kann, haben wir ja bereits weitere Faktoren angeführt, auf die man Einfluss nehmen kann. Neben der Wahl eines guten Ortes, an dem man die Erfahrungen sicher machen kann, gehört zum Thema Setting auch die Auswahl vertrauenswürdiger und absprachefähiger Begleiter in der Erfahrung im veränderten Bewusstsein. So sollte klar sein, dass man sich gegenseitig auch in schwierigen inneren Zuständen beisteht und z. B. auch nicht zögert, den Rettungsdienst zu rufen, falls jemand in gesundheitliche Gefahr gerät – auch wenn das bedeuten kann, dass es zu Ärger mit den Strafverfolgungsbehörden kommen kann. Ein sehr eindrücklicher und tragischer Fall, den ich in diesem Zusammenhang erwähnen möchte, sind die Todesfälle, zu denen es im Rahmen einer psychedelischen Gruppensitzung im Berliner Therapieuntergrund vor über zehn Jahren kam.[109] Dem Arzt, der diese illegale Gruppensitzung in seiner Praxis angeboten hatte, unterlief beim Abwiegen der psychoaktiven Substanzen ein schwerer Denk- und Messfehler: Er wog die zehnfache Menge MDMA ab und brachte seine Klienten dadurch in eine lebensbedrohliche Situation. Die dramatischste Wendung in diesem Geschehen war, dass er den Notruf so lange herauszögerte, dass zwei seiner Patienten verstarben. Genau solche Dinge dürfen in keinem Fall passieren.

Es ist absolut unabdingbar, den Schutz der Anwesenden über das eigene Bedürfnis nach Straffreiheit zu stellen. Solange der Besitz vieler psychoaktiver Substanzen verboten ist und strafrechtlich geahndet wird, muss jeder Mensch, der sich für eine Einnahme einer verbotenen Substanze entscheidet, auch bereit sein, im Falle eines Notfalls die Konsequenzen zu tragen.

Moment, warum schreibe ich an dieser Stelle vom Besitz und nicht vom Konsum einer Substanz? Ganz einfach: Der Konsum illegaler Drogen ist in Deutschland nicht strafbar – es gilt als eigenverantwortliche Selbstschädigung, die nicht strafrechtlich verfolgt wird. Anders ist es mit Drogenbesitz, -handel, -anbau oder -erwerb. Und da kommen wir wieder in die Grauzone, vor der sich viele Menschen fürchten. Aber vielleicht ist dieser Gedanke doch einer, den man für eine Notfallsituation im Hinterkopf behalten sollte: Reiner Konsum ist in Deutschland straffrei. Was beileibe kein Freifahrtschein in irgendeine Richtung sein soll.

Und was ist eigentlich mit den individuellen Faktoren im Umgang mit erweiterten Bewusstseinszuständen? Tatsache ist: Jeder von uns hat sein ganz eigenes Profil an Risiken und potenziellen Sollbruchstellen, die sich sowohl auf die Zustände unter psychoaktiven Substanzen als auch im Zusammenhang mit nicht-pharmakologisch erzeugten veränderten Bewusstseinszuständen auswirken. Manche dieser Faktoren, wie die bereits beschriebene Menge an produzierter Alkoholdehydrogenase, sind genetisch vorbestimmt und teilweise dann noch zusätzlich durch den Lebenswandel mitbestimmt. Es gibt Menschen, die verschiedene Substanzen besonders schnell oder besonders langsam verstoffwechseln, man spricht hier von »Fast« oder »Slow Metabolizern«. Wie sich das auswirkt? Zum Teil schon ziemlich heftig:

Während ein Fast Metabolizer eine bestimmte Menge einer Substanz binnen kurzer Zeit unschädlich macht und aus dem System kickt, hat der Stoffwechsel eines Slow Metabolizers an der gleichen Dosis Substanz lange zu kauen. Damit steigt das Risiko für Überdosen und mögliche Stoffwechselschäden stark an. Aber auch Vorerkrankungen können in diesem Zusammenhang ausgeprägt ins Gewicht fallen: Beispielsweise kann eine Neigung zu Krampfanfällen oder Herzrhythmusstörungen plötzlich unter dem Einfluss psychoaktiver Substanzen zum Tragen kommen. So sterben z.B. immer wieder junge, eigentlich gesunde Menschen mit kleinen Unregelmäßigkeiten in der Nervenleitung am Herz durch Rhythmusstörungen, die etwa unter dem Einfluss von Kokain und durch den Verlust von Mineralien durch starkes Schwitzen beim Tanzen ausgelöst werden. Auch Vormedikation kann eine relevante Rolle spielen: Manche Antidepressiva funktionieren über eine nicht aufhebbare Hemmung der Monoaminoxidase, der MAO, von der wir im Zusammenhang mit Ayahuasca gesprochen haben. Wenn dieses Enzym nun durch eine unvorsichtige Mischung von MAO-hemmenden Medikamenten und psychoaktiven Substanzen dauerhaft ausgeschaltet ist, kann das böse ins Auge gehen. In diesem Zusammenhang ist es absolut unabdingbar, sich schlau zu machen, bevor man irgendwelche Experimente startet. Man sollte seine eigenen Schwachpunkte kennen – vielleicht ist es eine gute Idee, beim Hausarzt ein EKG schreiben zu lassen, bevor man eine Substanz ausprobiert, die sich auf das Herz-Kreislauf-System auswirkt. Es gibt weiterhin bis auf einige gute Fachbücher und Aufklärungsliteratur vor allem für jüngere Erwachsene nicht allzu viel zuverlässige Druckerzeugnisse. Doch im Internet findet man mittlerweile einige sehr ausgeklügelte und ausführliche Datenbanken, wie Psychonautwiki oder Erowid, die nicht nur über geläufige Substanzen, sondern auch über die unbekannteren Research Chemicals und neuen psychoaktiven Substanzen informieren, die ja in einem unglaublichen Tempo neu auf dem Markt erscheinen und über die oft auch die Experten aus Toxikologie und Medizin noch sehr wenig wissen. Auch hier gilt: Wenn man sich nicht sicher ist, was man da für eine Substanz in welchem Reinheitsgrad vor sich hat, sollte man am allerbesten die Finger davon lassen. Wenn man das nicht will, bleiben einem andere, wenn auch weniger effektive Möglichkeiten, um das Risiko zu minimieren. So wird z.B. empfohlen, nicht eine ganze Pille oder eine ganze Portion Pulver auf einmal einzunehmen, sondern zunächst probeweise mit einer kleinen Menge der Substanz zu starten und dann – nach dem Abwarten des Wirkeintritts – gegebenenfalls noch einmal nachzudosieren.

Ein Punkt, über den wir im Zusammenhang mit einem verantwortungsvollen Substanzgebrauch noch sprechen sollten, ist das Thema Alter. Heutzutage liegt das Alter für den Erstkonsum von Cannabis und MDMA bei knapp über 16 Jahren, und 0,4 Prozent der unter 17-Jährigen haben schon einmal LSD probiert. Das sind aus meiner Sicht keine besonders erfreulichen Zahlen. Wenn man weiß, dass das menschliche Gehirn bis zum 21. Lebensjahr braucht, um wirklich auszureifen, muss man kein Neurowissenschaftler oder Entwicklungspsychologe sein, um sich vorstellen zu können, dass sich Drogenkonsum in so frühen Jahren negativ auswirken kann. Die Wahrscheinlichkeit, an den Feinstrukturen des Nervensystems Schaden zu nehmen, ist bei Kindern und Jugendlichen erhöht – gerade weil sich so viele Hirnbereiche im Umbau von kindlichen zu erwachsenen Strukturen befinden. Da ist unglaublich viel Dynamik im System, die Verknüpfungen im Gehirn werden regelrecht aufgelöst und neu verdrahtet – ein bisschen so wie eine neurophysiologische Kernsanierung. Neurotransmitterchaos durch den Gebrauch psychoaktiver Substanzen ist in dieser Phase etwa so sinnvoll, wie den Elektriker, der gerade alle Leitungen im Haus neu verlegen soll, besoffen zu machen. Da kommt mit Sicherheit Murks bei raus – und allen Beteiligten ist es am Tag danach ein bisschen peinlich. Auf das Gehirn bezogen, kann es dazu führen, dass die Betroffenen dauerhaft anfälliger für psychische Störungen sind und eventuell auch Defizite in der geistigen Leistungsfähigkeit entwickeln. Von den heute noch nicht abschätzbaren Spätfolgen in Richtung Demenzentwicklung und ähnlichen Problematiken, z. B. beim häufigen Gebrauch von MDMA, habe ich im letzten Kapitel ja schon gesprochen, da ist wirklich vieles noch sehr unklar. Aber man kann mit ziemlicher Sicherheit davon ausgehen, dass es dem Gehirn definitiv nicht guttut, in der Reifungsphase mit diesen Substanzen in Kontakt zu kommen. Das gilt für Cannabis genauso wie für Amphetamine, MDMA und andere Clubdrogen.

Mir geht es hier überhaupt nicht darum, den totalen Verzicht auf psychoaktive Substanzen zu predigen. Wir wissen alle, wie unrealistisch das wäre. Aber zu einem verantwortungsbewussten Substanzgebrauch gehört eben auch, im Zweifelsfall dem eigenen Hirn die Zeit zu geben, die es braucht, um auszureifen. Es ist nun einmal krasser als beim Zähneputzen: Wenn einem die Beißerchen wegfaulen, weil man sich nicht genug gekümmert hat, kann man sich immer noch mit Implantaten oder einem Gebiss behelfen. Bei unserem Gehirn geht das leider nicht. Da bedeutet kaputt leider meist kaputt.

Noch dramatischer ist es, wenn die Einwirkung der Substanzen in die Phase der Entstehung unseres Nervensystems fällt: Gerade in den ersten Monaten einer Schwangerschaft ist der Fötus, also das ungeborene Kind im frühen Entwicklungsstadium, extrem anfällig für alle möglichen negativen äußeren Einflüsse. Es gibt Zeiten in der Phase der Organentstehung in den ersten drei Monaten nach der Empfängnis, in denen ein einzelner Kontakt mit einer fruchtschädigenden Substanz den werdenden Menschen für den Rest seines Lebens zeichnen und beeinträchtigen kann. Es ist z. B. so, dass es während der Schwangerschaft keine sichere Menge Alkohol gibt. Jedes Gläschen Sekt ist ein Gläschen zu viel. Und wenn werdende Mütter regelmäßig Alkohol trinken, wird das Ganze sehr schnell dramatisch. Mit ein bisschen Übung kann man den davon betroffenen Menschen ihr ganzes Leben lang ansehen, dass sie von einem sogenannten Fetalen Alkoholsyndrom betroffen sind.[110] Die körperlichen Folgen umfassen Kopf- und Gesichtsfehlbildungen,

Herzfehler und Bewegungsstörungen als Ausdruck einer Beeinträchtigung des Nervensystems. Dazu kommt zum Teil eine mehr oder weniger stark ausgeprägte geistige Behinderung.

Auch Cannabis in der Schwangerschaft kann sich sehr nachhaltig negativ auswirken: Es kommt zu bleibenden Hirnschädigungen, die mit körperlichen und geistigen Einschränkungen sowie Verhaltensstörungen einhergehen können.[111] In diesem Zusammenhang bleibt mir nur, an alle werdenden Eltern zu appellieren: Nehmt das Recht eures ungeborenen Kindes auf eine unbeeinträchtigte Entwicklung ernst. Die Zeit für euren selbstbestimmten Substanzkonsum kommt wieder – aber während der Schwangerschaft und Stillzeit tragt ihr die volle Verantwortung für das Wohlergehen eurer Kinder! Das gilt übrigens auch für das Rauchen. Das Nikotin zieht die Gefäße im Mutterkuchen zusammen und verschlechtert dadurch die Blutversorgung des Babys[112] – auch das sollte man im Auge haben, bevor man sich während der Schwangerschaft eine Zigarette anzündet. Eine minimale Ausnahme stellt anscheinend Kaffee dar. Geringe Mengen Koffein, also bis zu 200 Milligramm am Tag, sind anscheinend nicht schädlich für das ungeborene Kind. Die hat man allerdings schnell drin: Eine Tasse Filterkaffee enthält ca. 150 Milligramm Koffein, eine Tasse Grüner Tee immerhin 50 Milligramm.

Die Hauptbotschaften dieses Kapitels sind sehr wichtig, daher eine Zusammenfassung: Drogen einwerfen kann jeder – und außer dem Kick im Moment hat es meistens keinen Mehrwert, wenn es sich nicht um einen bewussten und integrativen Substanzkonsum handelt. Man sollte sich immer bewusst sein, warum man eine Substanz konsumiert, und die möglichen Folgen und Konsequenzen bedacht haben. Man kann aus veränderten Bewusstseinszuständen durchaus etwas lernen. Ihr positives Potenzial entfalten sie allerdings nur, wenn ich lerne, sie mit Wissen und kritischem Verstand zu gebrauchen. Es gibt Situationen, in denen ich nicht nur für mich selbst, sondern auch für andere Menschen verantwortlich bin, seien es nun Freunde oder Verwandte, mit denen ich eine solche Erfahrung machen möchte, oder noch ungeborene Kinder, die ich unbedingt vor den negativen Folgen einer Substanzeinwirkung schützen muss.

Und zum Anschluss dieses Kapitels noch Folgendes: Shit happens. Und es ist wichtig, damit adäquat umgehen zu lernen. Wie das geht, dazu mehr im folgenden Kapitel.

13 I Just Died In Your Arms Tonight – Tripsitting, Notfälle und psychische Störungen

Dass Erfahrungen in psychedelischen Räumen auch mal ganz schön schwierig werden können, dürfte ja mittlerweile klargeworden sein. Ich habe ja auch schon darüber geschrieben, dass nicht jede fordernde Erfahrung im veränderten Bewusstsein automatisch ein Horrortrip ist. Viele schwierige Erfahrungen beinhalten im Gegenteil ein besonders ausgeprägtes Potenzial für Veränderung und Heilung – wenn man es schafft, damit sinnvoll und integrativ umzugehen. Hier spielt die Bedeutungsgebung eine herausgehobene Rolle: In dem Augenblick, in dem eine schwierige Erfahrung als Wachstumsaufgabe begriffen werden kann, verliert sie zwar nicht unbedingt ihren Schrecken, aber wenn ich die aufwühlenden Emotionen, die Angst und das Unwohlsein irgendwie als sinnhaften Katalysator für relevante Prozesse wahrnehmen kann, ist doch wenigstens ein Sinn dahinter zu erkennen. Aber das funktioniert leider nur bis zu einem gewissen Punkt. Wenn das Erleben zu chaotisch, verstörend oder überwältigend wird, kann es durchaus zur Entstehung von psychotischen Phasen kommen. Dazu gleich mehr, aber erst einmal sprechen wir über ein hochrelevantes Thema im Umgang mit veränderten Bewusstseinszuständen: das Tripsitting, also das Begleiten von Menschen in psychedelischen Zuständen, und eine Sonderform des Tripsittings, PsyCare genannt. Bei der PsyCare, etwa im Rahmen von Großveranstaltungen wie Festivals, ist eine Gruppe von psychedelisch erfahrenen und im besten Fall psychologisch geschulten Menschen vor Ort, die Personen auffangen, die mit ihrem Trip überfordert sind.

Aber beginnen wir mit dem Tripsitten. Unter den Menschen, die sich ernsthaft mit dem Thema psychedelische Erfahrungen beschäftigen, gibt es den ziemlich eindeutigen Konsens, dass es in den meisten Situation sinnvoll ist, psychedelische Trips nicht alleine zu unternehmen, sondern am besten mindestens zu zweit. Und gerade, wenn es sich um die ersten Versuche handelt, sich in erweiterten Bewusstseinszuständen zu bewegen, kann es sehr hilfreich sein, wenn einer der Anwesenden absolut nüchtern bleibt und sich vor allem als Begleiter für die Menschen auf Wirkung eines Psychedelikums versteht. Für diese Rolle gibt es einige schöne Metaphern. Die, die ich persönlich am ansprechendsten empfinde, ist die der »Psychedelic Ground Control«, also der Bodenstation eines Weltraumflugs. So wie die Bodenkontrolle die Flugbahn und die Lebenszeichen eines Astronauten übermittelt bekommt, also zwar Ratschläge geben, aber nicht eingreifen kann, ist es auch, wenn man einen Menschen betreut, der sich in einem veränderten Wachbewusstseinszustand befindet. Vielleicht weil die Parallelen zum Weltraumflug so frappant sind, nennen sich Menschen, die regelmäßig mithilfe psychedelischer Substanzen ihr eigenes Ich erkunden, gerne »Psychonauten«. Wie der Astronaut den festen Boden hinter sich lässt und in teils unerforschte Höhen begibt, bewegt sich der Psychonaut in bisher unentdeckten Bereichen seines eigenen Bewusstseins. Und genau wie bei einem Flug aus dem Erdorbit einiges schiefgehen kann und kleine Probleme schwerwiegende Konsequenzen haben können, ist es eben auch hier wichtig, dass jemand eine Außenperspektive und damit den Überblick behält.

Wie sieht denn nun Tripsitten aus? Im besten Falle komplett langweilig und dröge. Solange der Trippende keine Intervention einfordert oder durch sein Verhalten klarmacht, dass er Hilfe benötigt, sollte der Tripsitter am besten gar nichts tun. Okay, das ist jetzt etwas überspitzt formuliert. Aber es kommt der Realität schon ziemlich nahe. Zu den Aufgaben eines Tripsitters sollte es gehören, dafür zu sorgen, dass der von ihm begleitete Mensch sicher, geschützt und in seinen Grundbedürfnissen wahrgenommen ist. Typische Tripsitter-Jobs sind also das Wasserglas auffüllen, Taschentücher anreichen, zur Toilette helfen und die Musik anpassen. Musik ist übrigens in psychedelischen Zuständen ein extrem wichtiges Thema. Durch die deutlich verstärkte Beeinflussbarkeit unter der Wirkung psychedelischer Substanzen kann ein Stück Musik die Stimmung im Raum komplett drehen. Also entweder zum Loslassen einladen, Angst machen oder auch den inneren Prozess so unterstützen, dass eine ganz neue Ebene an Erfahrungsinhalten zugänglich wird. Die Rolle des DJs im Rahmen psychedelischer Reisen erfordert ein gutes Maß an Fingerspitzengefühl und ist mit viel Verantwortung für das Geschehen in den folgenden Stunden verbunden.

Im Rahmen der Studien zur psychedelischen Therapie, von denen ich im letzten Kapitel noch einige erwähnen werde, gibt es sogar wissenschaftliche Publikationen, die sich ausschließlich mit der Musikauswahl während der therapeutischen Sitzungen beschäftigen. Wenn man sich für das Thema ein bisschen interessiert, wird man feststellen, dass es auch da bezüglich dessen, was geeignete Musik für diese Räume ausmacht, durchaus verschiedene Ansätze und Meinungen gibt.[113] Einig sind sich die Experten zu diesem Thema jedoch in ein paar einfachen Punkten: Es ist wenig sinnvoll, einfach die Lieblingsmusik des Patienten aufzulegen – je vertrauter die Klänge sind, desto weniger anregend sind sie für unerwartete Gedankeninhalte. In der Hauptphase der Wirkung sollte auf Texte in der Muttersprache des Betroffenen verzichtet werden, da diese Anbindung an in Sprachform festgelegte Inhalte die freier fließenden Prozesse der inneren Bildentstehung, der sogenannten Imagination, behindern kann. Wichtig ist auch, dass die Musik nicht unbedingt den Vorlieben des Betreffenden entsprechen muss. Manchmal ist gerade die innere Reibung, die durch die Beschäftigung mit unerwarteten, unbekannten oder ungewohnten Musikstücken entsteht, genau der Motor, der besondere Einsichten oder Erkenntnisse ermöglicht. Manchmal kann es auch sinnvoll sein, wenn ein Tripsitter Berührung und Körperkontakt anbietet – allerdings kommen wir da schon haarscharf in den Grenzbereich dessen, was ich eben mit der Empfehlung, am besten nichts zu tun, angesprochen habe. Fassen wir es etwas anders auf: Es ist ein von vielen erfahrenen Tripbegleitern abgenickter Rat, dass man im Zweifel am besten nichts tun sollte. Es ist sehr leicht, den eigenen Impulsen zu folgen und von außen etwas anzubieten, das einem vielleicht in diesem Moment angemessen und sinnvoll erscheint. Aber machen wir uns ganz klar: Wir können von außen nicht erkennen, was gerade in dem Menschen auf der Yogamatte oder dem Sofa vor uns vorgeht. Klar, wenn der Betreffende uns einen verbalen Hinweis gibt, ist es manchmal nicht ganz so uneindeutig. Aber ob jemand zittert, weil ihm gerade kalt ist, er Angst hat oder starke seelische Spannungszustände durchlebt, ist von außen nicht zu differenzieren. Vielleicht passiert auch noch etwas ganz anderes, das mir jetzt gerade z. B. gar nicht in den Sinn kommt. In einem dieser genannten Fälle ist es angemessen, die begleitete Person mit einer Extra-Decke warm einzumummeln – in einem anderen dieser Szenarien kann die Enge vielleicht Angst weiter verstärken. Da ist es wichtig, entweder vorsichtig Kontakt aufzunehmen und nachzufragen, ob eine weitere Decke gewünscht wird – oder sie vorsichtig anbieten und auf subtile Zeichen der Zurückweisung ruhig, schnell und souverän zu reagieren. Man kann natürlich in dem Fall auch den eigenen Impuls prüfen und versuchen, herauszufinden, ob man mit der beabsichtigten

Handlung gerade wirklich versucht, dem Menschen im psychedelischen Erleben gerecht zu werden oder dem eigenen Bedürfnis, hilfreich und nützlich zu sein, nachgibt. Beides ist möglich, und beides hat seine Berechtigung. Menschen, die sich gemeinsam in einem solchen Erfahrungsraum bewegen, haben immer eine gemeinsame Dynamik – auch wenn einer stocknüchtern ist. Allerdings sollte man sich als Tripsitter darüber im Klaren sein, dass man in dieser Zeit keinen Auftrag hat, das Gegenüber in eine bestimmte Richtung zu lenken oder gar als Therapeut in Aktion zu treten. Beide Rollen gibt es im Kontext der psychedelischen Erfahrung. Die lenkende Begleitung nennt sich »Guiding« und das therapeutisch orientierte Arbeiten ganz einfach »psychedelische Therapie«. Beide Formen des Umgangs benötigen einen klaren Auftrag seitens des Trippenden und sollten im Vorfeld explizit und eindeutig vorbesprochen worden sein. Es ist für beide Seiten oft sehr schwierig, wenn ein Tripsitter aufgrund des eigenen inneren Mitschwingens mit dem Menschen im Erfahrungsraum in projizierende Prozesse gerät und plötzlich und unerwartet versucht, irgendwelche Interventionen anzubringen.

Therapie sollte ohnehin den ausgebildeten Therapeuten vorbehalten bleiben. Ich treffe immer wieder auf Menschen, die in Untergrund-Settings psychedelische Therapie anbieten – und das zum Teil auch für sehr schwierige Krankheitsbilder. Wenn man dann fragt, ob sie sich z. B. die Behandlung einer hochkomplexen Posttraumatischen Belastungsstörung auch ohne die Hilfe von Substanzen zutrauen würden, erntet man erstaunte Augenaufschläge – und durchaus auch das Eingeständnis, dass man sich das im Zweifelsfall eher nicht wagen würde.

Meiner Auffassung nach ist es wichtig, sich klarzumachen, dass Psychedelika und MDMA keine Mittel sind, die einem Therapeuten Superkräfte verleihen. Im Zweifelsfall muss jemand, der erwartet, dass sich ihm Menschen in diesen extrem verletzlichen Zuständen anvertrauen, in der Lage sein, die möglichen Komplikationen und schwierigen Situation therapeutisch zu tragen. Sich romantisierend hinter den angeblichen autarken Heilungskräften von Magic Mushrooms, Ayahuasca und Co. zu verstecken, ist ausgesprochen naiv und für die Klienten potenziell gefährlich. Aber auch, wenn man nur tripsittet, ist es wichtig, klar im Blick zu haben, was man leisten kann und was nicht. Da braucht es ein gutes Maß an Fähigkeit zum kritischen Blick auf sich selbst und die Bereitschaft, es auch einfach mal auszuhalten, wenn in einem selbst auch Gefühle und Impulse hochkommen – ohne dem direkt nachgeben zu müssen.

Ein weiterer Punkt, der zwischen dem Menschen, der eine psychedelische Substanz einnimmt, und seinem Begleiter eine möglichst klare Abklärung im Vorfeld erfordert, ist das Thema erotische Berührung und Sexualität. Während solche intimen Berührungen natürlich in einer therapeutischen Beziehung nach Auffassung aller etablierten Therapeutenzusammenschlüsse und wissenschaftlichen Organisationen klar ausgeschlossen werden – auch darum ging es am Anfang dieses Buchs schon einmal –, ist die Situation in weniger formalisierten Beziehungen deutlich weniger klar definiert. Es ist hochgradig sinnvoll, die Wünsche und Bedürfnisse aller Beteiligten vor dem Antritt eines solchen gemeinsamen Abenteuers klar abzugrenzen. Es sollte nicht zu Begegnungen kommen, die einer der beiden Seiten in einer nüchterneren Situation für sich abgelehnt hätte. Gerade als Tripsitter kommt man manchmal auch in die Situation, unerwartete Annäherungen freundlich und bezogen abwehren zu müssen, um der betreuten Person wirklich gerecht zu werden. Natürlich gibt es hier auch durchaus das Potenzial für sehr heilsame und bereichernde Begegnungen, aber wie so oft muss man sich fragen: Was sind die möglichen negativen Konsequenzen, wenn eine solche Begegnung schiefgeht? Gerade viele Frauen tragen Narben von mehr oder weniger offensichtlichen traumatischen sexuellen Erlebnissen in sich, die in einem solchen offenen und überstimulierbaren Zustand reaktiviert werden und dann leicht in menschliche Abgründe führen können, in denen man sich weder als Betroffener noch als begleitende Person wiederfinden möchte.

Schwierig sind natürlich Situationen, in denen der designierte Tripsitter selbst unter einer Wirkung steht oder sich in einem eigentlich gleichberechtigten »Reise-Duo« eine asymmetrische Beziehungslage entwickelt, bei der einer der Beteiligten, obwohl selbst unter der Wirkung von Psychedelika, in die Rolle kommt, sein Gegenüber therapeutisch betreuen zu wollen oder zu müssen. Es gibt eben auch Situationen, in denen die Wucht der Eindrücke und Erfahrungen einen Menschen auf einem Trip überfordern kann. Das können sowohl schwierige Inhalte im Sinne eines »Bad Trip« als auch einfach nur heftig intensive Erfahrungen sein. Und dann kann Hilfe absolut dringend nötig sein.

Gerade auf Festivals kommt es aufgrund der unruhigen Umgebung, Dingen wie Schlafmangel und Mischkonsum immer wieder zu brenzligen Situationen, die oft von einem tripsittenden Kumpel auch mit gutem Zureden und Händchenhalten nicht mehr zu durchbrechen sind. Um in solchen Situationen Hilfestellung geben zu können, gibt es mittlerweile auf vielen transformativen Festivals einen Service, der sich speziell um Menschen in psychischen Ausnahmesituationen durch Einnahme psychoaktiver Substanzen kümmert. Einer der bekanntesten dieser PsyCare-Anbieter ist das Zendo Project[114], das von MAPS, der US-amerikanischen Forschungs- und Legalisierungsorganisation, betrieben wird und u.a. beim *Burning Man Festival* aktiv ist. In Europa sind die beiden bekanntesten Initiativen dieser Art vermutlich KosmiCare[115] auf dem *Boom Festival* und Eclipse[116] auf der *Fusion* in Mecklenburg-Vorpommern. Bei mittlerweile über 70 000 Teilnehmern bei *Fusion* und *Burning Man* gibt es genug Menschen, die Hilfestellung benötigen. Zusätzlich entlasten die meist freiwilligen Helfer dieser Anlaufstellen die medizinischen Hilfestellen auf den Festivals: Wenn die vor Ort befindlichen Sanitäter permanent damit beschäftigt sind, Menschen in schwierigen psychedelischen Zuständen zu betreuen, bleibt deutlich weniger Zeit zum Pflaster kleben und Brandblasen versorgen.

Das Grundprinzip dieser Einrichtungen ist meistens ähnlich: Es geht vor allem darum, abseits von Menschenmassen, lauter Musik und buntem Trubel einen ruhigen, abgeschirmten und reizarmen Ort anzubieten. Meistens ist das ein großes Zelt, das innen zum Teil zusätzlich durch Vorhänge in Separées unterteilt ist. Menschen in sehr aufgeregtem oder verwirrtem Geisteszustand können hier unter fürsorglicher Betreuung durch eine Mischung aus Profis, wie Therapeuten und Ärzten, und geschulten Freiwilligen wieder zur Ruhe kommen. Manche Menschen benötigen dann über Stunden eine Eins-zu-eins-Betreuung, auch um sie von potenziell selbstgefährdenden Handlungen abzuhalten. Angst, Paranoia und Verwirrung können sowohl für den Betroffenen als auch für die Begleiter sehr anstrengend und fordernd sein. Gerade stundenlange Gedankenschleifen und sich permanent wiederholende schwierige Inhalte können jeden Begleiter vor eine echte Herausforderung stellen, der dann insbesondere die engen Vertrauenspersonen wie Freunde oder Partner nicht mehr gewachsen sind.

Die Helfer solcher PsyCare-Einrichtungen werden vor Antritt ihres Dienstes von Profis im Umgang mit komplexen psychischen Ausnahmezuständen geschult – nur, wenn wirklich gar nichts mehr geht, kommen die medizinischen Betreuer mit Beruhigungsmitteln ins Spiel. Diese Art des Vorgehens ist sehr wertvoll, da es so oft gelingt, aufkeimende pathologische Prozesse auszubremsen oder abzumildern. Oft kann auch das Entstehen einer anhaltenden psychotischen Phase so verhindert werden. Kürzere, psychotisch anmutende Situationen sind allerdings nicht selten, und manchmal kommt es leider aus einem solchen Verwirrungszustand heraus auch zum Vollbild einer psychotischen Episode. Blöd ist, dass man oft nicht vorahnen kann, wen es dann treffen wird. Ein Prozent der regelmäßigen Nutzer von Psychedelika macht einmal in ihrem Leben eine psychotische Phase durch. Allerdings liegt laut WHO die Wahrscheinlichkeit, einmal eine Psychose zu erleben, global betrachtet, ebenfalls bei einem Prozent. Dazu muss man anmerken, dass bei einer Veranlagung zur Psychose der Konsum von psychoaktiven Substanzen den Ausbruch einer psychotischen Phase deutlich begünstigen und beschleunigen kann. Das Auftreten einer psychotischen Phase ist auch nicht bei Menschen ohne Vorerfahrungen nach dem ersten Trip besonders ausgeprägt.

Ein wichtiges Thema ist die familiäre Vorbelastung: Die aktuellen wissenschaftlichen Studien schließen nicht nur Menschen mit einer Schizophrenie oder einer manisch-depressiven Erkrankung aus, sondern auch Menschen, deren enge Verwandte von solchen Erkrankungen betroffen sind, da befürchtet wird, dass die Ähnlichkeit in der Neurobiologie auch einen Einfluss auf das Erkrankungsrisiko haben könnte.

Was zudem eine Rolle spielt, ist unvorsichtiger Mischkonsum. Wer – im übertragenen Sinne – auf seine Neurotransmitterbalance mit dem Vorschlaghammer eindrischt, braucht sich nicht zu wundern, wenn da etwas kaputtgeht. Aber auch bei Menschen mit viel Vorerfahrung, vorsichtigem Substanzkonsum und ohne relevante Vorerkrankungen kann es zur Entstehung voll ausgeprägter psychotischer Symptome kommen, die dann auch zu wochen- oder monatelangen Aufenthalten in psychiatrischen Kliniken führen können und medikamentöser Stabilisierung über längere Zeiträume bedürfen. In den letzten Jahren sind wir immer wieder von Menschen kontaktiert worden, die genau in solche Situationen geraten sind. Der Weg zurück in einen stabilen kognitiven Zustand kann sehr mühsam und langwierig sein und eine gute Begleitung durch Psychiater und Psychotherapeuten notwendig machen. Oft folgt auf das Ende der psychotischen Episode eine depressive Phase – einerseits aus der Dynamik des Krankheitsgeschehens heraus, andererseits aufgrund der dämpfenden Wirkung vieler antipsychotischer Medikamente.

Nach dem aktuellen Stand der Wissenschaft scheint es so zu sein, dass man mit psychoaktiven Substanzen und gerade Psychedelika den Ausbruch einer ohnehin angelegten psychischen Störung beschleunigen oder verstärken kann. Wenn jemand keinerlei Tendenz zu einer solchen Krankheitsentwicklung hat, müssen schon sehr ungünstige Umstände zusammenkommen, um eine solche pathologische Entwicklung anzustoßen.

Und genau wie beim Thema der unsicheren Substanzen gilt auch hier: Wenn ich nicht sicher bin, ob ich eine mögliche Anfälligkeit für eine Psychose in mir trage, sollte ich lieber die Finger von Substanzen und auch von den nicht-pharmakologischen Verfahren lassen, die durch ein hohes Maß an geistiger Unruhe und chaotischen inneren Prozessen die Entwicklung einer solchen Störung beflügeln könnten. Der Preis für ein schiefgegangenes Experiment wäre eventuell einfach zu hoch.

Das Thema der Selbstbehandlung als Versuch, selbst mit der Einnahme einer psychoaktiven Substanz eine Verbesserung von beeinträchtigenden Symptomen zu erreichen, habe ich ja schon an anderer Stelle erläutert. Auch bei Psychedelika ist so ein Vorgehen nicht unbedingt selten, wird aber eher zu einer Verschlechterung der gesundheitlichen Situation führen. Ich habe mal auf einer Geburtstagsfete eine junge Frau kennengelernt, die schnell anfing, mir ihr Herz auszuschütten, als sie hörte, dass ich mich mit psychoaktiven Substanzen beschäftige. Bei ihr war nach langen Jahren des emotionalen Leidens an unerklärlichen Gefühlsschwankungen und Phasen schwerer Niedergeschlagenheit einige Wochen zuvor eine manisch-depressive Störung diagnostiziert worden. Ihr behandelnder Psychiater hatte begonnen, mit ihr an der Zusammenstellung der zu ihr passenden Medikation zu arbeiten. Sie selbst fand dieses Vorgehen auch in Ordnung und hatte Vertrauen in das Urteil ihres Arztes. Anders jedoch ihr direktes Umfeld: Sowohl ihre engen Freunde als auch ihre WG-Partnerin erlebten es als grundfalsch und verwerflich, dass diese wirklich relevant psychisch erkrankte Person sich schulmedizinisch von einem langjährigen Spezialisten behandeln ließ. Stattdessen schlugen sie viel Yoga, eine Ernährungsumstellung und vor allem den Besuch von neoschamanischen Ayahuasca-Ritualen vor, um die Seele direkt heilen zu können. Mein Gegenüber war tief verunsichert. Einerseits vertraute sie ihrem Arzt und hatte das Gefühl, dass die begonnene Behandlung bereits eine Verbesserung ihrer Situation bewirkte. Andererseits war ihr die Meinung ihres Freundeskreises sehr wichtig, und sie teilte viele der Werte, die von einer schulmedizinischen Behandlung weg zu alternativeren, vermeintlich sanfteren Methoden führten. Im Falle von Ayahuasca geht die Gleichung »Natürlich = harmloser oder besser verträglich« übrigens bei aller Liebe nicht auf. Wir haben uns dann länger über das Thema unterhalten, und ich war sehr froh, dass sie nach diesem Gespräch innerlich Abstand davon nahm, sich über die Abkürzung der psychoaktiven Substanzen selbst heilen zu wollen.

Es gibt sicher Störungsbilder und Befindlichkeitsstörungen, die sich mit etwas Instant-Selbsterkenntnis aus der Flasche oder der Pillendose zum Guten hin beeinflussen lassen. Aber bei echten psychischen Krankheitsbildern sollte man da mit äußerster Vorsicht unterwegs sein. Wo schon furchtbar viel Verworrenes und Unruhe unter den Schädelknochen brodelt, ist ein weiteres chaotisierendes Element eventuell einfach ein belastender Faktor zu viel. Selbst wenn in manchen indigenen Gesellschaften auch extrem schwere psychische Erkrankungen mit Heilritualen und manchmal geradezu brutal anmutenden Marathon-Gaben psychoaktiver Substanzen behandelt werden, passiert das doch meistens in komplett anderen soziokulturellen Kontexten – und sind dann manchmal eben auch die einzige Therapieoption.

Mein Mann, der vor ca. 15 Jahren eines der ersten Forschungsprojekte zu Ayahuasca in Europa betreut hat, erzählte mir, dass einer der Amazonas-Schamanen in einem der durchgeführten Interviews berichtet hatte, dass es in seinem Stamm üblich war, psychisch kranke Menschen zu fesseln, ihnen unter Zwang Ayahuasca einzuflößen und sie dann unter der Wirkung der Substanz direkt unter einen Wasserfall zu setzen. Die Idee war wohl, dass die maximale Überstimulation zu einer Heilung führen sollte. Dass eine nicht geringe Anzahl der Opfer dieser Prozedur nicht überlebten, wurde als akzeptabler Schwund mit einkalkuliert und war dann halt der Wille der Geister und dem menschlichen Einfluss entzogen. Diese Art des Umgangs mit psychisch Kranken haben wir in Europa hoffentlich mittlerweile abgelegt – aber machen wir uns nichts vor: Noch vor 150 Jahren hätte man auch bei uns noch Zustimmung für ein solches Vorgehen finden können.

Neben der Psychose gibt es im Zusammenhang mit den Psychedelika noch ein weiteres erwähnenswertes psychisches Störungsbild: die sogenannte fortbestehende Wahrnehmungsstörung nach Halluzinogengebrauch, abgekürzt HPPD (nach den Anfangsbuchstaben des englischen Fachbegriffes »Hallucinogen Persisting Perception Disorder«). Die HPPD hat es mittlerweile als eigenständige Erkrankung in die amerikanische Krankheitsklassifikation geschafft.[117] Allerdings gibt es sowohl bei uns als auch in den USA immer noch wenige Psychiater, denen dieses Krankheitsbild vertraut ist. Eine Tatsache, die die Antwort auf die Frage verschleiert, ob die HPPD, wie aktuell anzunehmen, eine sehr seltene Erkrankung ist oder eben auch durch Unwissen der Ärzteschaft unterdiagnostiziert bleibt. Per Definition kann eine HPPD nur bei Menschen auftreten, die schon einmal Halluzinogene, also Psychedelika, eingenommen haben. Diagnostische Kriterien sind das Auftreten von anhaltenden Veränderungen der Wahrnehmung, also z.B. ein Fortbestehen der typischen optischen Verzerrungen auch über die eigentliche Wirkdauer der Substanz hinaus. Dazu kommen Flashbacks, also wiederkehrende Pseudohalluzinationen, die in ihrer Häufigkeit und Belastung eine Beeinträchtigung des täglichen Lebens führen.

Diese Beeinträchtigungen können verschiedener Art sein: Wenn ich permanent alles wie durch ein Regenbogen-Prisma sehe, ist das Zeitung-Lesen definitiv nicht mehr so einfach. Wenn die Brötchen auf meinem Teller permanent zu Goldhamstern und zurück morphen, kann das das Frühstück schon in die Länge ziehen. Und wenn statt niedlichen Nagern Bilder von angsteinflößenden Kreaturen im Spiel sind, wird es richtig unangenehm.

Nebenkriterien für dieses Störungsbild sind Konzentrationsstörungen, Störungen der eigenen Verortung im Hier und Jetzt – die hatten wir unter den Begriffen »Depersonalisierung« und »Derealisation« schon besprochen – und eine Einschränkung der Stimmungslage bis hin zur Entstehung einer voll ausgeprägten Depression. Die Trigger, also die Auslöser für dieses veränderte Erleben können übrigens sehr unterschiedlich sein. Bei manchen Betroffenen geht es dann bei bestimmten Reizen superschnell in Phasen von Wahrnehmungsstörungen über. Andere kommen im Alltag ganz gut zurecht, und oft verschwinden die Symptome nach einer Weile wieder von selbst. Dieses Von-selbst-Weggehen nennt man Spontanremission, ist durchaus bei einigen Erkrankungen zu beobachten und im Falle der

HPPD ein Segen: Es gibt nämlich bisher keine etablierte Therapiemethode und nur wenige Psychiater, die sich intensiver mit dem Umgang mit diesem Problem auseinandergesetzt haben. Einer davon ist einer meiner Kollegen aus dem Studientherapeutenteam der Psilocybin-Depressionsstudie, der in Berlin-Mitte eine spezialisierte Sprechstunde für Patienten mit psychischen Erkrankungen im Zusammenhang mit der Einnahme psychoaktiver Substanzen anbietet.

Am Ende dieses Kapitels zum Thema Komplikationen unter der Wirkung von Psychedelika möchte ich noch ein paar ganz konkrete Tipps zum Umgang mit Menschen in schwierigen erweiterten Bewusstseinszuständen geben. Der eine oder andere Leser denkt jetzt vielleicht, dass ihn das niemals betreffen wird, weil er und sein Umfeld niemals mit psychoaktiven Substanzen hantieren würden. Allerdings kann auch die eigene Tante mal psychotisch ausklinken oder der Nachbar einen zur Hilfe holen, weil dessen Sohn im Kinderzimmer einen Horrortrip durchlebt und die Eltern überfordert sind. Letztlich kann man das Handling von psychischen Ausnahmezuständen ganz gut mit dem Erlernen der stabilen Seitenlage vergleichen. Im Alltag braucht man die Fähigkeit dazu selten, aber wenn es brenzlig wird, ist es verdammt praktisch, die Handgriffe draufzuhaben.

Gehen wir doch mal zusammen einen Übungsfall durch: Du bist auf einer Party in deiner WG. Nachdem du eine Weile in der Küche gestanden und Oliven geknabbert hast, kommst du zurück ins Wohnzimmer und stellst fest, dass die Atmosphäre plötzlich eine ganz andere ist als noch vor 20 Minuten. Eine Traube von Partygästen steht um einen der Kumpel deines Mitbewohners herum, der mit hochrotem Kopf wild gestikulierend laut und erregt seine Freundin beschuldigt, ihn vergiften zu wollen. Die angesprochene Freundin wirkt irgendwie träge und verlangsamt, besteht aber darauf, dass sie gar nicht wisse, was er von ihr wolle, sie hätten doch gemeinsam beschlossen, den

»Abend etwas lustiger zu gestalten«. Ihr Freund ist jedoch nicht zu beruhigen, er reagiert aggressiv und panisch auf jeden, der versucht, ihn anzusprechen. Auch du bist nicht ganz sicher, wie du mit der Situation umgehen sollst, hast aber das Gefühl, dass die Situation eskalieren könnte, wenn es nicht gelingt, etwas Ruhe zu erzeugen.

In diesem Moment gibt es ein paar ganz einfache Dinge, die man tun kann, um die Situation zu entschärfen. Bitte erst einmal alle unbeteiligten Personen, den Raum zu verlassen, insbesondere die, die gerade selbst nicht nüchtern sind. Es genügt, wenn ein oder zwei Menschen, die dem Betroffenen vertraut sind, am Ort des Geschehens bleiben. Versuche die Atmosphäre weiter zu entspannen: Laute Musik mit harten Beats wird die Stimmung eher weiter aufheizen, leise und ruhigere Musik kann schon in sich entstressend wirken. Das Gleiche gilt für die Beleuchtung: Zu dunkel oder zu hell kann Angst und Unruhe verstärken, Lichteffekte und Stroboskope erst recht. Man sollte sich mit einem schnellen Blick vergewissern, dass sich keine gefährlichen Gegenstände in der Nähe befinden, Menschen in unkontrollierten Angstzuständen können auch mal unerwartet aggressiv reagieren.

Generell gilt immer: Eigenschutz ist zentral wichtig. Wenn du Sorge haben musst, dass du oder jemand anderes angegriffen werden könnte, ist es sinnlos, vor Ort eingreifen zu wollen. Dann ist besser, den Raum ebenfalls zu verlassen und den Rettungsdienst zu alarmieren. Es kann sein, dass die dann mit der Polizei erscheinen. Ein unschönes Szenario, aber manchmal leider notwendig – auch die Rettungssanitäter müssen den eigenen Schutz als klare Vorbedingung für ihre Arbeit sicherstellen. Aber das ist wirklich in den seltensten Fällen notwendig, die meisten schwierigen psychischen Reaktionen auf die Einnahme einer psychoaktiven Substanz laufen komplett friedlich ab. Wobei man darauf natürlich nie zu 100 Prozent bauen kann und es je nach Art der eingenommenen Substanz auch schon mal ganz schön heiß hergehen kann. Gerade die Mischeinnahme verschiedener anregender und enthemmender Substanzen, wie z. B. Alkohol mit Amphetaminen, kann auch schon mal zu aggressiven Entgleisungen führen.

Aber zurück zu deinem Gast: Nachdem du die für ihn bedrohlich wirkende Menschentraube aufgelöst hast, versuchst du, ein paar Informationen zu bekommen, die dir erlauben, die Situation etwas besser einzuschätzen. Von seiner Freundin erfährst du, dass er etwas früher am Abend zwei Space Cookies, also Haschkekse, gegessen hatte und eben mit ihr und einem weiteren Kumpel eine Line Pep, also Amphetamin, gezogen und auch schon ein paar Cocktails getrunken hat. Nun ist dir schon einiges klarer, gerade so ein Durcheinander von verschiedenen psychoaktiven Substanzen kann schon mal Chaos im Kopf erzeugen. Nachdem du dich vergewissert hast, dass die junge Frau gerade halbwegs stabil ist, wendest du dich ihrem immer noch sehr aufgeregt wirkenden Partner zu. Er steht heftig atmend mit leicht vorgebeugtem Oberkörper in einer Ecke des Raums, die Hände zu Fäusten geballt, und starrt auf den Boden. Auf seiner Stirn siehst du Schweißtropfen, sein T-Shirt sieht schon richtig durchgeweicht aus. Du bewegst dich etwas in seine Richtung, bleibst aber mit so viel Abstand stehen, dass er dich nicht als Bedrohung erleben muss. Du sprichst ihn ruhig und freundlich an und machst ihn so auf deine Anwesenheit aufmerksam. Du stellst dich vor, fragst ihn nach seinem Namen und in der Folge danach, was denn los sei. Der hergestellte Kontakt zwischen euch beiden, als er dir ins Gesicht sieht und seinen Namen nennt, ist übrigens ein großer Schritt in die richtige Richtung – wenn jemand gerade in Zustände von Angst und Verfolgungswahn abdriftet, ist ein Augenkontakt als Anker in der realen Welt unglaublich wichtig, um nicht ganz im Strudel der eigenen Gedanken unterzugehen.

Kurz vor den Tränen berichtet dir Mark – so heißt dein Gegenüber, wie du gerade erfahren hast –, dass er gar nicht wisse, was los sei. Er habe keine Ahnung, wo wir gerade sind und wie er hierhergekommen sei. Er wirkt verängstigt und gestresst. In dieser Situation ist es wichtig, vorsichtig zu stabilisieren, ohne dabei zu heftige Impulse von außen zu geben. Du versuchst Mark daran zu erinnern, dass er in der Wohnung seines Freundes sei, den er doch kenne – vielleicht ist der besagte Kumpel auch gerade in der Nähe, um das zu bestätigen. Außerdem sprichst du sachlich und ohne Vorwurf an, dass er sich bestimmt erinnern könne, dass er am heutigen Abend ein paar Substanzen eingenommen habe.

Wenn er das bestätigt, weist du ich darauf hin, dass seine schwierige Gefühlslage ziemlich sicher mit genau diesem Drogenkonsum zusammenhängt und er sicher sein kann, dass es ihm in ein paar Stunden wieder wesentlich bessergehen dürfte. Leider weist Mark diese Argumentation als überhaupt nicht plausibel zurück, sondern besteht darauf, dass jemand ihn umbringen wolle, er wisse das ganz sicher. Leider ist es keine Seltenheit, dass Menschen in sehr aufgeregten und verwirrten Geisteszuständen nicht für logische Schlussfolgerungen und Argumente zugänglich sind. In solchen Augenblicken ist es überhaupt nicht sinnvoll, in eine Diskussion einzusteigen. Wer recht hat, ist gerade leider egal, und du musst damit rechnen, dein Gegenüber noch wirrer und aggressiver zu machen, wenn du auf deinem Standpunkt bestehst.

Da du das weißt, änderst du an diesem Punkt deine Strategie: Du fragst Mark, ob er vielleicht ein Glas Wasser oder Saft möchte, und versuchst ihn freundlich dazu zu bekommen, sich doch mal hinzusetzen. Dankenswerterweise nimmt er dein Angebot an und lässt sich mit einem Glas Orangensaft in die Couchecke sinken. Während er seinen Saft trinkt und du dich vorsichtig mit ihm unterhältst, nimmst du wahr, dass sich seine Gesichtszüge langsam entspannen. Nach einer halben Stunde wird klar: Die Kuh ist vom Eis und der Abend erstmal gerettet.

Puh, da hast du ja nochmal Glück gehabt. Mit etwas Ruhe und Besonnenheit ist es dir gelungen, die Situation zu entschärfen. Aber was wäre gewesen, wenn dein Gegenüber jede Hilfestellung abgelehnt hätte und in seinen paranoiden Gedanken gefangen geblieben wäre? Oder er sogar versucht hätte wegzulaufen, weil er sich von dir und den Anwesenden bedroht gefühlt hätte? Zugegeben, das ist dann schon eine erhöhte Schwierigkeitsstufe. Dass es nichts bringt, mit vernünftigen Argumenten punkten zu wollen, habe ich ja schon angesprochen. Manche kreisenden Gedanken oder fixen Ideen sind leider zu hartnäckig, um den Betroffenen auf andere Gedanken bringen oder ablenken zu können. Da ist es sinnvoller, einfach nur mit einer beruhigenden Grundhaltung präsent zu sein und die Situation nach Möglichkeit nicht weiter hochkochen zu lassen. Wenn jemand das Gebäude verlassen oder gar in blinder Panik flüchten möchte, ist die schlechteste Reaktion, ihn unbedingt aufhalten zu wollen. Das verstärkt meist nur das Gefühl, wegzumüssen. Und wie ein in die Enge getriebenes Tier kann es auch bei einem Menschen, der sich eingesperrt fühlt, schon mal zu Überreaktionen kommen. Dann ist es besser, demjenigen unaufdringlich anzubieten, ihn doch zu begleiten. Und wenn das nicht angenommen wird, kann man immer noch überlegen, ob es sinnvoll sein könnte, in gebührendem Abstand hinterherzugehen und den Betroffenen abzusichern. Wenn zu befürchten ist, dass derjenige draußen nicht klarkommen wird und eventuell sich oder andere gefährden könnte, ist auch das ein gutes Argument, die 112 anzurufen und sich Hilfe zu holen.

Fassen wir mal die Grundregeln zusammen, an denen wir uns gerade langgehangelt haben:

- In einer unklaren Situation ist der erste Schritt der Eigenschutz. Man darf sich niemals beim Helfen selbst in Gefahr bringen.
- Eine ruhige Umgebung ist die Grundvoraussetzung zur Auflösung einer angespannten Situation. Es sollten nicht zu viele Menschen anwesend sein. Lärm und grelles Licht sind nicht hilfreich.
- Diskussionen sollten vermieden werden. Es ist sinnlos, eine Person in einem psychischen Ausnahmezustand mit Argumenten überzeugen zu wollen.
- Der Schlüssel zur Deeskalation ist ein ruhiger, unaufgeregter Kontakt.
- Man sollte sich flüchtenden Menschen nicht in den Weg stellen, aber unbedingt für ihre Sicherheit sorgen.
- Im Fall eines Drogenkonsums als Auslöser einer Krise spielt die Zeit zu unseren Gunsten, denn normalerweise normalisiert sich eine außergewöhnliche psychische Verfassung mit dem Abklingen der Substanzwirkung.
- Wenn man die Situation alleine nicht meistern kann, sollte man sich unbedingt Hilfe holen.

Ich hoffe, dass ich anhand dieses Beispiels klarmachen konnte, wie man in einer solchen Situation sinnvoll reagieren kann. Allerdings sind Situationen dieser Art in ihrer Natur immer wenig berechenbar. Letztlich ist es wie mit allen Notfallsituationen: Man kann sich nie wirklich darauf vorbereiten, nur durch einige Gedankenspiele versuchen, die möglichen Komplikationen und Lösungswege schon mal durchgedacht zu haben. Der Rest passiert im Moment – und ist irgendwie auch immer ein bisschen Glückssache.

14 Wind Of Change – Magic Mushrooms auf Rezept

Nun sind wir schon fast am Ende dieses Buchs angekommen. Wir haben uns in ausladenden Schlangenlinien durch die Themen Bewusstsein, Bewusstseinsveränderung und Methoden, genau dies zu erreichen, bewegt. Dabei habe ich historische Zusammenhänge aufgezeigt, Substanzen und andere Methoden der Bewusstseinsveränderung vorgestellt, Geschichten erzählt und immer mal wieder dazu eingeladen, vermeintlich Sonnenklares kritisch zu hinterfragen. Manche Dinge waren dem Leser sicher bekannt, andere dürften ihn und sie überrascht und manche vielleicht auch neugierig gemacht haben.

Jetzt bleibt mir zum Schluss unseres gemeinsamen Ausflugs in die Bereiche Psychologie, Neurowissenschaften, Pharmakologie, Anthropologie und Popkultur vor allem noch ein Thema, über das ich gerne berichten möchte: der aktuelle Stand der wissenschaftlichen Forschung zu psychoaktiven Substanzen und insbesondere der Paradigmenwechsel, der sich in den letzten Jahren im Zusammenhang mit dem heilsamen Potenzial der Psychedelika abzeichnet. Ich habe ja, über das ganze Buch verteilt, immer wieder Studien erwähnt und einzelne Ergebnisse und Schlussfolgerungen aufgegriffen, um meine Argumentationen zu untermauern. Dies ist die einzige seriöse und erfolgversprechende Vorgehensweise, wenn wir versuchen wollen, einen, nun ja, nüchternen Umgang mit dem Thema Psychedelika in der gesellschaftlichen Auseinandersetzung mit dem Thema zu verankern. Obwohl an einigen Kliniken wie der Universität Zürich und der Johns Hopkins University in Baltimore seit nun über 20 Jahren wieder Studien zur Wirkung von Psilocybin und LSD durchgeführt werden und der Zulassungsprozess für Psilocybin bei Depression und MDMA bei Posttraumatischer Belastungsstörung weit fortgeschritten ist, fällt es sehr vielen traditionell orientierten Psychiatern und Psychotherapeuten nach wie vor sehr schwer, sich gedanklich auf die Vorstellung einzulassen, dass Therapien unter Zuhilfenahme von psychoaktiven Substanzen in irgendeiner Form hilfreich sein könnten. Mir scheinen die ausgelösten Abwehrreaktionen teilweise sehr wenig von wissenschaftlichem Denken, sondern oft von Angst, Verunsicherung und Beharren auf Vertrautem geprägt zu sein. Da wird oft kein akademischer oder ärztlicher Diskurs geführt, sondern ein Glaubenskrieg ausgefochten. Die Tatsache, dass viele der Untergrundaktivisten und selbst einige der Protagonisten der wissenschaftlichen Forschung die psychedelische Therapie lauthals als einzigen Weg in die Zukunft feiern und mit lautem Getöse Althergebrachtes ablehnen, sorgt nicht unbedingt für eine Entschärfung der Situation. Es kann nicht darum gehen, mit großer Geste die etablierte Psychiatrie und Psychotherapie zugunsten eines neuen Paradigmas hinwegzufegen. Vielmehr ist die Therapie mit psychoaktiven Substanzen hoffentlich in Zukunft ein weiterer Pfeil im Köcher der Behandler, die durch diese Erweiterung des Therapiespektrums die Möglichkeit erhalten sollten, individueller auf die Bedürfnisse und Erfahrungshorizonte ihrer Patienten einzugehen.

Aktuell sieht keines der Studienkonzepte eine Behandlung mit Psilocybin, MDMA, LSD oder Ayahuasca als Behandlung der ersten Wahl vor, wenn sich ein Patient mit einem bestimmten Krankheitsbild oder Symptomkomplex bei einem Behandler vorstellt. Die vorliegenden Protokolle gehen im Normalfall von vorbehandelten Patienten aus, denen mit Standardverfahren nicht oder nur wenig geholfen werden kann. Und diese Fälle sind leider nicht selten. Gerade bei Erkrankungen, die in einem komplexen Spannungsfeld zwischen Erfahrungen, Lebenssituation und der Entwicklung einer psychischen Erkrankung einhergehen, sind die aktuell verfügbaren therapeutischen Lösungswege teilweise nur bedingt geeignet. Da wäre die Therapie unter Anwendung psychoaktiver Substanzen möglicherweise ein Weg, Menschen zu helfen, denen wir bisher zu wenig helfen können. Allerdings finde ich es durchaus nachvollziehbar, wenn manche Ärzte und Therapeuten gerade diese schwer betroffenen Patienten nicht vermeintlich unzureichend erprobten Drogentherapien aussetzen wollen. In der pauschalen Ablehnung dieser neuen Ansätze ist es allerdings leider zum Teil unmöglich, in einen adäquaten kollegialen Dialog einzutreten, da schon die Auseinandersetzung mit der aktuellen Sachlage als unzumutbar erlebt wird.

Dass das nicht so bleiben muss, haben wir alle zeitgeschichtlich am Beispiel Cannabis erlebt. Als ich vor 14 Jahren als Studentin im praktischen Jahr einem ärztlichen Kollegen vorschlug, eine sehr abgemagerte und von starker Übelkeit geplagte Patientin mit Multipler Sklerose versuchsweise mit dem einzigen damals zugänglichen Cannabisextrakt zu behandeln, erntete ich entsetzte Blicke und den Kommentar »Wir können der Frau doch keine Drogen geben!«. Und das von jemandem, der täglich Opiatmedikamente verordnete. Damals hätte ich mir niemals träumen lassen, dass ein Jahrzehnt später so ein breiter gesellschaftlicher Konsens zu Cannabis als Medikament bestehen würde.

Eine ähnliche Entwicklung erhoffe ich mir zu Psychedelika in den nächsten zehn Jahren. Bisher sah es immer noch so aus, als wäre der Weg dahin noch ganz schön weit, zumindest hier in Deutschland. Andere Länder sind uns, was den legalen Umgang mit Psychedelika angeht, ein ganzes Stück voraus. Von der Möglichkeit zur Einzelfallgenehmigung der Therapie in der Schweiz habe ich bereits berichtet. Auch Kanada hat gerade den ersten Schritt in diese Richtung zugelassen und vier Genehmigungen für diesen sogenannten Compassionate Use erteilt – wieder einmal bei Patienten, die schwer mit Angst und Sorgen aufgrund von lebensbedrohlichen körperlichen Erkrankungen kämpfen. Gerade dieser Bereich, bei dem die psychischen Probleme ihren Ursprung so klar in der ganz realen Lebensbedrohung haben, scheint insbesondere durch die Therapie mit LSD und Psilocybin gut behandelbar zu sein. Da sind die Ergebnisse aller bisher durchgeführten Studien zu dem Thema übereinstimmend.[118]

Ein wichtiger Wirkfaktor scheint neben dem Verlust der Angst vor dem Tod durch transzendental geprägte Erfahrungen auch das Erleben einer neuen Sinnhaftigkeit im Leben zu sein. Wo vorher nur das Gefühl der Bedrohung und die Angst vor dem baldigen Lebensende war, entsteht wieder ein Erleben von Sinn der eigenen Existenz und Freude an dem, was noch erfahren werden kann. Bleiben wir bei dem Thema der aktuell diskutierten konkreten Anwendungsgebiete. Die Veränderungen der gesellschaftlichen und gesundheitspolitischen Betrachtungsweise sind danach vielleicht auch besser nachvollziehbar.

Wie bereits im Kapitel zu den Psychedelika erwähnt, ist die wissenschaftliche Erforschung des Potenzials von Psychedelika absolut kein Phänomen des 21. Jahrhunderts. Eher im Gegenteil: Gerade in den Jahren vor dem Verbot von LSD gab es eine große Anzahl von Untersuchungen, sowohl mit Patienten als auch mit gesunden Probanden. Zwar genügen diese Studien in ihrer Durchführung und Standardisierung nicht mehr den heutigen Anforderungen an klinische Studien, aber das ist bei sehr vielen alten Forschungsergebnissen so, auch wenn es um Arzneimittelzulassungen geht. Aspirin z. B. hat seine Zulassung als Schmerzmittel im Jahre 1899 erhalten und gehört auch heute noch für viele Menschen als Waffe gegen Kopfschmerz und Co.

ganz selbstverständlich in die Hausapotheke. Allerdings würde ein Schmerzmittel mit einem so gewaltigen Rucksack an Nebenwirkungen heute vermutlich gar nicht mehr zugelassen werden. Bei einer Liste, die u. a. Übelkeit, Sodbrennen, das Auslösen von Asthmaanfällen, Magengeschwüre und eine tagelang anhaltende Verlangsamung der Blutgerinnung beinhaltet, die zu lebensbedrohlichen Blutungen führt, würde die Arzneimittelzulassungsbehörde heute vermutlich nur müde den Kopf schütteln, wenn jemand ein solches Medikament als Schmerzmittel zur Zulassung vorstellen würde.

Aber zurück zur Erforschung der Psychedelika in den 50er- und 60er-Jahren. In dieser Zeit waren die Kollegen in der Forschung ziemlich innovativ und haben die verschiedensten Ansätze im Umgang mit psychoaktiven Substanzen ausprobiert. Von der Steigerung der Kreativität und des Problemlösungsverhaltens[119] über die Behandlung vieler psychischer Erkrankungen, inklusive Alkoholismus[120] und Zwangsstörungen[121], bis hin zu sehr viel weniger weltlichen Forschungsthemen war da alles dabei. Auch religiöse und spirituelle Themen wurden von der Forschung aufgegriffen. Eine der bekanntesten Studien ist das sogenannte Karfreitagsexperiment[122], bei dem eine Gruppe von Theologen Psilocybin erhielt und diese in der Folge von tiefgreifenden religiösen Erfahrungen berichten. Ähnliche Experimente sind über die Jahre in verschiedenen Kontexten wiederholt worden, zuletzt in einem buddhistischen Kloster in den Schweizer Bergen.[123] Auch die dort versammelten, hochgradig meditationserfahrenen Teilnehmer berichteten von einer Vertiefung ihrer Meditationserfahrung, die sie als sehr bereichernd und wertvoll empfanden.

Nach der Illegalisierung der Substanzen 1971 kam die Forschung weitestgehend zum Erliegen, die bereits vorhandenen Forschungsergebnisse verschwanden zwischen staubigen Aktendeckeln und wurden weitgehend vergessen. Wenn Substanzen wie Psilocybin und LSD irgendwo Erwähnung fanden, dann nur im Zusammenhang mit suchtmedizinischen Fragen. Therapeuten, die bereits viele positive Behandlungserfolge bei ihren Patienten hatten verbuchen können, konnten auf diese Hilfsmittel zur Unterstützung der Therapie nicht mehr zurückgreifen und suchten andere Methoden, die eine ähnliche Wirkweise entfalten konnten, z. B. die verschiedenen Arten von Breathwork und andere Methoden, die in Kapitel 6 beschrieben worden sind. Andere entschieden sich, trotz der fehlenden Legalität mit diesen Methoden weiterzuarbeiten und dementsprechend das auf vielen Ebenen erhöhte Risiko für die Patienten und sich selbst in Kauf nahmen.

Ende der 70er-Jahre wurden dann die ersten wissenschaftlichen Publikationen zu MDMA und seiner Wirkweise veröffentlicht. Bereits zuvor hatten einzelne Gruppen die Substanz im Freizeitgebrauch angewendet. Es folgte ein knappes Jahrzehnt, in dem MDMA vor allem in den USA innerhalb eines therapeutischen Settings angewendet wurde. Gerade Paartherapeuten nutzten das Potenzial der Angstlösung und der gesteigerten sozialen Nähe intensiv. Auch in Europa, vor allem in Großbritannien, gab es diese therapeutische Anwendung der damals legalen psychoaktiven Substanz. Parallel dazu nahm der Freizeitgebrauch von MDMA massiv zu, was die amerikanische Drogenkontrollbehörde im Jahr 1985 dazu brachte, MDMA in der am strengsten kontrollierten aller Drogenverbotsklassen einzuordnen – obwohl in den Monaten zuvor eine große Anzahl Therapeuten und Psychiater versucht hatten, dies mit Eingaben an die Behörde zu verhindern. Mit diesem Schritt wurde MDMA auch jeglicher medizinische Nutzen abgesprochen.

Es sollte bis ins Jahr 2008 dauern, bis die Erforschung des medizinischen Potenzials der Substanz überhaupt wieder möglich sein sollte. Mittlerweile ist jedoch viel passiert und die Forschung ist im Zusammenhang von MDMA mit der Behandlung der Posttraumatischen Belastungsstörung wegweisend.[124] Durch diese Forschungsergebnisse und den politischen und gesellschaftlichen Stimmungsumschwung ist es wahrscheinlich geworden, dass MDMA binnen weniger Jahre als Unterstützung der Behandlung von Traumapatienten zugelassen werden wird. Allerdings fehlen noch die endgültigen Daten der größeren Patientengruppen, die in der letzten Stufe des Marktzulassungsverfahrens nötig sind.

Ähnlich ist es aktuell beim Psilocybin für Depressionspatienten, sodass wir in beiden Fällen optimistisch, aber eben vorsichtig optimistisch sein sollten, was eine Marktreife innerhalb der nächsten Jahre betrifft. MDMA wird aktuell auch für andere Krankheitsbilder ausgetestet, z.B. bei chronischem Alkoholismus[125] oder Sozialphobie bei Autisten.[126] Bei letzterem Krankheitsbild waren die Studienergebnisse allerdings nicht überzeugend – ein gutes Beispiel dafür, dass diese Substanzen auf keinen Fall den Ruf eines Allheilmittels bekommen sollten. Die Arbeit mit Psychedelika war zwischendurch jedoch lange den Grundlagenforschern vorbehalten, die an Zellkulturen und Versuchstieren die Wirkung dieser Substanzen erforschten. Sie versuchten die mögliche Toxizität (also die Giftigkeit) abzuschätzen und aus den doch relativ außergewöhnlichen Wirkprofilen der Psychedelika Schlussfolgerungen für andere Vorgänge und Medikamentenentwicklungen zu ziehen. Ganz aus der wissenschaftlichen Landschaft verschwunden waren die Psychedelika gerade dadurch nie.

In der Erprobung am Menschen wurden dann zunächst vereinzelt Untersuchungen an kleinen Gruppen gesunder Probanden durchgeführt. Hier ging es vor allem darum auszuschließen, dass eine Einnahme einzelner Dosen dieser Substanzen bereits schädliche Auswirkung auf den menschlichen Organismus haben könnte. Die Ergebnisse stimmten mit dem überein, was ich bereits im Abschnitt zu den einzelnen Substanzen gesagt habe: In den üblichen Anwendungsmengen sind gerade LSD und Psilocybin sehr nebenwirkungsarm – wenn man ihr psychoaktives Wirkspektrum als Wirkung und nicht etwa als Nebenwirkung akzeptiert. Außerdem versucht man seit einigen Jahren den Wirkmechanismen der Psychedelika mithilfe modernster Technik auf die Spur zu kommen. Die Untersuchung von Probanden unter der Wirkung von Psilocybin, DMT und Co. im MRT- oder PET-Scanner erlaubt uns ganz neue Einsichten in die Vorgänge, die diese Substanzen im Gehirn auslösen. Diese positiven Studienergebnisse haben es in den letzten Jahren möglich gemacht, dass eine ganze Reihe klinischer Studien (mit immer noch relativ kleinen Patientengruppen) durchgeführt werden konnten. Forschungsschwerpunkte sind aktuell die Johns Hopkins University in Baltimore[127], das Imperial College[128] in London und die Universitäten Zürich[129] und Basel[130]. Darüber hinaus finden auch an der New York University, dem King's College London[131] und in Maastricht[132] relevante Studien zu diesen Themen statt, um nur einige der involvierten Forschungseinrichtungen zu nennen. Zur aktuellen Situation in Deutschland kommen wir gleich noch.

In vielen dieser sogenannten Phase-2-Studien wird das Augenmerk auf die Behandlung von Depression gelegt, aber auch auf Angststörungen im Zusammenhang mit lebensbedrohlichen Erkrankungen, Nikotin- und Alkoholabhängigkeit, Magersucht und Zwangserkrankungen.[133] Daneben findet jetzt endlich auch eine systematische Forschung zum Thema Microdosing[134] statt – also zur regelmäßigen Einnahme von ultrageringen Mengen einer psychedelischen Substanz, klassischerweise LSD. Auch hier liegen noch zu wenige Ergebnisse vor, um saubere Aussagen über eine klinische Wirksamkeit treffen zu können, aber sowohl für Depression als auch chronische Schmerzen sind die Anzeichen vielversprechend.[135]

Neben den Ergebnissen an den Universitäten als Forschungsstätten gibt es eine weitere hochinteressante Entwicklung im Zusammenhang mit der Erforschung von Psilocybin: Eine Non-Profit-Organisation und ein in Amerika börsennotiertes Unternehmen versuchen, Psilocybin zur Zulassung als Medikament zu bringen. COMPASS Pathways ist eine in England registrierte Firma, die als gemeinnützige Organisation angefangen hat und jetzt mithilfe von Großkapital die Vorreiterstellung anstrebt, während das weiterhin gemeinnützige USONA Institute von mehreren amerikanischen Milliardären unterstützt wird. Beide Gruppen führen derzeit großangelegte Studien durch, die ohne größere Rückschläge binnen der nächsten fünf Jahre zu einer Marktzulassung von Psilocybin für Depression führen sollten. Der Einstieg von Inverstoren, die inhaltlich mit dem Thema wenig verbunden sind und oft aus dem aktuell instabilen Cannabismarkt kommen, wird von vielen Kennern der Thematik kritisch bewertet, da eine radikale Kommerzialisierung der Therapie mit Psychedelika befürchtet wird. Während also die USA, die Schweiz und Großbritannien in der Forschung vorangehen, passiert derzeit in vielen europäischen Ländern noch wenig. In Deutschland ist die Entwicklung jedoch als ausgesprochen erfreulich zu bewerten. In den letzten zwei Jahren stellte das BfArm als zuständige Behörde die Genehmigung zur Durchführung von insgesamt drei Studien mit psychedelischen Substanzen aus: zwei mit Psilocybin und eine mit MDMA. Die bewilligte Studie zur Posttraumatischen Belastungsstörung mit MDMA läuft aus finanziellen Gründen noch nicht, und der deutsche Arm der oben genannten COMPASS-Studie wurde leider schon nach der Behandlung von nur vier Patienten wieder beendet, da die Gesamtstudie bereits am Ende ihrer Laufzeit war. Aber immerhin, der Anfang ist gemacht. Und nun geht es in Mannheim und Berlin im größeren Stil weiter: Im Frühling 2021 konnte ein Zusammenschluss von Wissenschaftlern vom Zentralinstitut für Seelische Gesundheit, der Charité Universitätsmedizin und der MIND Foundation mit der Rekrutierung von Patienten für die weltweit zweitgrößte Studie zur Therapie von Depression mit Psilocybin beginnen.[136] Insgesamt sollen hier an zwei Zentren 144 Patienten binnen von zwei Jahren gesehen werden. Unter der Leitung von Professor Gerhard Gründer vom ZI Mannheim haben Ärzte und Psychologen gemeinsam die Voraussetzungen erarbeitet, um nach drei Jahren der intensiven Vorarbeit die ersten Patienten einbestellen zu dürfen.

Für mich und meinen Mann ist der Vorlauf im Grunde noch länger: Den ersten Versuch, eine Patientenstudie mit psychoaktiven Substanzen zu initiieren, hatten wir 2008 in Heidelberg unternommen – und seitdem daran gearbeitet, die Vorbedingungen zu schaffen, um so eine Studie in Deutschland Wirklichkeit werden zu lassen. Der Aufwand ist enorm. Neben der Erlaubnis der Ethikkommission braucht es die Zustimmung des Bundesinstitutes für Arzneimittel und Medizinprodukte (BfArm) und natürlich eine Finanzierung der Studienkosten, die sich schnell in sechsstelliger Höhe bewegen kann. Dazu kommt, dass es leider überhaupt nicht einfach ist, an Psilocybin zu kommen, das den Vorgaben der Behörden entspricht. Nur extrem lupenreines, durchgetestetes und chemisch sehr stabiles Psilocybin darf in einer solchen Arzneimittelstudie verwendet werden. Und dafür gibt es aktuell nur eine Handvoll Hersteller. Wir hatten das Glück, gegen eine im Vergleich geringe Kostenbeteiligung das sogenannte GMP-Psilocybin des USONA-Institutes überlassen zu bekommen. Eine eigene Produktion ins Leben zu rufen wäre sehr umständlich gewesen und hätte leicht mehrere hunderttausend Euro kosten können. Schon verrückt, dass es so teuer ist, den chemischen Nachbau einer Substanz in dieser Qualität herzustellen, die doch buchstäblich im Herbst auf der Wiese wächst.

Aber da sich Naturprodukte leider so furchtbar schlecht in Standardformate bringen lassen, führt der Weg gerade hin zum synthetischen Psilocybin. Denn wir wollen ja sicher sein, dass alle Patienten wirklich exakt die gleiche Menge Wirkstoff erhalten, um die Reaktionen und Ergebnisse gut vergleichen zu können. Es geht darum, ergebnisoffen zu untersuchen, ob das wirklich wirkt – und wenn ja, wie gut. Wissenschaftliche Forschung darf nie so aufgebaut sein, dass man damit nur die eigenen Vorannahmen bestätigt – deswegen ist es sehr wichtig, solche Standardisierungen strikt einzuhalten und sich selbst ständig zu hinterfragen.

Gehen wir aber mal davon aus, dass unsere Studie und die der anderen Arbeitsgruppen in dem Feld übereinstimmend aufzeigen können, dass eine Kurzzeittherapie unter Einschluss von ein oder zwei psychedelischen Sitzungen mit Psilocybin eine echte antidepressive Wirkung entfalten kann. Dann wäre hoffentlich der Weg hin zu einer Zulassung von Psilocybin für diese eingeschränkte Patientengruppe geebnet. Ich möchte betonen, dass es nicht darum gehen wird, diesen Patienten die Substanz einfach gegen Rezept in der Apotheke zu geben. Nein, es geht immer um eine substanzunterstützte Psychotherapie, in der die Betroffenen von speziell ausgebildeten und hocherfahrenen Ärzten und Therapeuten begleitet werden sollen. Nehmen wir mal an, das wäre möglich. Dann hätten wir neben der aktuell üblichen Form der Therapie mit einer Dauermedikamentengabe und Psychotherapie für einen Teil der Patienten eben auch die Möglichkeit, ihnen mit einer zeitlich begrenzten, intensiven Intervention die Chance auf den Ausbruch aus der geistigen Erstarrung der Depression zu verhelfen. Natürlich nur unter der Voraussetzung, dass vorher die Eignung zur Teilnahme sorgfältig festgestellt worden ist. Fakt ist, dass wir dann immer noch nur eine Therapie für Patienten mit schwer zu behandelnden Depressionen haben – oder im Falle von MDMA ein Hilfsmittel in der Therapie von Traumapatienten. Darüber hinaus würde es weitere Studien brauchen, um im Verlauf der nächsten 10,

20 Jahre herauszuarbeiten, für welche Arten psychischer Erkrankungen welche Formen der substanzunterstützten Therapie wirksam sein können. Da liegt noch ein weiter Weg vor den klinischen Forschern. Und Garantien gibt es leider keine.

Auch wenn die Euphorie zum Teil gerade hohe Wellen schlägt, sind belastbare Studienergebnisse notwendig, um derart stark in das Erleben der Menschen eingreifende Maßnahmen nachhaltig zu rechtfertigen. Selbst wenn sich Psychedelika als die guten Therapiehilfsmittel erweisen, die wir in ihnen vermuten, ändert das noch nicht automatisch die Rolle des Gebrauchs dieser Substanzen durch gesunde Menschen, eben z. B. im Rahmen von Selbsterfahrungs- oder Persönlichkeitsentwicklungskontexten. Die gute Nachricht ist, dass etwas, das laut einer Arzneimittelprüfung wenige körperliche Risiken birgt, dies aller Voraussicht nach auch für Gesunde tut. Allerdings ist in der Medizin bezüglich der Therapierisiken immer der Aspekt der Güterabwägung im Spiel. Um eine sehr schwere Autoimmunerkrankung zu behandeln, nimmt man größere Risiken oder Nebenwirkungen in Kauf, als wenn es nur um die Behandlung eines Hautausschlags geht. Da toleriert man dann viel weniger Komplikationen und Nebenwirkungen. Analog gilt das auch für psychische Erkrankungen. Wo die schwere Depression vielleicht der schweren Systemerkrankung gleichgesetzt werden kann, ist die Suche nach mehr Selbstliebe oder tieferer Selbsterkenntnis vielleicht doch eher der Hautausschlag. Was nicht bedeutet, dass die reine Hauterkrankung einen nicht auch beeinträchtigen und böse umtreiben kann – jeder, der schon mal eine fiese Nesselsucht hatte, wird das bestätigen können.

Der aktuelle Ansatz zum Umgang mit Psychedelika offenbart in den meisten Ländern vor allem eine Verschiebung weg vom allgemeinen Verbot hin zu medizinisch gerechtfertigten Ausnahmen. Allerdings entsteht dabei leicht das verzerrte Bild, dass diese Substanzen dann okay sind, wenn man nur krank genug ist – ein bisschen so, als würde es dann darauf auch nicht mehr ankommen, ob diese Menschen diese Substanzen einsetzen oder nicht. Aber das ist nun einmal die medizinische Art zu denken: Eine neue Therapie muss mindestens gleich gut, aber eigentlich besser sein als die bisher vorhandenen. Das erleichtert es natürlich ungemein, die psychedelischen Substanzen gerade bei den Erkrankungen vorzustellen, für die es keine oder nur sehr eingeschränkte Behandlungsoptionen gibt – und es dann im Zweifel dabei zu belassen und die Behandlungsindikationen nicht weiter auszudehnen. Problematisch ist dabei meiner Auffassung nach, dass die Psychedelika ganz in die Sphäre der Arzneimittel gezogen werden. Bewusstseinserweiterung ist aber ein Geschehen, das weit über den medizinischen Kontext hinausgeht. Sie bewegt sich im Spannungsfeld zwischen Philosophie, Religion, Spiritualität, Medizin, Körperarbeit, Musik und vollkommen unverkopfter schierer Wahrnehmung. Und gerade wegen dieses Übersteigens einzelner Disziplinen ist sie so wirksam und so unberechenbar zugleich. Der ständige Wechsel aus eigenem Erleben und losgelöster Beobachtung ist der Schlüssel zum Umgang mit veränderten Bewusstseinszuständen, wie sie uns Menschen schon seit dem Beginn unserer Menschwerdung begleiten. Es wird eine große Errungenschaft sein, eine sichere und wirksame psychedelische Therapie zu etablieren. Dahinter liegt aber die Aufgabe, den Menschen den Umgang mit dem Thema Bewusstseinszustände und Bewusstseinserweiterung an sich wieder etwas näher zu bringen und zugänglicher zu machen. Nur so können wir mittelfristig unseren kulturellen Umgang mit solchen inneren Räumen neu definieren und uns selbst darin den Platz für eine Bewegung hin zu uns selbst und unseren verborgenen Seiten ermöglichen. Ich hoffe sehr, dass ich mit diesem Buch dazu beitragen konnte.

Für mich hatte das Schreiben dieses Textes definitiv eine bewusstseinserweiternde Komponente, pendelnd zwischen Flow und Frustration, wenn ich mal wieder Probleme hatte, wichtige Konzepte allgemein verständlich darzustellen. Ich hoffe, dass mir dies im Großen und Ganzen gelungen ist, und wünsche meinen Lesern genauso viel Spaß wie ich beim Verfassen hatte. Ich hatte beim erneuten Durchdenken von bekannten Themen durchaus einige Aha-Erlebnisse und hoffe, einen Teil meines Staunens für meine Leser produktiv umgemünzt zu haben.

Mir bleibt jetzt noch, mich von Herzen bei allen zu bedanken, die zum Gelingen dieses Projektes beigetragen haben, denn ein solch komplexes Gedankengebäude ist immer auch ein Gemeinschaftsprodukt und zieht Ausdruck und Tiefe aus dem Gespräch mit Familie, Freunden und Kollegen. Ich hoffe, dass ich den Leserinnen und Lesern ein paar neue Konzepte und Ideen mitgeben konnte auf ihrem eigenen Weg im Umgang mit ihrem Bewusstsein. Viel Spaß beim Entdecken, es lohnt sich!

Anhang

Danksagung

Zum Abschluss möchte ich mich noch bei allen Menschen bedanken, die mich auf dem Entstehungsweg dieses Projektes mit Rat und Tat sowie kannenweise Kaffee und Lakritze unterstützt haben:

Zunächst Dank meinem Mann Henrik Jungaberle, der mir mit seiner Klarheit und Denkschärfe immer wieder ein großartiger Sparringspartner war und ist.

Nadja Urbani, Bo Rosenmüller, Svenja Monert und Ann-Kathrin Schwarz danke ich für die Anschubhilfe bei meinem ersten größeren Scheibprojekt und den Teams von Audible Orginals und Schattauer für die Möglichkeit, aus dem initialen Hörbuch diese Printversion zu entwickeln.

Lotte und Sergio Pérez Rosal danke ich für das Feedback zu den entstehenden Kapiteln.

Gerhard Gründer möchte ich dafür danken, dass er sich die Zeit genommen hat, das Kapitel zur Psychopharmakologie zu gegenzulesen und zu kommentieren.

Selina Heuser danke ich für die Zuarbeit bei der Literaturrecherche.

Jéronimo Mazarassa, Katrin Preller, Ansgar Rougemont-Bücking, Peter Gasser, Tomislav Majic, Iris Andres, Max Wolff und Torsten Passie danke ich für die Anregungen und Hinweise aus ihren jeweiligen Spezialgebieten. Eure Beträge und kritischen Anmerkungen waren stets willkommen und hilfreich.

Meinen beiden Söhnen danke ich für ihre Geduld und das Verständnis für ihre temporär so schreibversunkene Mutter.

Last but not least möchte ich meine Eltern und meine Schwester nennen: Danke für eure ermutigende Begleitung auf meinen doch immer wieder verschlungenen Pfaden.

Literatur

Alex, B. (2019). The Search for the World's Oldest Alcohol. Discover Magazine. Retrieved 12 October 2021, from https://www.discovermagazine.com/planet-earth/the-search-for-the-worlds-oldest-alcohol.

American Psychiatric Association (2013). Diagnostic and statistical manual of mental disorders (5th ed.). Washington, DC: American Psychiatric Association Press.

Barrett, F. S., Johnson, M. W., & Griffiths, R. R. (2015). Validation of the revised Mystical Experience Questionnaire in experimental sessions with psilocybin. Journal of Psychopharmacology; 29(11): 1182–1190.

Barrett, F. S., Robbins, H., Smooke, D., Brown, J. L., & Griffiths, R. R. (2017). Qualitative and quantitative features of music reported to support peak mystical experiences during psychedelic therapy sessions. Frontiers in psychology; 8: 1238.

Beckley/Maastricht Psychedelic Programme. Beckley Foundation. Retrieved 13 October 2021, from https://www.beckleyfoundation.org/science/collaborations/maastricht-university-netherlands/.

Begg, D. (2004). Rebirthing: freedom from your past. Berkeley, California: North Atlantic Books.

Beringer, K. (1927). Die Versuche an der Heidelberger Klinik. In: Der Meskalinrausch. Berlin, Heidelberg: Springer; 31–118.

Bershad, A. K., Schepers, S. T., Bremmer, M. P., Lee, R., & de Wit, H. (2019). Acute subjective and behavioral effects of microdoses of lysergic acid diethylamide in healthy human volunteers. Biological psychiatry; 86(10): 792–800.

Calder, A. (2020). Hot Topics der Psychedelischen Forschung [Blog]. Retrieved 13 October 2021, from https://mind-foundation.org/hot-topics-in-psychedelic-research-2020/?lang=de.

Carbonaro, T. M., Bradstreet, M. P., Barrett, F. S., MacLean, K. A., Jesse, R., Johnson, M. W., & Griffiths, R. R. (2016). Survey study of challenging experiences after ingesting psilocybin mushrooms: Acute and enduring positive and negative consequences. Journal of Psychopharmacology; 30(12): 1268–1278.

Carhart-Harris, R. L., Leech, R., Erritzoe, D., Williams, T. M., Stone, J. M., Evans, J. et al. (2013). Functional connectivity measures after psilocybin inform a novel hypothesis of early psychosis. Schizophrenia bulletin; 39(6): 1343–1351.

Center for Psychedelic & Consciousness Research. Retrieved 13 October, from https://hopkinspsychedelic.org/.

Centre for Psychedelic Research. Imperial College London. Retrieved 13 October 2021, from https://www.imperial.ac.uk/psychedelic-research-centre.

Chalk, W. (2017). This is what happens if you take too much MDMA. BBC News. Retrieved 12 October 2021, from https://www.bbc.com/news/newsbeat-40403970.

Chouinard, G., Samaha, A. N., Chouinard, V. A., Peretti, C. S., Kanahara, N., Takase, M., & Iyo, M. (2017). Antipsychotic-induced dopamine supersensitivity psychosis: pharmacology, criteria, and therapy. Psychotherapy and Psychosomatics; 86(4): 189–219.

Danforth, A. L., Grob, C. S., Struble, C., Feduccia, A. A., Walker, N., Jerome, L., Yazar-Klosinski, B. & Emerson, A. (2018). Reduction in social anxiety after MDMA-assisted psychotherapy with autistic adults: a randomized, double-blind, placebo-controlled pilot study. Psychopharmacology; 235(11): 3137–3148.

Dick, T. E., Dutschmann, M., Feldman, J. L., Fong, A. Y., Hülsmann, S., Morris, K. M., Ramirez, J.M., Smith, J.C. & Respiratory Neurobiology Consortium. (2018). Facts and challenges in respiratory neurobiology. Respiratory physiology & Neurobiology; 258: 104–107.

Dietler, M. (2006). Alcohol: anthropological/archaeological perspectives. Annual Review of Anthropology; 35: 229–249.

Dittrich, A., Lamparter, D., & Maurer, M. (2010). 5D-ASC: Questionnaire for the assessment of altered states of consciousness. A short introduction. Zürich: PSIN PLUS.

DiVito, A. J., & Leger, R. F. (2020). Psychedelics as an emerging novel intervention in the treatment of substance use disorder: a review. Molecular Biology Reports; 47: 9791–9799.

Doblin, R. (1991). Pahnke's »Good Friday experiment«: A long-term follow-up and methodological critique. Journal of Transpersonal Psychology; 23(1): 1–28.

Dove, H. W., & Moser, L. F. (eds.). (1837). Repertorium der Physik (Vol. 1). Berlin: Veit & Comp.

Drogenbeauftragte der Bundesregierung. 1.398 Menschen an illegalen Drogen gestorben. Drogenbeauftragte. (2020). Retrieved 11 October 2021, from https://www.drogenbeauftragte.de/presse/detail/1398-menschen-an-illegalen-drogen-gestorben/.

Dudley, R. (2014). On the Inebriation of Elephants. In: The Drunken Monkey. Berkeley: University of California Press; 34–50.

Dyson, P. S. (2019). Premka: white bird in a golden cage: my life with Yogi Bhajan. Maui, Hawai: Eyes Wide Publishing.

El Marroun, H., Brown, Q. L., Lund, I. O., Coleman-Cowger, V. H., Loree, A. M., Chawla, D., & Washio, Y. (2018). An epidemiological, developmental and clinical overview of cannabis use during pregnancy. Preventive medicine; 116: 1–5.

EPIsoDE Studie: Klinische Studie mit Psilocybin bei behandlungsresistenter Depression. (2021). Retrieved 11 October 2021, from https://episode-study.de/

Fadiman, J., & Korb, S. (2019). Might microdosing psychedelics be safe and beneficial? An initial exploration. Journal of psychoactive drugs; 51(2): 118–122.

FAZE-Redaktion (2017). Ratgeber Umwelt – Wo findet man Psilos. FAZEmag. Retrieved 12 October 2021, from https://www.fazemag.de/ratgeber-umwelt-wo-findet-man-psilos/#:~:text=Der%20Kahlkopf%20w%C3%A4chst%20bevorzugt%20auf,und%20den%20Almen%20der%20Alpenl%C3%A4nder.

Feduccia, A. A., Jerome, L., Mithoefer, A., Wagner, M., Walsh, Z., Hamilton, S., Yazar-Klosinski, B., Emerson, A. & Doblin, R. (2019). MDMA-assisted psychotherapy for treatment of PTSD: study design and rationale for phase 3 trials based on pooled analysis of six phase 2 randomized controlled trials. Psychopharmacology; 236(9): 2735–2745.

Fiorella, D., Rabin, R. A., & Winter, J. C. (1995). The role of the 5-HT 2 A and 5-HT 2C receptors in the stimulus effects of hallucinogenic drugs I: antagonist correlation analysis. Psychopharmacology, 121(3), 347–356.

Foelsch, F. (2016). Entdecke den Flow – So gelangst du in den Schaffensrausch. Brain Effect. Effect. Retrieved 11 October 2021, from https://www.brain-effect.com/magazin/flow-produktivitaet.

Für kostenlose Drogentests fehlt das Personal (dpa) (2021). Tagesspiegel. Retrieved 11 October 2021, from https://www.tagesspiegel.de/berlin/drug-checking-in-berlin-fuer-kostenlose-drogentests-fehlt-das-personal/27406958.html.

Garrison, K. A., Zeffiro, T. A., Scheinost, D., Constable, R. T., & Brewer, J. A. (2015). Meditation leads to reduced default mode network activity beyond an active task. Cognitive, Affective, & Behavioral Neuroscience; 15(3): 712–720.

Gasser, P., Kirchner, K., & Passie, T. (2015). LSD-assisted psychotherapy for anxiety associated with a life-threatening disease: a qualitative study of acute and sustained subjective effects. Journal of Psychopharmacology; 29(1): 57–68.

Gatterer, G. (2009). Progressive Muskelentspannung nach Jacobson. In: Schmerztherapie in der Pflege. Wien: Springer; 249–257.

Gehrke, K. (2010). Das ist das Böse in uns. Tagesspiegel. Retrieved 13 October 2021, from https://www.tagesspiegel.de/berlin/polizei-justiz/prozess-um-drogentod-von-patienten-das-ist-das-boese-in-uns/1820028.html.

GENESIS-Online: Ergebnis 23631-0003. Statistisches Bundesamt Deutschland (2021). Retrieved 12 October 2021, from https://www-genesis.destatis.de/genesis/online?sequenz=tabelleErgebnis&selectionname=23631-0003&sachmerkmal=ICD10Y&sachschluessel=ICD10-F32-F34&transponieren=true#abreadcrumb.

Global Drug Survey Core Research Team. (2019). Global Drug Survey 2019. Retrieved from https://www.drugsandalcohol.ie/30537/1/Exec-Summary.pdf.

Goodman, F. D., & Nauwald, N. (2003). Ecstatic trance: New ritual body postures. Diever: Binkey Kok.

Gorman, I., Nielson, E. M., Molinar, A., Cassidy, K., & Sabbagh, J. (2021). Psychedelic harm reduction and integration: A transtheoretical model for clinical practice. Frontiers in psychology; 12: 710.

Greenberg, P. E., Fournier, A. A., Sisitsky, T., Pike, C. T., & Kessler, R. C. (2015). The economic burden of adults with major depressive disorder in the United States (2005 and 2010). The Journal of clinical psychiatry; 76(2): 155–162.

Grof, S. (2001). Stanislav Grof interviews Dr. Albert Hofmann. MAPS Bulletin; 11: 2–35.

Grof, S., & Grof, C. (2010). Holotropic breathwork. Albany, NY: State University of New York.

Grolle, J. (2020). Die Heilkraft des LSD. Spiegel. Retrieved 13 October 2021, from https://www.spiegel.de/wissenschaft/medizin/deutschland-mediziner-wollen-depressive-mit-psychedelischen-drogen-behandeln-a-00000000-0002-0001-0000-000169470951.

Gründer, G. (2021). Psychedelics: A New Treatment Paradigm in Psychiatry? Pharmacopsychiatry; 54(04): 149–150.

Hall, W., Solowij, N., & Lemon, J. (1995). The health and psychological consequences of cannabis use. Australian Government Publ. Service.

Hartogsohn, I. (2017). Constructing drug effects: A history of set and setting. Drug Science, Policy and Law; 3: 2050324516683325.

Hof, W. (2020). The Wim Hof Method: Activate Your Full Human Potential. Boulder, Colorado: Sounds True.

Hofmann, A. (2010). LSD – mein Sorgenkind: die Entdeckung einer »Wunderdroge«. Stuttgart: Klett-Cotta.

Hösli, I., Zanetti-Daellenbach, R., Holzgreve, W., & Lapaire, O. (2008). Rauchen in der Schwangerschaft. Geburtshilfe und Frauenheilkunde; 68(02): 141–146.

Hou, J., Song, L., Zhang, W., Wu, W., Wang, J., Zhou, D., Qu, W. Guo, J., Gu, S., He, M., Xie, B. & Li, H. (2013). Morphologic and functional connectivity alterations of corticostriatal and default mode network in treatment-naïve patients with obsessive-compulsive disorder. PloS one; 8(12): e83931.

Hutton, R. (2007). Shamans: Siberian spirituality and the Western imagination. London: A&C Black.

Huxley, A. (1954) The Doors of Perception. London: Chatto and Windus.

Iyengar, B. K., & Lehner, J. (2010). Der Urquell des Yoga: Die Yoga-Sutras des Patanjali. München: Droemer Knaur.

Jones, L. A., Sun, E. W., Martin, A. M., & Keating, D. J. (2020). The ever-changing roles of serotonin. The International Journal of Biochemistry & Cell Biology; 125: 105776.

Juhan, A. (2003). Open floor: Dance, therapy, and transformation through the 5Rhythms. Cincinnati, Ohio: Union Institute and University.

Jungaberle, H., Gasser, P., Weinhold, J., & Verres, R. (2008). Therapie mit psychoaktiven Substanzen. Praxis und Kritik der Psychotherapie mit LSD, Psilocybin und MDMA. Bern: Huber.

Kaiser, S. (2009). Schlaflos in Cornwall. Spiegel Online. Retrieved 11 October 2021, from https://www.spiegel.de/spiegelwissen/a-660643.html.

Kalant, H. (2001). The pharmacology and toxicology of »ecstasy« (MDMA) and related drugs. Cmaj; 165(7): 917–928.

Kosmicare. Kosmicare. Retrieved 13 October 2021, from https://kosmicare.org/.

Kost, K. (2015). Unintended Pregnancy Rates at the State Level: Estimates for 2010 and Trends Since 2002. New York: Guttmacher Institute, https://www.guttmacher.org/sites/default/files/report_pdf/stateup10.pdf.

Kuypers, K. P. (2020). The therapeutic potential of microdosing psychedelics in depression. Therapeutic advances in psychopharmacology; 10: 2045125320950567.

Kuypers, K. P., Ng, L., Erritzoe, D., Knudsen, G. M., Nichols, C. D., Nichols, D. E. et al. (2019). Microdosing psychedelics: More questions than answers? An overview and suggestions for future research. Journal of Psychopharmacology; 33(9): 1039–1057.

Lajoie, D. H., & Shapiro, S. I. (1992). Definitions of transpersonal psychology: The first twenty-three years. The Journal of Transpersonal Psychology; 24(1): 79.

Laue, T. (2008). Kundalini Yoga, Yogi Tee und das Wassermannzeitalter: Bibliografische Einblicke in die Healthy, Happy, Holy Organization (3HO) des Yogi Bhajan. URL: https://publikationen.uni-tuebingen.de/xmlui/handle/10900/46308.

Ludwig, A., Levine, J., Stark, L., & Lazar, R. (1969). A clinical study of LSD treatment in alcoholism. American Journal of Psychiatry; 126(1): 59–69.

MacLean, J. R., MacDonald, D. C., Byrne, U. P., & Hubbard, A. M. (1961). The use of LSD-25 in the treatment of alcoholism and other psychiatric problems. Quarterly journal of studies on alcohol; 22(1): 34–45.

Manvir, S. (2021, September 9 to 12). Rigorously evaluating claims about the scope and history of traditional psychedelic medicine [Conference presentation]. INSIGHT Conference, Berlin, Germany.

Martinotti, G., Santa-croce, R., Pettorruso, M., Montemitro, C., Spano, M. C., Lorusso, M. et al. (2018). Hallucinogen persisting perception disorder: etiology, clinical features, and therapeutic perspectives. Brain sciences; 8(3): 47.

Maslow, A., & Lewis, K. J. (1987). Maslow's hierarchy of needs. Salenger Incorporated; 14: 987.

Massin, W. (o. J.). Kräutermedizin der Antike. Retrieved 12 October 2021, from http://81.169.237.171/vpha/media/artikel_des_monats/2016_juli2.pdf.

Mäurer, D. K. (2019). WHO-Bericht: Acht Millionen Tote durch Tabakkonsum. Tagesschau. Retrieved 13 October 2021, from https://www.tagesschau.de/ausland/rauchen-tod-who-101.html.

May, C. (1988). How Coca-Cola Obtained Its Coca. The New York Times. Retrieved 12 October 2021, from https://www.nytimes.com/1988/07/01/business/how-coca-cola-obtains-its-coca.html.

McGlothlin, W., Cohen, S., & McGlothlin, M. S. (1967). Long lasting effects of LSD on normals. Archives of General Psychiatry; 17(5): 521–532.

MIND Foundation. (2021). Retrieved 13 October 2021, from https://mind-foundation.org/.

Mitchell, J. M., Bogenschutz, M., Lilienstein, A., Harrison, C., Kleiman, S., Parker-Guilbert, K. et al. (2021). MDMA-assisted therapy for severe PTSD: a randomized, double-blind, placebo-controlled phase 3 study. Nature Medicine; 27(6): 1025–1033.

Mithoefer, M. C., Designee, S., Doblin, R., & Emerson, A. (2008). A manual for MDMA-assisted psychotherapy in the treatment of posttraumatic stress disorder. Microsoft Word – MDMAAssistedPsychotherapyTreatmentManualVersion7_19Aug15_FINAL.docx (maps.org).

Monteith, A. (2016). »The Words of McKenna«: Healing, Political Critique, and the Evolution of Psychonaut Religion since the 1960s Counterculture. Journal of the American Academy of Religion; 84(4): 1081–1109.

National Research Council (2003). Guidelines for the care and use of mammals in neuroscience and behavioral research. Washington, DC: National Academies Press.

Natusch, D. (2012). Equianalgesic doses of opioids – their use in clinical practice. British journal of pain; 6(1): 43–46.

Nübel, J., Müllender, S., Hapke, U., & Jacobi, F. (2019). Epidemie der Depression? Der Nervenarzt; 90(11): 1177–1186

Nutt, D., King, L. A., Saulsbury, W., & Blakemore, C. (2007). Development of a rational scale to assess the harm of drugs of potential misuse. The Lancet; 369(9566): 1047–1053.

Nutt, D. J., King, L. A., & Phillips, L. D. (2010). Drug harms in the UK: a multicriteria decision analysis. The Lancet; 376(9752): 1558–1565.

Opioid Summaries by State|National Institute on Drug Abuse. National Institute on Drug Abuse. (2020). Retrieved 12 October 2021, from https://www.drugabuse.gov/drug-topics/opioids/opioid-summaries-by-state.

Osang, A. (2018). Berghain in Berlin: Wie eine junge Frau im berühmtesten Klub der Welt starb. Spiegel. Retrieved 11 October 2021, from https://www.spiegel.de/spiegel/berghain-in-berlin-wie-eine-junge-frau-im-beruehmtesten-klub-der-welt-starb-a-1198482.html.

Oss, O. T., & Oeric, O. N. (1992). Psilocybin: Magic Mushroom Grower's Guide: A Handbook for Psilocybin Enthusiasts. Oakland, California: Quick American Archives.

Owen, J. (2014). Why Backyard Birds Are Getting Drunk on Fermented Berries. National Geographic. Retrieved 11 October 2021, from https://www.nationalgeographic.com/animals/article/141203-drunk-birds-animals-science-winter-global-warming.

Palamar, J. J., Griffin-Tomas, M., Acosta, P., Ompad, D. C., & Cleland, C. M. (2018). A comparison of self-reported sexual effects of alcohol, marijuana, and ecstasy in a sample of young adult nightlife attendees. Psychology & Sexuality; 9(1): 54–68.

Passie, T. (2018). The early use of MDMA (›Ecstasy‹) in psychotherapy (1977–1985). Drug Science, Policy and Law; 4: 2050324518767442.

Patzer, E. Missbrauch durch Kundalini-Meister Yogi Bhajan. Yoga Me Home. Retrieved 11 October 2021, from https://www.yogamehome.org/yoga-blog/artikel/missbrauch-kundalini-yogi-bhajan.

Pollan, M. (2019). How to change your mind: What the new science of psychedelics teaches us about consciousness, dying, addiction, depression, and transcendence. London: Penguin Books.

Postránecká, Z., Vejmola, Č., & Tylš, F. (2019). Psychedelic therapy in the Czech Republic: A theoretical concept or a realistic goal? Journal of Psychedelic Studies; 3(1): 19–31.

Prentner, A. (2010a). Mohn – Opium. In: Bewusstseinsverändernde Pflanzen von A–Z. Wien: Springer; 184–200.

Prentner, A. (2010b). Teonanácatl. In: Bewusstseinsverändernde Pflanzen von A–Z. Wien: Springer; 271–275.

Priebe, K., Schmahl, C., & Stiglmayr, C. (2013). Dissoziation. Berlin, Heidelberg: Springer.

Psilocybin Trials. Kind's College London. Retrieved 13 October 2021, from https://www.kcl.ac.uk/research/psilocybin-trials.

Psychedelic Research & Therapy Development (Dr. M Scheidegger). Universität Zürich. Retrieved 13 October 2021, from https://www.dppp.uzh.ch/en/researchgroups/juniorresearchgroups/psychedelic-research-therapy-development.html.

Psycholytische Therapie/Praxis für Psychiatrie und Psychotherapie. Petergasser.ch. Retrieved 13 October 2021, from https://petergasser.ch/psycholytische-therapie/.

Psychopharmacology Research. University of Basel. Retrieved 13 October 2021, from https://biomedizin.unibas.ch/en/research/research-groups/liechti-lab/.

Reiche, S., Hermle, L., Gutwinski, S., Jungaberle, H., Gasser, P., & Majić, T. (2018). Serotonergic hallucinogens in the treatment of anxiety and depression in patients suffering from a life-threatening disease: A systematic review. Progress in neuro-psychopharmacology and biological psychiatry; 81: 1–10.

Rheinberg, F., Vollmeyer, R., & Engeser, S. (2003). Die Erfassung des Flow-Erlebens. In: J. Stiensmeier-Pelster & F. Rheinberg (Hrsg.). Diagnostik von Motivation und Selbstkonzept. Göttingen: Hogrefe; 261–279.

Roseman, L., Nutt, D. J., & Carhart-Harris, R. L. (2018). Quality of acute psychedelic experience predicts therapeutic efficacy of psilocybin for treatment-resistant depression. Frontiers in pharmacology; 8: 974.

Roßbach, H. (2021). Drogenbericht 2020: Mehr Drogentote in Deutschland. Sueddeutsche Zeitung. Retrieved 11 October 2021, from https://www.sueddeutsche.de/panorama/drogenbericht-2020-deutschland-cannabis-rauchen-1.5433154.

Rucker, J. J., Iliff, J., & Nutt, D. J. (2018). Psychiatry & the psychedelic drugs. Past, present & future. Neuropharmacology; 142: 200–218.

Sahagun, L. (2020). Why are some Native Americans fighting efforts to decriminalize peyote? Los Angeles Times. Retrieved 13 October 2021, from https://www.latimes.com/environment/story/2020-03-29/native-americans-want-mind-bending-peyote-cactus-removed-from-efforts-to-decriminalize-psychedelic-plants.

Schuhmacher, A. (2006). Piep, Piep, Piep – Guten Appetit! Zeit Online. Retrieved 13 October 2021, from https://www.zeit.de/zeit-wissen/2006/06/06_Rituale.xml/seite-5.

Schultz, J. H. (2003). Das autogene Training: konzentrative Selbstentspannung. Versuch einer klinisch-praktischen Darstellung. Stuttgart: Thieme.

Sepeda, N. D., Clifton, J. M., Doyle, L. Y., Lancelotta, R., Griffiths, R. R., & Davis, A. K. (2020). Inhaled 5-methoxy-N, N-dimethyltryptamine: Supportive context associated with positive acute and enduring effects. Journal of Psychedelic Studies; 4(2): 114–122.

Sessa, B. (2015). Turn on and tune in to evidence-based psychedelic research. The Lancet Psychiatry; 2(1); 10–12.

Sessa, B. (2018). Why MDMA therapy for alcohol use disorder? And why now? Neuropharmacology; 142: 83–88.

Siegel, R. K. (2005). Intoxication: The universal drive for mind-altering substances. Rochester, Vermont: Inner Traditions/Bear & Co.

Smigielski, L., Kometer, M., Scheidegger, M., Krähenmann, R., Huber, T., & Vollenweider, F. X. (2019). Characterization and prediction of acute and sustained response to psychedelic psilocybin in a mindfulness group retreat. Scientific reports; 9(1): 1–13.

Spohr, H. L. (2016). Das Fetale Alkoholsyndrom. Berlin: De Gruyter.

Stafford, P. G., & Golightly, B. H. (1967). LSD: The problem-solving psychedelic. New York: Award Books.

Stoll, O. (2019). Peak performance, the runner's high, and flow. In: M. H. Anshel, S. J. Petruzzello, & E. E. Labbé (eds.). APA handbook of sport and exercise psychology, Vol. 2. Exercise psychology. Washington, DC: American Psychological Association; 447–465.

Stiftung Deutsche Depressionshilfe. Deutsche Depressionshilfe. Retrieved 12 October 2021, from https://www.deutsche-depressions hilfe.de/ueber-uns.

Taylor, K. (ed.). (2003). Exploring holotropic breathwork: Selected articles from a decade of the inner door. Santa Cruz, California: Hanford Mead Publishers.

Teenage Drug Use Statistics (2021): Data & Trends on Abuse. National Center for Drug Abuse Statistics. (2021). Retrieved 12 October 2021, from https://drugabusestatistics.org/teen-drug-use/.

Ter Meulen, B. C., Tavy, D., & Jacobs, B. C. (2009). From stroboscope to dream machine: a history of flicker-induced hallucinations. European neurology; 62(5): 316–320.

The Art and Practice of Integration. Grof Transpersonal Training (2021). Retrieved 13 October 2021, from http://www.holotropic.com/events/archive/art_and_practice_of_integration/.

Thomason, T. C. (2010). The role of altered states of consciousness in Native American healing. Journal of Rural Community Psychology; E13 (1): 1–11.

Tomatolix (2020). Das passiert, wenn du Heroin nimmst! [Video]. Youtube. https://www.youtube.com/watch?v=lOW8Z1pNUEg&ab_channel=tomatolix

Trying to understand how it beat my addiction (2014). Reddit. Retrieved 11 October 2021, from https://www.reddit.com/r/LSD/comments/296e4q/trying_to_understand_how_it_beat_my_addiction/.

Turner, R. P., Lukoff, D., Barnhouse, R. T., & Lu, F. G. (1995). Religious or spiritual problem: A culturally sensitive diagnostic category in the DSM-IV. Journal of nervous and mental disease; 7: 435–444.

Verein für akzeptierende Drogenarbeit und psychedelische Krisenintervention. Eclipse. Retrieved 13 October 2021, from https://eclipse-ev.de/.

Volpi-Abadie, J., Kaye, A. M., & Kaye, A. D. (2013). Serotonin syndrome. Ochsner Journal; 13(4): 533–540.
Walch, S. (2002). Dimensionen der menschlichen Seele: transpersonale Psychologie und holotropes Atmen. Olten: Walter.
Wasson, G. (1957). Great Adventures III. The Discovery of Mushrooms That Cause Strange Visions. Seeking the Magic Mushroom. LIFE Magazine.
Welcome to the Official Wim Hof Method Website. Wim Hof. Retrieved 11 October 2021, from https://www.wimhofmethod.com/.
Witzel, M. (2003). Vedas and upanisads. In: G. Flood (ed.). The blackwell companion to hinduism. Malden, MA: Blackwell Publishing Ltd.: 68–101.
Young, J. S., Cashwell, C. S., & Giordano, A. L. (2010). Breathwork as a therapeutic modality: An overview for counselors. Counseling and Values; 55(1): 113–125.
Zendo Project. Zendo Project. Retrieved 13 October 2021, from https://zendoproject.org/.

Anmerkungen

1 Jungaberle et al. 2008
2 https://mind-foundation.org/
3 https://episode-study.de/
4 Roßbach 2021
5 Osang 2018
6 dpa-Meldung: *Für kostenlose Drogentests fehlt das Personal* (2021)
7 Grof & Grof 2010
8 Global Drug Survey Core Research Team 2019
9 Mäurer 2019
10 Drogenbeauftragte der Bundesregierung 2021
11 Passie 2018
12 Gründer 2021
13 Feduccia et al. 2019
14 Nutt et al. 2007
15 Nutt et al. 2010
16 Siegel 2005
17 Dudley 2014
18 Owen 2014
19 Siegel 2005
20 McGlothlin et al. 1967
21 Maslow & Lewis 1987
22 Lajoie & Shapiro 1992
23 Priebe et al. 2013
24 Hofmann 2010
25 Hartogsohn 2017
26 Roseman et al. 2018
27 Carbonaro et al. 2016
28 Huxley 1954
29 Beringer 1927
30 Dittrich et al. 2010
31 *Trying to understand how it beat my addiction* (2014). Reddit. https://www.reddit.com/r/LSD/comments/296e4q/trying_to_understand_how_it_beat_my_addiction/
32 DiVito & Leger 2020

33 Barrett et al. 2015
34 Foelsch 2016
35 Rheinberg et al. 2003
36 Turner et al. 1995
37 *Welcome to the Official Wim Hof Method Website*. Wim Hof 2021
38 National Research Council 2003
39 Kaiser 2009
40 Dove & Moser 1837
41 Iyengar & Lehner 2010
42 Laue 2008
43 Dyson 2019
44 Patzer 2021
45 Witzel 2003
46 Ter Meulen et al. 2009
47 Stoll 2019
48 Thomason 2010
49 Juhan 2003
50 Goodman & Nauwald 2003
51 Hutton 2007
52 Grof & Grof 2010
53 Walch 2002
54 Begg 2004
55 Young et al. 2010
56 Taylor 2003
57 Hof 2020
58 Schultz 2003
59 Gatterer 2009
60 Kost 2015
61 *Teenage Drug Use Statistics 2021*
62 *Opioid Summaries by State|National Institute on Drug Abuse*. National Institute on Drug Abuse 2020
63 Jones et al. 2020
64 Palamar et al. 2018
65 Dietler 2006
66 Alex 2019
67 Nübel et al. 2019
68 *Über uns Stiftung Deutsche Depressionshilfe – Stiftung Deutsche Depressionshilfe* 2021
69 Greenberg et al. 2015

70 American Psychiatric Association 2013
71 *GENESIS-Online: Ergebnis 23631-0003*. Statistisches Bundesamt Deutschland 2021
72 Chouinard et al. 2017
73 Prentner 2010a
74 Massin (o.J.)
75 Natusch 2012
76 Tomatolix 2020
77 May 1988
78 Hall et al. 1995
79 Rucker et al. 2018
80 Mitchell et al. 2021
81 Volpi-Abadie et al. 2013
82 Chalk 2017
83 Kalant 2001
84 Fiorella et al. 1995
85 Fiorella et al. 1995
86 Prentner 2010b
87 FAZE-Redaktion (2017). *Ratgeber Umwelt – Wo findet man Psilos.* FAZEmag. Retrieved 12 October 2021
88 Wasson 1957
89 Pollan 2019
90 Oss & Oeric 1992
91 Monteith 2016
92 Kuypers 2020
93 Kuypers et al. 2019
94 Grof 2001
95 Postránecká et al. 2019
96 Sessa 2015
97 *Psycholytische Therapie|Praxis für Psychiatrie und Psychotherapie* 2021
98 Gasser et al. 2015
99 Dick et al. 2018
100 Carhart-Harris et al. 2013
101 Hou et al. 2013
102 Garrison et al. 2015
103 Manvir 2021
104 Schuhmacher 2006
105 Sepeda et al. 2020
106 Sahagun 2020

107 Zum Beispiel: *The Art and Practice of Integration*. Grof Transpersonal Training 2021
108 Gorman et al. 2021
109 Gehrke 2010
110 Spohr 2016
111 El Marroun et al. 2018
112 Hösli et al. 2008
113 Barrett et al. 2017
114 *Zendo Project* 2021
115 *Kosmicare* 2021
116 *Verein für akzeptierende Drogenarbeit und psychedelische Krisenintervention 2021*
117 Martinotti et al. 2018
118 Reiche et al. 2018
119 Stafford & Golightly 1967
120 Ludwig et al. 1969
121 MacLean et al. 1961
122 Doblin 1991
123 Smigielski et al. 2019
124 Mithoefer et al. 2008
125 Sessa 2018
126 Danforth et al. 2018
127 Center for Psychedelic & Consciousness Research 2021
128 *Centre for Psychedelic Research 2021*
129 *Psychedelic Research & Therapy Development (Dr. M Scheidegger) 2021*
130 *Psychopharmacology Research 2021*
131 *Psilocybin Trials 2021*
132 *Beckley/Maastricht Psychedelic Programme 2021*
133 Calder 2020
134 Bershad et al. 2019
135 Fadiman & Korb 2019
136 Grolle 2020

Sachverzeichnis

A

Adenosin 145
ADHS 186
Adrenalin 161
Alkohol 132
Alkoholabhängigkeit 136
Alkoholismus 294
Alkoholwirkung 135
Alltagsmodulatoren 24
Antidepressiva 149
Antipsychotika 149
Autogenes Training 9
Ayahuasca 12, 207
Ayahuasca-Kirchen 60

B

Bad Trip 67
Barbiturate 175
Bedürfnispyramide 48
Benzodiazepine 125
Benzodiazepinwirkung 128
Beruhigungsmittel 164
Bewusster Substanzgebrauch 253
Blut-Hirn-Schranke 125
Breathwork 293
Bufo alvarius 236

C

Cancel Culture 252
Cannabis 35, 164
CBD 198
Crack 190
Crystal Meth 142

D

Depression 13
Diazepam 125
Dimethyltryptamin (DMT) 230
Dopaminerges Belohnungssystem 156
Dream Machine 107
Drug Checking 14

E

Ekstase 44
Ekstatisches Tanzen 111
Elektrokrampftherapie 152
Endocannabiniode 110
Endocannabinoid-System 199
Endorphine 110
Enstase 44
Entaktogene 207
Erotische Berührung 274

F

Fasten 96
Fentanyl 165
Fetales Alkoholsyndrom 266
Flow 85

G

GABA-A-Rezeptor 176
Gesellschaftliche Verantwortung 239
Guiding 273

H

Hanf 193
Harm Reduction 13
Heroin 36
Holotropes Atmen 115
Horrortrip 67
HPPD 280

K

Kambo-Stäbe 246
Karfreitagsexperiment 292
Ketamin 164
Ketamin-assistierte Psychotherapie 183
K-Hole 180
Koffein 144
Koka 187
K.o.-Tropfen 178
Kulturelle Aneignung 239

L

Lithium 155
LSD 11, 158, 207

M

Mantra-Gesang 101
MAO-Hemmer 231
Marihuana 37
MDMA 38, 207
Meskalin 75
Methadon 168
Methamphetamin 142
Microdosing 223
Mindfulness 105
Mind Machine 108
Morphin 36, 168
Mutterkornpilz 52

N

Nachtschattengewächse 53
Neurotransmitter 122
Nikotin 140
Notfälle 269

O

Opiate 164
Opiatschmerzmittel 165

P

Peyote 232
Pflanzliche Alkaloide 184
Placeboeffekt 146
Posttraumatische Belastungsstörung 208
Potenzial der Psychedelika 288
Pranayama 91
Psilocybin 11, 207
Psilocybin bei Depression 68
PsyCare 269
Psychedelik 31
Psychedelika 207
Psychedelische Erfahrung 26
Psychedelische Therapie 273
Psychedelische Zustände 30
Psychische Störungen 269
Psychoaktive Pilze 215
Psychoaktive Substanzen 120
Psychoneuroimmunologie 92
Psychose 156

Q

Qi Gong 60

R

Rebirthing 116
Runner's High 86

S
Schäden durch Alkohol 41
Schizophrenie 156
Schlafentzug 95
Schwangerschaft 266
Schwitzhütte 93
Serotonin 81
Serotonin-Kater 211
Serotoninmangel 81
Serotonin-Wiederaufnahme-
hemmer (SSRI) 154
Set 55
Setting 54
Sozialphobie 294
Spiritualität 243
Stimulantien 164

T
Tantra 106
THC 198
Trance 54
Trance-Induktion 99
Trance-Musik 100
Tripsitting 269

U
Übergangsrituale 250

V
Verändertes Wachbewusstsein 20
Vigilanz 76
Virtual-Reality-Erfahrungen 108
Voodoo 88

W
Wim-Hof-Technik 117

Y
Yoga 58
Yogaschulen 103